临床专科护理丛书

实用心血管专科护理

主编 王 蓓 王晶晶 彭 飞

上海科学技术出版社

图书在版编目（CIP）数据

实用心血管专科护理 / 王蓓，王晶晶，彭飞主编.
上海 : 上海科学技术出版社, 2025. 1. -- （临床专科护理丛书）. -- ISBN 978-7-5478-6838-6
Ⅰ. R473.5
中国国家版本馆CIP数据核字第2024UR7234号

实用心血管专科护理
主编 王 蓓 王晶晶 彭 飞

上海世纪出版（集团）有限公司 出版、发行
上海科学技术出版社
（上海市闵行区号景路159弄A座9F-10F）
邮政编码 201101　www.sstp.cn
上海普顺印刷包装有限公司印刷
开本 787×1092　1/16　印张 18.5
字数：430千字
2025年1月第1版　2025年1月第1次印刷
ISBN 978-7-5478-6838-6/R · 3117
定价：98.00元

本书如有缺页、错装或坏损等严重质量问题，请向工厂联系调换

内容提要

本书系统阐述了心血管系统的基础理论知识、常用药物与护理要点、专科疾病护理常规、介入诊疗护理常规和心脏康复技术等相关内容,还介绍了心血管疾病的常见临床操作技术及危重症紧急处理与护理配合的相关内容,从介绍操作流程、评分标准再到讲解注意事项,将操作中的文明用语、行为规范融入操作流程中,体现了护理操作的专业化与标准化。

本书实用性强,可作为心血管专科护士重要的参考书。

编者名单

主　编

王　蓓　王晶晶　彭　飞

副主编

高连娣　袁　旭　文　凤　俞荷花　吕　君

顾　问

王志农　梁　春

编　委

（按姓氏笔画排序）

王　芳　王　蓓　王　燕　王家美　王晶晶　文　凤
吕　君　朱方翔　刘　静　刘怡琳　刘美红　孙尚雪
杨　秋　杨　锐　李阳洋　李景怡　张培玲　邵　菲
荆　瑶　胡佳婷　俞荷花　袁　旭　高连娣　彭　飞
韩香玲

前　言

心血管疾病（cardiovascular disease，CVD）具有发病率高、病残率高和死亡率高等特征，目前已经成为严重威胁全球人类生命健康的一类常见病、多发病。据《中国心血管健康与疾病报告2022》推算，我国CVD现患人数约3.3亿，已高于肿瘤及其他疾病，成为当今威胁我国居民健康的重大公共卫生问题之一。

近30年来，我国医疗可及性和质量指数进步幅度举世瞩目，多项心血管技术已处于世界领先或接近领先水平，在解决CVD"救治难"的问题上有了长足的进步，但由于我国人口老龄化加速及心血管危险因素的控制不当，CVD死亡率和病残率还在不断增加。在城乡居民疾病死亡构成比中，CVD仍占首位，其中每5例死亡患者中就有2例死于CVD，疾病负担下降的拐点至今仍未出现。由此可见，对CVD进行及时干预和科学防治具有重要意义，聚焦"以防为主，防治并重"的任务需求和目标导向已迫在眉睫。

本书在查阅大量核心文献与指南共识的基础上，结合CVD专科发展的最新动态与成果，以满足临床专业护理人员及患者需求为导向，采用理论知识结合实践操作的方式进行编写，为从事CVD防治的医务人员提供了详细的理论指导与操作讲解。在理论上，本书科学、专业、准确地阐述了CVD的基础理论知识、常用药物与护理要点、专科疾病护理常规、介入诊疗护理常规及心脏康复技术等相关内容；在实践操作上，本书以标准流程化的形式详细介绍了CVD常见临床操作技术及危重症紧急处理与护理配合的相关内容，包括操作流程、评分标准、注意事项，同时将操作中的文明用语、行为规范融入操作流程中，体现了护理操作的专业化与标准化。本书旨在助力临床一线护理人员不断提升专业水平，提高临床护理质量，保障医疗护理安全。

　　本书的编者为一批具备丰富临床经验的护理人员,但编者知识水平和能力仍然有限,本书难免存在不成熟和疏漏之处,恳请广大护理同仁、专家和各位读者批评指正。本书在编写过程中,得到了诸多护理专家的指导与大力支持,在此一并致谢!

编　者

目 录

第一章
基础理论知识
1

第一节·心脏解剖 ··· 1
第二节·心脏血管的解剖及生理功能 ············· 9
第三节·心电图基础知识 ····························· 21
第四节·常见典型心电图 ····························· 33
第五节·心电图分析方法和临床应用 ············· 45
第六节·心血管病辅助检查 ·························· 46

第二章
心血管系统常用药物及护理要点
54

第一节·常用急救药物 ································ 54
第二节·抗高血压药物 ································ 65
第三节·抗心肌缺血药物（硝酸酯类） ············ 69
第四节·治疗心力衰竭药物 ·························· 71
第五节·治疗心律失常药物 ·························· 77

第三章
心血管专科常见临床技术操作
81

第一节·心电图 ·· 81
第二节·心电监护 ····································· 87

第三节·电除颤	92
第四节·徒手心肺复苏	98
第五节·动脉血气标本采集	103
第六节·有创动脉血压监测	108
第七节·中心静脉压监测	113
第八节·经鼻高流量吸氧	118
第九节·有创机械通气	124
第十节·俯卧位通气	129

第四章
心血管专科疾病的护理常规及健康管理
136

第一节·心力衰竭	136
第二节·心律失常	139
第三节·高血压	141
第四节·心肌病	145
第五节·主动脉夹层	147
第六节·冠状动脉粥样硬化性心脏病	150
第七节·先天性心脏病	153
第八节·心脏瓣膜病	157
第九节·心包疾病	160
第十节·感染性心内膜炎	162

第五章
危重症的紧急处理及护理配合
165

第一节·心脏骤停	165
第二节·心源性晕厥	168
第三节·心源性休克	173
第四节·心脏压塞	178
第五节·急性 ST 段抬高型心肌梗死	182
第六节·急性左心衰竭	187
第七节·高血压危象	191
第八节·肺血栓栓塞	196

第九节·低钾血症 200

第十节·高钾血症 202

第六章
心血管专科介入诊疗及护理常规

第一节·冠状动脉造影 206

第二节·经皮冠状动脉介入治疗 212

第三节·射频消融术 217

第四节·永久性心脏起搏器植入 223

第五节·临时心脏起搏器安置术 228

第六节·心包穿刺引流术 234

第七节·主动脉内球囊反搏术 239

第八节·胸腔穿刺引流术 242

第九节·体外膜肺氧合 246

第七章
心脏康复技术

第一节·心脏康复总论 253

第二节·心肺运动试验 255

第三节·6分钟步行试验 264

第四节·心脏康复运动处方 271

第一章
基础理论知识

第一节　心脏解剖

一、心的位置和外形

(一) 心的位置

心位于胸腔的中纵隔内,外面包裹心包,整体向左下方倾斜,约2/3位于身体正中线的左侧,1/3位于正中线的右侧。上方连有出入心的大血管;下端游离于心包内,并隔着心包与膈相贴;两侧借纵隔胸膜与肺相邻;后方有左主支气管、食管、胸主动脉等结构;前方大部分被肺和胸膜覆盖,只有少部分与胸骨下份和左侧第3～6肋软骨相邻(图1-1)。

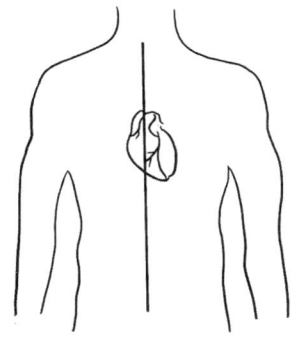

图1-1　心脏的位置

(二) 心的外形

心是一个中空的肌性纤维性器官,形似倒置的、前后稍扁的圆锥体,周围裹以心包,略大于本人拳头,可分为一尖、一底、两面、三缘,表面尚有三条沟。

1. 心尖(图1-2)　朝向左前下方,由左心室构成,与左胸前壁贴近,在左侧第5肋间隙、锁骨中线内侧1～2 cm处,可摸到心尖搏动。

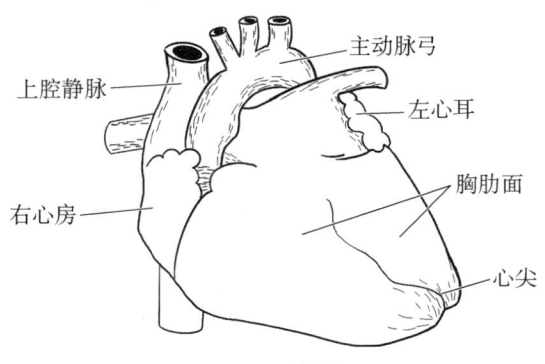

图1-2　心脏的前面观

2. 心底(图1-3) 朝向右后上方,大部分由左心房、小部分由右心房构成,与出入心的大血管相连。

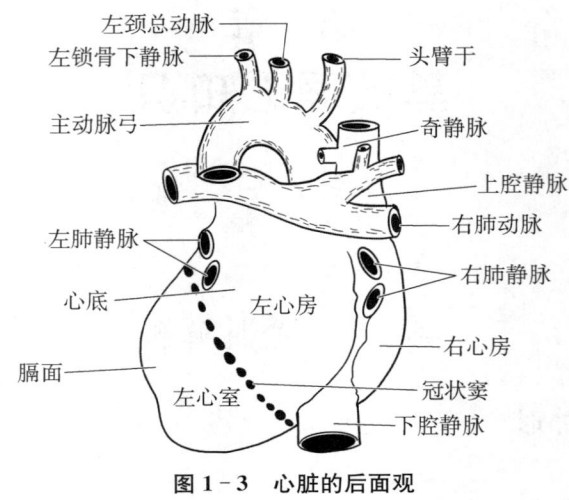

图1-3 心脏的后面观

3. 两面 心脏的下面又称膈面(图1-3),较平坦,隔心包与膈相邻,由左、右心室构成。前面又称胸肋面(图1-2),与胸骨及肋软骨相邻,大部分由右心房和右心室构成,小部分由左心室构成。

4. 三缘 右缘垂直,主要由右心房构成。左缘圆钝向左下倾斜,主要由左心耳和左心室构成。下缘近水平位,由右心室和心尖构成。

5. 三沟
(1) 冠状沟是靠近心底处的一条近似完整的环行沟,呈冠状位,是心房与心室在心外表的分界标志。
(2) 前室间沟为胸肋面自冠状沟向心尖延伸的浅沟。
(3) 后室间沟为膈面自冠状沟向心尖延伸的浅沟。

前、后室间沟是左、右心室在心外表的分界标志。前、后室间沟在心尖右侧的汇合处稍凹陷,称心尖切迹。后室间沟与冠状沟的交汇处称房室交点。所有沟内均有血管走行并被脂肪组织覆盖。

二、心腔的结构

心腔分为右心房、右心室、左心房和左心室4个腔,同侧心房与心室间借房室口相通,但左、右心房间,左、右心室间互不相通,分别被房间隔、室间隔分隔。间隔将心分为左、右两半,临床上习惯称左心和右心。右心内容纳静脉血,左心内容纳动脉血。心脏在发育过程中出现沿心纵轴的轻度左旋转的情况,故左半心位于右半心的左后方。

(一) 右心房

右心房(图1-4)位于心的右上部,腔大壁薄,其向左前方突出的部分称右心耳,内面有许多并行排列的隆起肌束,称梳状肌。在心耳处,肌束交错成网,当心功能障碍时,心耳处血流更缓慢,易淤积形成血栓。

右心房共有三个入口和一个出口。在右心房上方有上腔静脉口,下方有下腔静脉口,下腔静脉口与右房室口之间有冠状窦口,它们分别导入上半身、下半身和心壁本身的静脉血。出口为右房室口,位于右心房的前下方,通向右心室。

在右心房后内侧壁的房间隔下部有一卵圆形浅窝,称卵圆窝,此处较薄,为胎儿时期卵圆孔的遗迹。卵圆孔多在出生后一岁左右闭合,假设未闭合,则是先天性心脏病的一种即房间隔缺损。

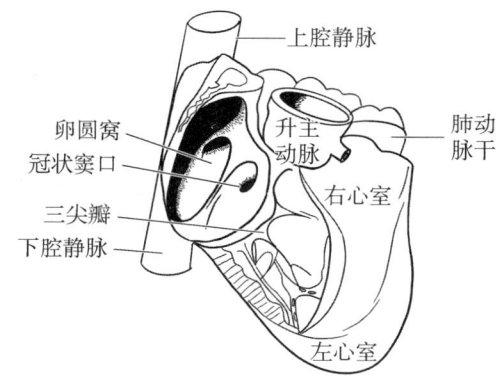

图 1-4　心腔(右)

(二) 右心室

右心室位于右心房的前下方(图 1-4),构成心胸肋面的大部分,有一个入口和一个出口。

入口是右房室口,其周围的纤维环上附有三片瓣膜,称三尖瓣,可分为前尖、后尖和隔侧尖。瓣膜尖朝向右心室腔,瓣的游离缘借数条腱索与心室壁上的乳头肌相连。右房室口周围的纤维环、三尖瓣、腱索和乳头肌在功能上是一个整体,称三尖瓣复合体,心室收缩时,三尖瓣相互靠拢,紧密封闭房室口。由于乳头肌收缩,通过腱索牵拉瓣膜,使瓣膜不至于翻向心房,防止血液逆流入心房,保证血液的单向流动。

右心房的出口为肺动脉口,通向肺动脉干。肺动脉口周围的纤维环上附有三个袋口向上的半月形瓣膜,称肺动脉瓣。心室收缩时,血液冲开肺动脉瓣流入肺动脉干;心室舒张时,肺动脉干内血液回流的压力使瓣膜相互贴紧而封闭肺动脉口,阻止血液逆流入右心室。

右房室口与肺动脉口之间的室壁上有一弓形隆起称室上嵴,以室上嵴为界可将右心室分为右下方的流入道和左上方的流出道两部分,流出道向上逐渐变细,形似圆锥,称动脉圆锥。

(三) 左心房

左心房(图 1-5)位于右心房的左后方,构成心底的大部分,左心房向右前方突出的部分称左心耳,内有与右心耳内面相似的梳状肌。梳状肌发达,凸向腔面,致使腔面不平,心房血流淤滞时,较易引起血栓形成。

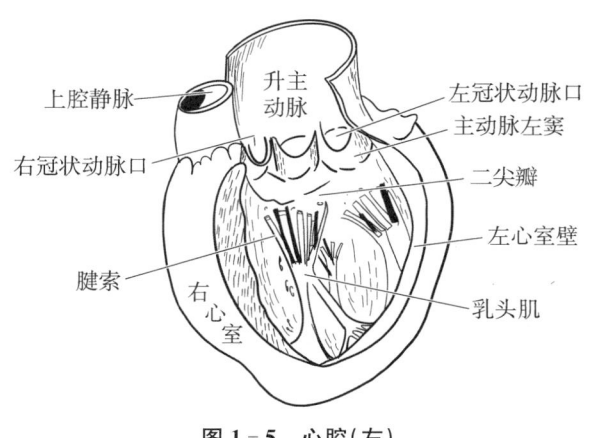

图 1-5　心腔(左)

左心房有四个入口和一个出口。入口位于左心房后部两侧,分别是左、右肺静脉口,将肺静脉的血液导入左心房。出口是左房室口,通向左心室。

(四) 左心室

左心室位于右心室的左后方(图1-5),构成心尖及心的左缘,有一个入口和一个出口。

入口即左房室口,其周围的纤维环上附有两片瓣膜,称二尖瓣,分别为前尖和后尖,以前尖为界可将左心室分为后方的流入道和前方流出道两部分。瓣膜尖朝向左心室腔,瓣的游离缘借数条腱索与心室壁上的乳头肌相连。纤维环、二尖瓣、腱索和乳头肌在功能上是一个整体,称二尖瓣复合体。

出口为主动脉口,通向主动脉。主动脉口周围的纤维环上也附有三个袋口向上的半月形瓣膜,称主动脉瓣,每个瓣膜与主动脉壁之间形成的窦腔称主动脉窦,在左、右主动脉窦的动脉壁上分别有左、右冠状动脉的开口。

三、心壁及心间隔的结构

心壁的内外表面都是单层扁平上皮,上皮下面是结缔组织,中间为心肌层。三层结构从内到外依次是心内膜、心肌层和心外膜。

(一) 心内膜

心内膜衬覆于心腔的最内面,包括内皮、内皮下层和心内膜下层三层结构。内皮与血管的内皮相延续,外表光滑利于血液的流动。内皮下层位于内皮基膜的外面,由致密结缔组织构成。心内膜下层由疏松结缔组织构成,内含血管、神经、淋巴管及心传导系统的分支。心的瓣膜是由心内膜折叠后向心腔内突出而构成。

(二) 心肌层

构成心壁的主体,包括心房肌和心室肌两部分。心房肌较薄,心室肌较厚,而以左心室肌最厚。在房室口和动脉口周围,致密结缔组织构成的纤维环和左、右纤维三角构成了心壁的支架,称为心骨骼。心肌纤维均附着于心骨骼上,呈螺旋状排列,可分为三层,其走行方向为浅层斜行、中层环行、深层纵行。心房肌和心室肌不相连续,因此心房肌的兴奋不能直接传给心室肌。

(三) 心外膜

心外膜为心壁外面的一层浆膜,表面由心包膜脏层的间皮覆盖,间皮下的结缔组织中有较多血管、无髓神经和脂肪组织等。

(四) 心间隔

1. 房间隔 位于左、右心房之间,由两层心内膜中间夹心房肌和结缔组织构成,其右心房面中下部有卵圆窝,是房间隔最薄弱处。

2. 室间隔 位于左、右心室之间,分为膜部和肌部。上部紧靠主动脉口下方的区域,缺乏肌质而较薄为膜部,是室间隔缺损的常见部位;下部大部分由心肌和心内膜构成,为肌部。

3. 房室隔 为房间隔和室间隔之间的过渡、重叠区域。

四、心包

心包是包裹心和出入心大血管根部的纤维浆膜囊。分内、外两层。外层为纤维性心包,内层为浆膜性心包。

纤维性心包由坚韧的结缔组织构成,上方与大血管外膜相延续,下方附着于膈的中心腱。可防止心过度扩张,以保持血容量的相对恒定,还可起屏障保护作用,有效防止邻近部位的感染蔓延至心脏。

浆膜性心包薄而光滑,分脏、壁两层。脏层即心外膜。壁层衬于纤维心包内面,与纤维心包紧密相贴。脏、壁两层在大血管根部相互移行,形成潜在的腔隙称心包腔,腔内含少量浆液,起润滑作用,可减少心脏跳动时的摩擦。

心包腔内,位于升主动脉、肺动脉干后壁与上腔静脉、左心房前壁之间的间隙称心包横窦;在左心房后壁、左右肺静脉、下腔静脉与心包后壁之间的间隙称心包斜窦(图1-6)。两窦均为心包腔的一部分。由于纤维性心包伸缩性小,心包腔内大量积液时,不易向外扩张,以致压迫心脏,影响心的正常功能活动。

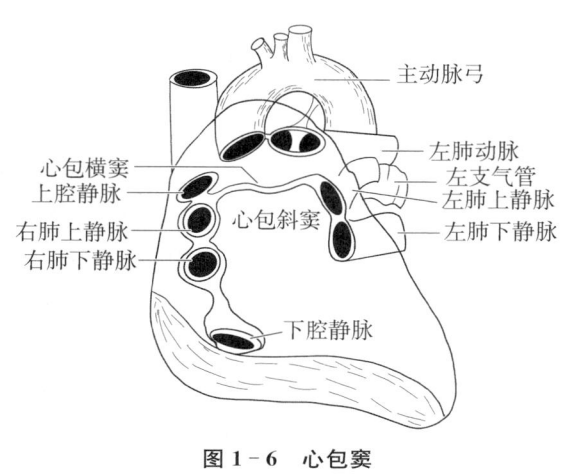

图1-6 心包窦

五、心纤维性支架

心纤维性支架又称心纤维骨骼,位于房室口、肺动脉口和主动脉口的周围,由致密结缔组织构成。心纤维性支架质地坚韧而富有弹性,为心肌纤维和心瓣膜提供附着处,在心肌运动中起支持和稳定作用。

心纤维性支架包括左、右纤维三角,4个瓣纤维环(肺动脉瓣环、主动脉瓣环、二尖瓣环和三尖瓣环)、圆锥韧带、室间隔膜部和瓣膜间隔等。

右纤维三角位于二尖瓣环、三尖瓣环和主动脉后瓣环之间,向下附着于室间隔肌部,向前逐渐移行为室间隔膜部,略呈三角形或前宽后窄的楔形。因右纤维三角位于心的中央部位,又称为中心纤维体,其前面与室间隔膜部相延续,后面有时发出一结缔组织束,称Todaro腱,呈白色索状,位于右心房心内膜深面,在接近下腔静脉瓣末端时,纤维分散而终止。

左纤维三角位于主动脉左瓣环与二尖瓣环之间,呈三角形,体积较小,其前方与主动脉左瓣环相连,向后方发出纤维带,与右纤维三角发出的纤维带共同形成二尖瓣环。左纤维三角位于二尖瓣前外连合之前,外侧与左冠状动脉旋支相邻近,是二尖瓣手术时的重要标志,也是易于损伤冠状动脉的部位。

六、心的血管

心的血管包括动脉和静脉。心的血液供应来自左、右冠状动脉;回流的静脉血,绝大部分经冠状窦流入右心房,极少部分流入左心房和左、右心室,心本身的循环又称冠脉循环。

(一)冠脉循环的生理特点

1. **途径短** 冠脉循环的途径短、血流快,血液从主动脉根部起,经全部冠状血管回流至右心房,只需几秒钟就可完成。

2. **血压较高** 冠状动脉直接开口于主动脉根部,加上整个冠状血管血流途径短、血流阻力小、压力降落幅度小,因此在其分支较小的血管内血压仍能维持较高水平。

3. **血流量大** 在安静状态下,人冠状动脉血流量(coronary blood flow, CBF)为每百克心肌60～80 mL/min。中等体重的人,总的冠状动脉血流量为200～250 mL/min,占心排血量的4%～5%,而心脏重量只占体重的0.5%左右。冠状动脉血流量的多少主要取决于心肌的活动水平,故左心室单位克重心肌组织的血流量大于右心室。当心肌活动加强,冠状动脉达到最大舒张状态时,冠状动脉血流量可增加到每百克心肌300～400 mL/min。

4. **摄氧率高,耗氧量大** 心肌富含肌红蛋白,摄氧能力很强。成年人安静状态下,动脉血流经心脏后,其中65%～70%的氧被心肌摄取,远高于其他器官组织(25%～30%),从而满足心肌对氧的需求。当机体进行剧烈运动时,心肌耗氧量增加,心肌从单位血液中摄取氧的潜力较小,主要依靠冠状动脉血管的扩张来增加其血流量,以满足心肌对氧的需求。

(二) **心的动脉**

1. **右冠状动脉** 起于主动脉右窦(图1-7),行于右心耳与肺动脉干之间,再沿冠状沟右行,一般分布于右心房和右心室。右冠状动脉的主要分支如下。

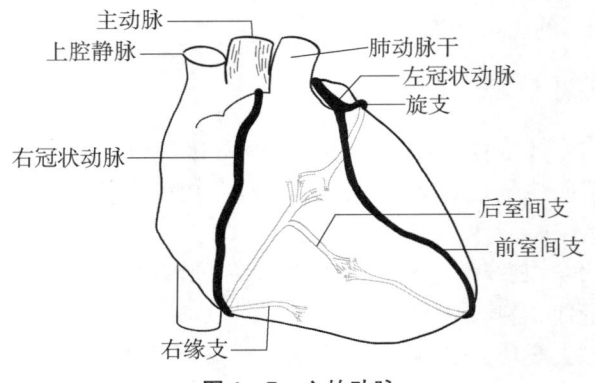

图1-7 心的动脉

(1) 后室间支:又称后降支,是右冠状动脉最大的分支,沿后室间沟走行,分支分布于后室间沟两侧的心室壁和室间隔后1/3部。

(2) 左室后支:较细,自房室交点处向左下分布于左心室后壁。

(3) 窦房结支:行于右心房和升主动脉根部,绕上腔静脉,分布于窦房结和右心房。

(4) 圆锥支:分布于动脉圆锥上部,与前室间支的动脉圆锥支吻合。

(5) 右缘支:沿心下缘向心尖走行,分布于右心室下缘。

(6) 右室前支:分布于右心室前壁。

右冠状动脉的分布范围包括:右心房、右心室、室间隔后1/3部及部分左心室膈面、窦房结和房室结。如右冠状动脉发生阻塞,可发生后壁心肌梗死和房室传导阻滞。

2. **左冠状动脉** 起于主动脉左窦(图1-7),在左心耳与肺动脉干根部之间穿出沿冠状沟向左行,随即分为前室间支和旋支。

(1) 前室间支：又称前降支，沿前室间沟下行，绕过心迹切迹终于后室间沟下部，并与右冠状动脉的后室间支吻合。分布于左心室前壁、右心室前壁和室间隔前 2/3。其主要分支有：对角支和前室间隔支。如前室间支发生阻塞，可发生左心室前壁和室间隔前部心肌梗死，并可发生束支传导阻滞。

(2) 旋支：沿冠状沟向后行至心的膈面。分支分布于左心房、左心室左侧面和膈面及窦房结。其主要分支有：左缘支、房室支和后侧支。旋支闭塞常引起左室侧壁及膈壁心肌梗死。

(三) 心的静脉

可分为浅静脉和深静脉（图 1-8），浅静脉起于心肌各部，在心外膜下汇合成网、干，最后大部分静脉血由冠状窦收集汇入右心房。深静脉也起于心肌层，直接汇入心腔，回流至右心房者居多。心壁的静脉经 3 条途径回心。

1. 冠状窦 接收绝大部分静脉回流。位于冠状沟后部，左心房和左心室之间，其右端开口于右心房。主要属支如下。

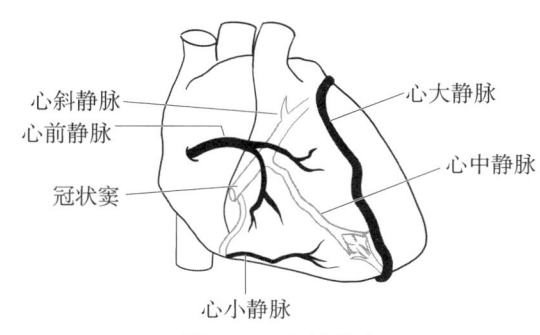

图 1-8 心的静脉

(1) 心大静脉：在前室间沟内与前室间支伴行，注入冠状窦左端。

(2) 心中静脉：与后室间支伴行，注入冠状窦右端。

(3) 心小静脉：在冠状沟内与右冠状动脉伴行，向左注入冠状窦右端。

2. 心前静脉 起于右心室前壁跨过冠状沟注入右心房。

3. 心最小静脉 是位于心壁内的小静脉，直接开口于各心腔（主要是右心房）。

七、心的传导系统

心的传导系统是由特殊分化的心肌纤维构成，具有自律性和传导性，主要功能是产生和传导兴奋，控制心的正常节律性活动。心的传导系统包括窦房结、结间束、房室交界区、房室束、左右束支和浦肯野（Purkinje）纤维网（图 1-9）。

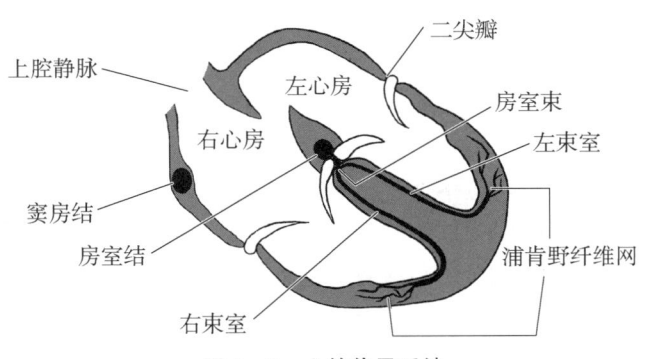

图 1-9 心的传导系统

(一) 窦房结

窦房结是心的正常起搏点。位于上腔静脉与右心房交界处的界沟上端的心外膜深面。

(二) 结间束

结间束是窦房结与房室结之间的传导通路,分为前结间束、中结间束和后结间束三个传导束。

(三) 房室结与房室结区

房室结位于冠状窦口与右房室口之间的心内膜深面。其功能是将来自窦房结的兴奋延搁下传至心室,使心房和心室肌依先后顺序分开收缩,为重要的次级起搏点。房室结区,位于 Koch 三角内(Todaro 腱、冠状窦口前内缘与三尖瓣隔侧尖附着缘之间),由房室结、房室结的心房扩展部(结间束的终末部)、房室束的近侧部(穿部和未分叉部)组成。

(四) 房室束

房室束又称 His 束,起自房室结前端,穿中心纤维体,继而行走在室间隔肌性部与中心纤维体之间,向前下行于室间隔膜部的后下缘,同时左束支的纤维陆续从主干发出,最后分为右束支和左束支。

(五) 左束支

左束支发自房室束的分叉部,在室间隔左侧心内膜下行走,于肌性室间隔上、中 1/3 交界水平,分为前组、后组和间隔组 3 组,其分支从室间隔上部的前、中、后 3 个方向散向整个左心室内面,在心内膜深面互相吻合形成一个浦肯野纤维网,相互间无明显界线。

(六) 右束支

右束支起于房室束分叉部的末端,从室间隔膜部下缘的中部向前下弯行,表面有室间隔右侧面的薄层心肌覆盖,经过右心室圆锥乳头肌的后方,向下进入隔缘肉柱,到达右心室前乳头肌根部分支分布至右心室壁。右束支分支较晚,主干为圆索状且较长,故易受局部病灶影响而发生传导阻滞。

左、右束支的分支在心内膜下交织成心内膜下浦肯野纤维网,主要分布在室间隔中下部心尖、乳头肌的下部和游离室壁的下部,室间隔上部、动脉口和房室口附近则分布稀少或没有。心内膜下浦肯野纤维网发出纤维分支以直角或钝角进入心室壁内,构成心肌内浦肯野纤维网,最后与收缩心肌相连。

八、心的神经

包括交感神经、副交感神经和感觉神经。

九、心的体表投影

心在胸前壁的体表投影可用以下四点、四弧来确定。

左上点:在左侧第 2 肋软骨下缘,距胸骨左缘约 1.2 cm 处。

右上点:在右侧第 3 肋软骨上缘,距胸骨右缘约 1 cm 处。

左下点:在左侧第 5 肋间隙,左锁骨中线内侧 1~2 cm 处(距前正中线 7~9 cm 处)。

右下点:在右侧第 6 胸肋关节处。

将四点以弧形连线相连即为心的体表投影。左、右上点连线为心上界;左、右下点连线为心下界;右上、下点连线为心右界,略向右凸;左上、下点连线为心左界,略向左凸。了解心在胸前壁的投影,对临床叩诊时判断心界是否扩大具有实用意义。

第二节 心脏血管的解剖及生理功能

一、心脏血管的解剖

(一)动脉

动脉是与心室相连,运送血液离心至全身各器官的血管。体循环动脉内为含氧高的动脉血,肺循环动脉内为含氧低的静脉血。

1. 概述 动脉管壁厚、弹性好、压力高、血流快,可以产生搏动。浅表的动脉(如桡动脉、足背动脉等)常被用作诊脉点。动脉损伤后易导致大失血,故应及时进行压迫或结扎止血。从动脉干发出的分支,离开主干进入器官前的一段称器官外动脉,入器官后称器官内动脉。

2. 肺循环的动脉 肺循环动脉:肺动脉口→肺动脉干→左肺动脉、右肺动脉→左、右肺泡壁毛细血管网。

动脉韧带(动脉导管索):为肺动脉分叉处稍左侧与主动脉弓下缘之间的纤维索,是胚胎时期动脉导管闭锁后的遗迹。动脉导管若在出生后 6 个月尚未闭锁,则称动脉导管未闭,是最常见的先天性心脏病之一。

3. 体循环的动脉 体循环的动脉主干是主动脉,其由左心室发出,先斜向右上,再弯向左后,沿脊柱左前方下行,穿膈主动脉裂孔入腹腔,至第 4 腰椎体下缘水平分为左、右髂总动脉。依其行程分为升主动脉、主动脉弓和降主动脉 3 部分。降主动脉又以膈为界,分为胸主动脉和腹主动脉。

(1)升主动脉的分支有左、右冠状动脉,营养心壁。

(2)主动脉弓的分支:凹侧的分支有支气管支和气管支等,凸侧的分支自右向左为头臂干、左颈总动脉、左锁骨下动脉。头臂干又分为右颈总动脉和右锁骨下动脉。

(3)胸主动脉(主动脉胸部)为胸部的动脉主干,自第 4 胸椎左侧续于主动脉弓,行于后纵隔内,至第 12 胸椎高度穿膈的主动脉裂孔,移行为主动脉腹部。

(4)腹主动脉(主动脉腹部)为腹部的动脉主干,自膈的主动脉裂孔沿脊柱前方下降,至第 4 腰椎体下缘分为左、右髂总动脉。

(5)髂总动脉:左、右各一,在第 4 腰椎体下缘高度自腹主动脉分出沿腰大肌的内侧向外下方斜行至骶髂关节的前方,分为髂内动脉和髂外动脉。

(二)静脉

静脉是指将血液从全身各器官组织输送到心的血管。静脉起自毛细血管,汇集过程中接收各级属支,最后形成大的静脉连于心房。一般情况下,静脉血液内含有较高浓度的二氧化碳和代谢产物。

1. 概述

(1)静脉结构和配布特点:静脉是引导血液回心的血管,在向心汇集过程中不断接受属支,特点如下:①腔大、壁薄、数量多。②有静脉瓣,可防止血液逆流。③有深、浅静脉之分,彼此互相交通。④吻合丰富,浅静脉相互吻合成网,深静脉相互吻合成丛,浅、深静脉通过交通支相互吻合。

(2) 保证静脉回流的因素:心脏的吸力、胸腔负压、肌肉收缩、伴行动脉的搏动及静脉瓣的存在。

2. 肺循环的静脉　肺静脉每侧2条,分别为左上、下肺静脉和右上、下肺静脉,起自肺门,经肺静脉口注入左心房。

3. 体循环的静脉　体循环静脉是由上腔静脉系、下腔静脉系(包括肝门静脉系)和心静脉系(见心血管系统)组成。

(1) 上腔静脉系:由上腔静脉及其属支组成,收集头颈部、上肢和胸部(心和肺除外)等上半身的静脉血。

(2) 下腔静脉系:由下腔静脉及其属支组成,收集下半身的静脉血。

二、血管生理

心脏和血管系统组成心血管系统。不论体循环或肺循环,由心室射出的血液都流经由动脉、毛细血管和静脉相互串联构成的血管系统,再返回心房,如此循环往复。

(一) 各类血管的功能特点

动脉、毛细血管和静脉的生理功能各不相同,但主要功能为运输血液和进行物质交换。动脉和静脉管壁由内向外依次为内膜、中膜和外膜。内膜由内皮细胞(endothelial cell,EC)和内皮下层组成。内皮细胞作为血管的内衬面,为血液流动提供光滑的表面;同时构成通透性屏障,血液中的液体、气体和大分子物质可选择性地透过此屏障。此外,内皮细胞还具有内分泌功能,能合成和分泌多种生物活性物质。中膜主要由弹性纤维、胶原纤维及血管平滑肌细胞(vascular smooth muscle cell,VSMC)组成,其厚度及组成成分的比例因血管种类不同而异。弹性纤维使血管具有可扩张性和在被扩张后能发生弹性回缩;血管平滑肌的收缩和舒张可改变血管的口径,从而调节器官和组织的血流量。血管外膜由疏松结缔组织组成,其中含弹性纤维、胶原纤维及成纤维细胞。

血管按照组织学结构,可分为大动脉、中动脉、小动脉、微动脉、毛细血管、微静脉、小静脉、中静脉和大静脉。从生理功能上则可将血管分为以下几类。

1. 弹性储器血管(windkessel vessel)　是指主动脉、肺动脉主干及其发出的最大的分支。这些血管的管壁坚厚,富含弹性纤维,有明显的可扩张性和弹性。左心室射血时,主动脉压升高,一方面推动动脉内的血液向前流动,另一方面使主动脉扩张、容积增大。因此,左心室射出的血液在射血期内只有一部分向前流动进入外周,另一部分则被储存在大动脉内。主动脉瓣关闭后,被扩张的大动脉管壁发生弹性回缩,将在射血期多容纳的那部分血液继续向外周方向推动。大动脉的这种功能称弹性贮器作用,可以使心脏间断地射血变为血管系统中连续的血流,并能减小每个心动周期中血压的波动幅度。

2. 分配血管(distribution vessel)　是指中动脉,即从弹性储器血管以后到分支为小动脉前的动脉管道,其功能是将血液输送至各器官组织,故称为分配血管。

3. 毛细血管前阻力血管(precapillaryresistance vessel)　小动脉和微动脉的管径小,对血流的阻力大,称为毛细血管前阻力血管。微动脉的管壁富含平滑肌,平滑肌的舒缩活动可使局部血管的口径及其对血流的阻力发生明显变化,从而改变所在器官、组织的血流量。

4. 毛细血管前括约肌(precapillary sphincter) 在毛细血管的起始部常有平滑肌环绕,称为毛细血管前括约肌。其收缩和舒张可控制其后的毛细血管关闭和开放,因此可控制某一时间内毛细血管开放的数量。

5. 交换血管(exchange vessel) 是指毛细血管,其分布广泛,相互连通,形成毛细血管网。毛细血管口径较小,其管壁仅由单层内皮细胞构成,有一薄层基膜,故通透性很高,成为血管内血液和血管外组织液进行物质交换的场所。

6. 毛细血管后阻力血管(postcapillary resistance vessel) 是指微静脉。微静脉因管径小,对血流也产生一定的阻力。它们的舒缩可影响毛细血管前阻力和毛细血管后阻力的比值,从而改变毛细血管血压及体液在血管内和组织间隙内的分配情况。

7. 容量血管(capacitance vessel) 静脉与相应的动脉相比,数量较多,口径较粗,管壁较薄,故其容量较大,而且可扩张性较大,即较小的压力变化就可使容积发生较大的变化。在安静状态下,整个静脉系统容纳了全身循环血量的60%~70%。静脉的口径发生较小变化时,静脉内容纳的血量就可发生很大的变化,而压力的变化较小。因此,静脉在血管系统中起着血液储存库的作用,在生理学中将静脉称为容量血管。

8. 短路血管(shunt vessel) 是指一些血管床中小动脉和小静脉之间的直接吻合支。它们可使小动脉内的血液不经过毛细血管而直接流入小静脉。手指、足趾、耳郭等处的皮肤中有许多短路血管存在,它们在功能上与体温调节有关。

(二) 动脉血压和动脉脉搏

1. 动脉血压的形成 动脉血压(arterial blood pressure)是指动脉内流动的血液对单位面积血管壁产生的侧压力。动脉血压一般指主动脉血压。由于大动脉中血压降落很小,故通常将在上臂测得的肱动脉血压代表主动脉血压。动脉血压的形成条件主要包括以下4个方面。

(1) 心血管系统有足够的血液充盈:这是形成动脉血压的前提条件。循环系统中血液充盈的程度可用循环系统平均充盈压(mean circulatory filling pressure)来表示。

(2) 心室收缩射血:心室收缩向主动脉内射血,是形成动脉血压的必要条件。心室肌收缩时所释放的能量可分为两部分,一部分用于推动血液流动,是血液的动能;另一部分形成对血管壁的侧压,并使血管壁扩张,这部分是势能,即压强能。

(3) 外周阻力:小动脉和微动脉对血流有较大的阻力,成为循环系统外周阻力(peripheral resistance)的主要部分。由于外周阻力的存在,心脏每次射血在心室收缩期仅约1/3流向外周,其余2/3则暂时储存于主动脉和大动脉内。

(4) 主动脉和大动脉的弹性储器作用:主动脉和大动脉管壁的中膜主要由弹性纤维构成,具有很大的弹性和可扩张性。因此,心室收缩射血时,主动脉和大动脉被扩张可多容纳一部分血液。这一方面使射血期血压不会升得过高,另一方面将部分能量转化为势能储存起来。在心室舒张期,心脏停止射血,此时扩张变形的弹性储器血管因其弹性回缩力回位,于是储存于血管壁上的势能释放出来,推动血液继续流向外周,另外又可维持舒张期血压,使之不会过度降低。由此可见,弹性储器血管的弹性作用不仅缓冲了动脉血压的大幅度波动,并且使心脏的间断射血变为动脉内的持续血流。

2. 动脉血压的正常值与测量

(1) 动脉血压的正常值:动脉血压可用收缩压、舒张压、脉压和平均动脉压等数值来表示。

心室收缩时,主动脉压急剧升高,在收缩期的中期达到最高值,这时的动脉血压值称为收缩压(systolic blood pressure,SBP);心室舒张时,主动脉压下降,在舒张末期动脉血压的最低值称为舒张压(diastolic blood pressure,DBP)。收缩压和舒张压的差值称为脉搏压(pulse pressure,PP),简称脉压。一个心动周期中每一瞬间动脉血压的平均值,称为平均动脉压(mean arterial pressure,MAP)。粗略估算,平均动脉压约等于舒张压加1/3脉压。我国健康成年人在安静状态时的收缩压为100~120 mmHg(13.3~16.0 kPa),舒张压为60~80 mmHg(8.0~10.6 kPa),脉压为30~40 mmHg(4.0~5.3 kPa)。

动脉血压存在个体、年龄和性别等差异,具体见表1-1。

表1-1 影响血压生理变动的主要因素

影响因素	说明
昼夜节律	凌晨2~3时为低谷,6~10时达第1峰值,16~20时达到第2峰值,20时开始下降,表现为"双峰双谷"现象
年龄	血压随年龄增长而升高,其中收缩压升高尤为明显
性别	男性比女性(更年期前)高,更年期后基本相同
生理状态	劳动、情绪激动时升高,熟睡时降低

(2)动脉血压的测量方法:测量动脉血压是临床上监测生命体征最常用和最重要的方法之一。动脉血压的测量方法包括直接测量法和间接测量法。目前临床上常用的是无创、简便的间接测量法。测量时被测者取坐位或平卧位,上臂的中心点与心脏保持同一水平位。将血压计袖带以适当松紧度缠绕于被测者上臂,袖带下缘位于肘弯横纹上方2~3 cm处。将听诊器膜形体置于肘窝部肱动脉搏动处。迅速向袖带的气囊内充气加压,当所加压力高于收缩压时,该处的肱动脉血流将被完全阻断,搏动消失,此时在听诊器上听不到任何声音。继续充气使汞柱再升高20~30 mmHg,随后以每秒2~3 mmHg的速度缓慢放气,当袖带内压力稍低于收缩压的瞬间,血流突入被压迫阻塞的血管段,形成湍流撞击血管壁,此时听到的第一次声响的血压计汞柱读数即为收缩压。当袖带内压力降到等于或稍低于舒张压时,血流完全恢复畅通,听诊音消失,此时的汞柱读数为舒张压。用此法测得的动脉收缩压和舒张压与直接测量法相比,相差不足10%。正常人双侧上臂的动脉血压存在左低右高的特点,其差异可达5~10 mmHg。

3. 影响动脉血压的因素 平均动脉压的高低主要决定于心排血量和外周阻力的大小。能使心排血量和外周阻力发生改变的因素都会影响动脉血压。另外,循环血量和血管系统容量的比例会影响充盈度,故也能影响动脉血压。

(1)心脏每搏输出量:如果每搏输出量增大,心脏收缩期射入主动脉的血量增多,管壁所受的侧压力增大,故收缩期动脉血压明显升高。由于动脉血压升高,血流速度就加快,则大动脉内增多的血量仍可在心舒期流至外周。到舒张期末,大动脉内存留的血量与每搏输出量增加之前相比,增加并不多。因此,当每搏输出量增加时,动脉血压的升高主要表现为收缩压的升高,舒张压可能升高不多,故脉压增大;反之,当每搏输出量减少时,则主要使收缩压降低,脉压减小。可见,在一般情况下,收缩压的高低主要反映心脏每搏输出量的多少。

(2)心率:如果心率加快,收缩期和舒张期均缩短,在心室舒张期缩短更明显。由于心室舒张期明显缩短,在心室舒张期内流至外周的血液就减少,故心室舒张期末主动脉内存留的血量增多,舒张压升高。血压升高可使血流速度加快,因此在心室收缩期内可有较多的血液流至外周,收缩压的升高不如舒张压的升高显著,脉压比心率增加前减小。相反,心率减慢时,舒张压降低的幅度较收缩压降低。

(3) 外周阻力:外周阻力增加时,心室舒张期内血液向外周流动的速度减慢,心室舒张期末存留在主动脉中的血量增多,故舒张压升高。在心室收缩期,由于动脉血压升高使血流速度加快,因此收缩压的升高不如舒张压的升高明显,脉压也相应减小。反之,当外周阻力减小时,舒张压的降低比收缩压的降低明显,脉压加大。可见,在一般情况下,舒张压的高低主要反映外周阻力的大小。

外周阻力主要与阻力血管口径的改变有关。原发性高血压的发病主要是由于阻力血管口径变小而造成外周阻力过高所致。此外,血液黏滞度增高也可增加外周阻力,使舒张压升高。

4. 动脉脉搏　在每个心动周期中,动脉内的压力和容积发生周期性的变化,这种周期性的变化可引起动脉血管壁周期性波动,称为动脉脉搏(arterial pulse)。在手术时暴露动脉,可以直接看到动脉随每次心搏而发生的搏动。用手指也可摸到身体浅表部位的动脉搏动,临床上最常选用桡动脉作为观察脉搏的部位。

(三) 静脉血压和静脉回心血量

静脉是血液回流入心脏的通道。此外,由于整个静脉系统的容量很大,而且静脉容易被扩张;静脉对血流的阻力也很小,约占整个体循环总阻力的15%,因此,静脉起着血液储存库的作用。静脉的收缩或舒张可有效地调节回心血量和心排血量,使血液循环功能能够适应机体在各种生理状态时的需要。

1. 静脉血压　当体循环血液经过动脉和毛细血管到达微静脉时,血压下降至 15~20 mmHg。右心房作为体循环的终点,血压最低,接近于零。通常将右心房和胸腔内大静脉的血压称为中心静脉压(central venous pressure,CVP),其正常变动范围为 4~12 cmH$_2$O;而将各器官静脉的血压称为外周静脉压(peripheral venous pressure)。中心静脉压的高低取决于心脏射血能力和静脉回心血量之间的相互关系。如果心脏射血能力较强,能及时地将回流入心脏的血液射入动脉,中心静脉压就较低;反之,心脏射血能力减弱时(如心力衰竭),右心房和腔静脉淤血,中心静脉压就升高。如果静脉回心血量增多或静脉回流速度加快(如输液、输血过多或过快),中心静脉压也会升高。因此,在血量增加,全身静脉收缩,或因微动脉舒张而使外周静脉压升高等情况下,中心静脉压都可能升高。可见,中心静脉压是反映心血管功能的又一指标。观察中心静脉压在临床上输液治疗休克时具有重要意义。在治疗中,如果中心静脉压偏低或有下降趋势,常提示输液量不足;如果中心静脉压高于正常并有进行性升高的趋势,则提示输液过快或心脏射血功能不全。当心脏射血功能减弱而使中心静脉压升高时,静脉回流将会减慢,较多的血液滞留在外周静脉内,故外周静脉压升高。

2. 静脉回心血量及其影响因素

(1) 静脉对血流的阻力:在静脉系统中,血液从微静脉回流到右心房,压力仅降低约15 mmHg,可见静脉对血流的阻力很小,约占整个体循环总阻力的15%。静脉对血流阻力小是与静脉的功能相适应的。

微静脉是毛细血管后阻力血管,其收缩活动可影响毛细血管前阻力和毛细血管后阻力的比值,进而改变毛细血管血压。微静脉收缩使毛细血管后阻力升高,如果毛细血管前阻力不变,则毛细血管前阻力与后阻力的比值变小,于是毛细血管血压升高,组织液生成增多。因而,微静脉的舒缩活动可以决定毛细血管压力和体液在血管和组织间隙的分布情况,并间接地调节循环血量。

静脉跨壁压的改变也可影响静脉的扩张状态,从而使静脉对血流的阻力发生改变。大静脉处于扩张状态时,对血流的阻力很小;但是当血管塌陷,其管腔截面积减小,血流阻力就会增大。此外,血管周围组织对静脉的压迫作用也可增加静脉对血流的阻力。例如,颈部皮下的颈外静脉直接受到外界大气压的压迫;锁骨下静脉在跨越第1肋骨时受肋骨的压迫;腹腔内的大静脉受到腹腔器官的压迫等。

(2) 影响静脉回心血量的因素:单位时间内由静脉回流入心脏的血量取决于外周静脉压和中心静脉压的差,以及静脉对血流的阻力。故凡能影响外周静脉压、中心静脉压及静脉阻力的因素,都能影响静脉回心血量。

1) 循环系统平均充盈压:是反映血管系统内血液充盈程度的指标。实验证明,血管系统内血液充盈程度愈高,静脉回心血量就愈多。当血量增加或容量血管收缩时,循环系统平均充盈压升高,静脉回心血量也就增多;反之,血量减少或容量血管舒张时,循环系统平均充盈压降低,静脉回心血量也就减少。

2) 心肌收缩力:心脏收缩时将血液射入动脉,舒张时则可从静脉抽吸血液。如果心脏收缩力量增强,射血时心室排空较完全,在心室舒张期心室内压就较低,对心房和大静脉内血液的抽吸力量也就较大,回心血量增多;反之,则回心血量减少。如右心衰竭时,射血力量显著减弱,心室舒张期右心室内压较高,血液淤积在右心房和大静脉内,回心血量就会显著减少。患者可出现颈外静脉怒张、肝充血增大、下肢水肿等体征。左心衰竭时,左心房压和肺静脉压升高,血液淤积在肺部,可造成肺淤血和肺水肿。

3) 体位改变:当人体从卧位变为立位时,身体低垂部分的静脉因跨壁压增大而扩张,容纳的血量增多,可多容纳平均约500 mL的血液,故回心血量减少。体位改变对静脉回心血量的影响,在高温环境中更加明显。高温时,皮肤血管舒张,皮肤血管中容纳的血量增多,此时若长时间站立不动,回心血量会明显减少,导致心排血量减少和脑血供不足,可引起头晕甚至晕厥。长期卧床的患者,静脉管壁的紧张性较低,可扩张性较高,加之腹壁和下肢肌肉的收缩力量减弱,对静脉的挤压作用减小,故由平卧位突然站起时,可因大量血液淤滞于下肢,回心血量过少而发生晕厥。

4) 呼吸运动:由于胸膜腔内压低于大气压,为胸膜腔负压,故胸腔内大静脉的跨壁压较大,经常处于充盈扩张状态。在吸气时,胸腔容积加大,胸膜腔负压值进一步增大,使胸腔内的大静脉和右心房更加扩张,压力也进一步降低,因此有利于外周静脉内的血液回流至右心房,使回心血量增加,心排血量也相应增加。呼气时,胸膜腔负压值减小,由静脉回流入右心房的血量也相应减少。可见,呼吸运动对静脉回流也起着"泵"的作用,称为呼吸泵。呼吸运动对肺循环静脉回流的影响与对体循环的影响不同。吸气时,随着肺的扩张,肺部的血管容积显著增大,能潴留较多的血液,故由肺静脉回流至左心房的血量减少,左心室的输出量也相应减少。呼气时的情况则相反。

(四) 微循环

微循环(microcirculation)是指微动脉和微静脉之间的血液循环。血液循环最基本的功能是进行血液和组织之间的物质交换,这一功能就是在微循环部分实现的。同时,微循环还控制流经组织的血流量,影响动脉血压和静脉回心血量,并通过组织液的生成和回流影响全身或局部体液的分布。

微循环的组成:典型的微循环由微动脉、后微动脉、毛细血管前括约肌、毛细血管、通血毛细血管、动-静脉吻合支和微静脉等组成。

微循环的起点是微动脉,其管壁有环行的平滑肌层,其收缩和舒张可控制微血管的血流量,起着控制微循环血流量"总闸门"的作用。微动脉分支成为管径更细的后微动脉,其管壁只有一层平滑肌细胞。每根后微动脉向一根至数根毛细血管供血。在毛细血管起始端通常有1~2个平滑肌细胞,形成一个环,即毛细血管前括约肌。该括约肌的收缩与舒张决定进入其后毛细血管的血流量,在微循环中起"分闸门"的作用。

毛细血管是进行物质交换的有效部位。其管壁由单层内皮细胞构成,外面有一薄层基膜包围,内皮细胞之间的相互连接处有微细裂隙,成为沟通毛细血管内外的孔道,因此毛细血管壁的通透性较大。毛细血管的数量多,与组织液进行物质交换的面积大。

毛细血管的血液经微静脉进入静脉。最细的微静脉管径不超过 $30\mu m$,管壁没有平滑肌,在功能上属于交换血管。较大的微静脉管壁有平滑肌,在功能上属于毛细血管后阻力血管,起"后闸门"的作用。微静脉的舒缩状态可影响毛细血管血压,从而影响毛细血管处的液体交换和静脉回心血量。此外,通血毛细血管和动静脉吻合支为微循环提供了一个不经毛细血管网的快速通路,可使一部分血液由动脉迅速流入静脉而返回心脏。

三、心脏的泵血功能

心脏通过节律性收缩和舒张驱动血液流动的作用称为心脏的泵功能(pump function)或泵血功能。心脏收缩时将血液射入动脉,通过动脉系统将血液分配到全身各组织;心脏舒张时则通过静脉系统使血液回流到心脏,为下一次射血做准备。

(一) 心肌收缩的特点

心肌和骨骼肌都属于横纹肌,它们的收缩原理非常相似。但与骨骼肌相比,心肌细胞具有自己的收缩特点。

1. 心肌收缩对 Ca^{2+} 的依赖性高 心肌细胞的兴奋-收缩耦联高度依赖细胞外 Ca^{2+} 内流。心肌的收缩和舒张过程均与胞质内 Ca^{2+} 的浓度变化有关。当 Ca^{2+} 进入胞质内,Ca^{2+} 与心肌肌钙蛋白C结合,引发原肌球蛋白位移,使横桥和肌动蛋白结合,启动心肌收缩。

2. 心肌收缩具有"全或无"(all or none)特点 心肌在功能上是一个合胞体。当刺激达到阈值时,一个心肌细胞的兴奋很容易在心肌细胞之间传导,使心房或心室所有心肌细胞几乎同步参与收缩。从参与活动的肌细胞数目上看,心肌的收缩是"全或无"收缩。每个心肌细胞收缩强度的变化决定了整块心肌组织收缩强度的变化。

3. 心肌不发生完全强直收缩 心肌细胞兴奋后有效不应期较长,相当于心肌的收缩期和舒张早期。因此,当在收缩期内受到一次额外刺激时,心肌不会像骨骼肌一样发生一次新的兴奋并收缩,即心肌不会出现完全强直收缩。这一特点保证了心脏泵血功能的有效完成。

(二) 心脏的泵血功能

1. 心动周期 心脏一次收缩和舒张,构成一机械活动周期,称为心动周期(cardiac

cycle)。在一个心动周期中,心房和心室的机械活动都可分为收缩期(systole)和舒张期(diastole)。在心脏的泵血过程中,心房起初级泵的作用,心室则起主要作用。

心动周期的持续时间与心率(heart rate,HR)成反比关系。如果正常成年人的心率为 75 次/min,则每个心动周期持续 0.8s。在心房的活动周期中,左、右心房收缩期持续约 0.1s,舒张期约 0.7s。在心室的活动周期中,左、右心室同步收缩,持续约 0.3s,心室舒张期持续约 0.5s。心室舒张期的前 0.4s 期间,心房也处于舒张状态,这一时期称为全心舒张期。心房和心室的收缩期均短于其舒张期。心率加快时,心动周期缩短,收缩期和舒张期都相应缩短,但舒张期缩短的程度更大,这对心脏的持久活动是不利的。

2. 心脏的泵血过程 左右心室的泵血过程相似,而且几乎同时进行。

(1) 心室收缩期:从心室肌开始收缩到完成射血,可分为等容收缩期和射血期。

1) 等容收缩期:心室开始收缩时,室内压力突然增加,当室内压超过房内压,推动房室瓣关闭,阻止血液反流进入心房。此时室内压尚低于主动脉内压力,半月瓣仍处于关闭状态,心室成为一个密闭的腔。随着心室肌强烈收缩,室内压快速上升,但心室容积不变,称为等容收缩期,持续约 0.05s。等容收缩期的时程长短与心肌收缩能力及后负荷(即主动脉和肺动脉内压力)有关,后负荷增大或心肌收缩能力减弱时,等容收缩期延长。

2) 射血期:根据射血速度分为快速射血期和减慢射血期。

a. 快速射血期:随着心室肌的强烈收缩,室内压继续升高达到峰值,室内压超过主动脉压,半月瓣打开,血液被迅速射入动脉内,心室容积迅速缩小,称为快速射血期,约为 0.10s,在此期间心室射出的血量约占整个收缩期射出血量的 2/3。

b. 减慢射血期:快速射血期之后,心室收缩减弱,心室内压开始回落,射血速度减慢,称为减慢射血期,持续约 0.15s。此时主动脉压也逐渐下降,室内压已略低于主动脉压,但因心室收缩射出的血液具有较大动能,故可逆压力梯度继续流向主动脉,心室容积进一步减小。

(2) 心室舒张期:从心室肌开始舒张到完成心室充盈。心室舒张期包括等容舒张期和心室充盈期。

1) 等容舒张期:收缩期结束后,射血停止,心室开始舒张,心室内压力迅速下降。当室内压刚低于主动脉压时,主动脉内血液向心室反流,推动半月瓣关闭。这时的室内压高于房内压,房室瓣仍关闭。在 0.06~0.08s,心室再次成为一个密闭的腔,心室继续舒张,室内压急速下降,但心室心容积没有明显变化,称为等容舒张期。

2) 充盈期:心室充盈包括快速充盈期、减慢充盈期。

a. 快速充盈期:等容舒张期末,心室内压降低到刚低于心房内压力时,房室瓣即开放,心房内血液顺压力梯度流入心室,心室迅速充盈。此时,心室继续舒张,心室容积迅速增大,使室内压进一步下降,甚至造成负压,房-室之间压力梯度更大,这时心房和大静脉内的血液因心室"抽吸"而快速流入心室,称为快速充盈期,历时约 0.11s,在此期间充盈的血量约占心室总充盈血量的 2/3。

b. 减慢充盈期:随着心室内血液的充盈,心室与心房、大静脉之间的压力差逐渐减小,血液流入心室的速度减慢,这段时期称为减慢充盈期,持续约 0.22s。

(3) 心房收缩期:在心室舒张的最后 0.1s,心房开始收缩,使心室进一步充盈,称为心房收缩期。心房壁薄,收缩力不强,由心房收缩推动进入心室的血液量通常占心室总充盈血量的25%。

左、右心室的泵血过程相同,但肺动脉压力仅约为主动脉压力的1/6,因此在一个心动周期中,右心室内压变化的幅度比左心室压小。

综上所述,心室收缩和舒张直接导致心室内压力出现周期性变化,是形成心室-动脉间、房-室间压力梯度的根本原因,能够保证心室射血和充盈的完成。瓣膜的结构及活动特点可阻止血液反流,保证血液只能沿着一个方向流动。

3. 心音的产生　心动周期中,心肌收缩、瓣膜启闭、血液流速改变对心血管壁的作用及形成的涡流等因素引起的机械振动,称为心音(heart sound)。心音可通过周围组织传递到胸壁,用听诊器可以在胸部听到。

正常心脏在一次搏动中可产生4个心音,分别为第一至第四心音。多数情况下,用听诊器只能听到第一和第二心音。在某些健康儿童和青年中,也可听到第三心音。

(1) 第一心音:发生在心室收缩期,标志着心室收缩的开始。心室开始收缩时,房室瓣关闭,血流冲击房室瓣引起心室壁振动,以及心室射血引起大血管壁及血液涡流产生振动,形成第一心音。第一心音音调较低,持续时间较长,在心尖处听诊最清楚。第一心音的强弱可反映心室收缩力量的强弱。

(2) 第二心音:发生在心室舒张早期,标志着心室舒张的开始。它是由于心室开始舒张时主动脉瓣和肺动脉瓣迅速关闭,血流冲击大动脉根部及心室内壁振动而形成的。第二心音音调较高,持续时间短,在胸骨旁第2肋间(即主动脉瓣和肺动脉瓣听诊区)听诊最清楚。

(3) 第三心音:在部分健康儿童和青年人中,偶尔可听到第三心音。第三心音发生在心室快速充盈期末,为一种低频、低振幅的心音。在快速充盈期末,充盈速度突然减慢,引起心室壁和乳头肌的振动,从而产生第三心音。

(4) 第四心音:又称心房音(atrial sound),出现在心室舒张的晚期。由于心房收缩使血液进入心室,引起振动而产生。正常心房收缩时一般不产生声音,但异常强烈的心房收缩和在左心室壁顺应性下降时,可产生第四心音。

(三) 心脏泵血功能的评价

心脏的主要功能是泵血,通过改变泵血活动适应机体不同的代谢需求。在临床实践和科学研究中,通过检测单位时间心脏射出的血液量和心脏的做功量,可了解心脏的功能状态,对心脏的泵血功能进行判断,即心功能评价。

1. 心排血量

(1) 每搏输出量和射血分数:一次心脏搏动一侧心室射出的血液量称为每搏输出量(stroke volume,SV),简称搏出量。安静状态下,健康成年人的心室舒张末期容积(end-diastolic volume,EDV)约为125 mL;在收缩期末,心室内仍潴留一部分血液,称为收缩末期容积(end-systolic volume,ESV),约55 mL。舒张末期容积与收缩末期容积的差值即为搏出量,约为70 mL。

正常情况下,搏出量与心室的舒张末期容积相适应。当心室舒张末期容积增加时,搏出量也相应增加。每搏输出量和心室舒张末期容积的百分比称为射血分数(ejection fraction,EF)。在安静状态下,健康成年人的射血分数为55%~65%。在心室异常扩大、心室功能减退时,患者的搏出量可能与正常者无明显差异,但射血分数明显下降。因此,射血分数能更准确地反映心脏的泵血功能,对早期发现心脏泵血功能异常具有重要意义。

(2) 每分输出量与心指数:每分钟由一侧心室射出的血液量称为每分输出量(cardial minute output),也称心排血量(cardiac output,CO),等于每搏输出量乘以心率。在安静状态下,以心率 75 次/min 计算,如果搏出量为 70 mL,则心排血量约为 5 L/min(4.5~6 L/min)。左、右两心室的心排血量基本相等。每分输出量随着机体活动和代谢情况而变化,在肌肉运动、情绪激动、妊娠等情况下,每分输出量会增高。此外,女性的每分输出量较同体重男性低约 10%。

安静时,人体的每分输出量和基础代谢一样,与体表面积成正比。以每平方米体表面积计算的心排血量称为心指数(cardiac index)。在安静和空腹状态下测定的心指数称为静息心指数,可作为比较不同个体心脏泵功能的评定指标。一般身材的成年人,体表面积为 $1.6\sim1.7\,m^2$,以安静时心排血量 5~6 L/min 计算,则静息心指数为 $3.0\sim3.5\,L/(min\cdot m^2)$。同一个人在不同的年龄段或不同的生理条件下,其心指数会发生变化。一般年龄在 10 岁左右时,静息心指数最大,可达 $4\,L/(min\cdot m^2)$ 以上,以后静息心指数随着年龄增长而逐渐下降,到 80 岁时接近于 $2\,L/(min\cdot m^2)$。运动时,心指数随着运动强度的增加而升高。在妊娠、情绪激动和进食时,心指数也会升高。

2. 心脏做功量 血液在心血管内流动过程中所消耗的能量,是由心脏做功所供给的。心室射血释放的机械能除主要表现为将一定容积的血液提升到一定的压力水平而增加血液的势能外,还包括使一定容积的血液以较快的流速向前流动而增加的血液动能。心室一次收缩所做的功称为每搏功(stroke work),可以用搏出血液所增加的势能和动能来表示,并通过以下公式计算:

$$每搏功 = 搏出量 \times 射血压力 + 血液动能$$

在安静状态下,心脏射出血液所具有的动能很小,约占左心室每搏功总量的 1%,故可以忽略不计。射血压力即为射血期左心室内压和舒张末期室内压之差。由于射血时心室内压不断在变,故常用平均动脉压代替射血期左心室内压的平均值,舒张末期室内压则以左心房平均压代替。因此,每搏功的计算公式如下:

$$左心室每搏功(J) = 搏出量(L) \times 13.6(kg/L) \times 9.807 \times (平均动脉压 - 左心房平均压)(mmHg) \times 0.001$$

在上述公式中,每搏功单位为焦耳(J),搏出量单位为升(L),功的密度单位为 kg/L,乘以 9.807 将力的单位由 kg 换算为牛顿(N),乘以 0.001 将高度单位 mm 换算为 m。如果受试者的搏出量为 70 mL,平均动脉压为 94 mmHg,左心房平均压为 6 mmHg,则每搏功为 0.822 J。

心室每分钟所做的功称每分功,等于每搏功乘以心率。人体静息时左心室的每搏功约为 0.803 J,以心率 75 次/min 计算,每分功为 60.22 J/min。因为肺循环的阻力低,肺动脉平均压约为主动脉平均压的 1/6,故右心室的做功量仅为左心室的 1/6 左右。

用做功量来评定心脏泵血功能,较每搏输出量或心排血量更有意义。因为心脏收缩不仅是射出一定量的血液,同时使这部分血液具有较高的压强能及较快的流速。在搏出量相同的情况下,动脉血压越高,心肌收缩力必须相应增强,才能维持搏出量不变,此时心脏的做功量随之增高,即相同的心排血量不等同于相同的做功量和能量消耗。由此可见,作为评定心脏泵血功能的指标,心脏做功量要比单纯的心排血量更为全面,尤其是对动脉压高低不同个体之间以及同一个体动脉血压发生改变前后的心脏泵血功能进行比较时更是如此。

3. 心脏泵功能的储备　又称心力储备（cardiac reserve），是指心排血量随机体代谢的需要而增加的能力。例如健康成年人在静息状态下，心排血量约为 5 L/min，而强体力劳动时，每分输出量可增加到 30 L 左右，即达到最大心排血量。说明健康成年人有相当大的心力储备。心脏的储备能力取决于每搏输出量和心率的储备。

（1）搏出量储备：每搏输出量的储备包括舒张期储备和收缩期储备。安静状态下，健康成年人的舒张末期容积约 125 mL，由于心肌细胞外间质含有大量胶原纤维，心肌的伸展性较小，心室不能过分扩大，一般只能到达 140 mL 左右，即舒张期储备约为 15 mL。静息时，左心室收缩末期容积约为 55 mL，当心肌收缩力增强时，射出的血液量增加，射血后心室内剩余血量减小到不足 20 mL，故收缩期储备可达 35～40 mL。可见，收缩期储备远比舒张期储备大，搏出量的储备主要来自收缩期储备。

（2）心率储备：正常成年人安静状态下的心率为 60～100 次/min。通常情况下，心率的最大变化为静息时心率的 2 倍多。充分动用心率储备，可使心排血量增加 2～2.5 倍。正常成年人心率储备的上限为 160～180 次/min。心率过快，心室舒张期过短，充盈将明显不足，导致每搏输出量显著下降，因此心排血量反而降低。

训练有素的运动员心肌纤维变粗，心肌收缩能力加强，有较大的收缩期储备。他们安静时心率往往较慢，心率增快至 200～220 次/min 才开始出现心排血量的下降，心率储备明显高于一般健康人。

（四）心脏泵功能的影响因素

在不同的生理条件下，心脏的泵血功能随之也会发生相应变化，满足机体不同的代谢需求。心排血量取决于搏出量和心率，机体可通过调节搏出量和心率这两方面来改变心排血量。

1. 影响每搏输出量的因素　心脏的每搏输出量取决于心室的前负荷、后负荷及心肌收缩能力的影响。

（1）前负荷是指肌肉收缩前所承受的负荷，它使肌肉在收缩前就处于某种程度的被拉长状态，肌节具有一定的长度，称为初长度（initial length）。心室在舒张充盈后开始收缩，心室肌的初长度取决于心室收缩前的容积，即心室舒张末期容积（ventricular end-diastolic volume）。由于心室舒张末期容积与心室舒张期末压在一定范围内具有良好的相关性，且测量心室内压比测定心室容积更方便，故在实践中常用心室舒张期末压（end-diastolic pressure）来反映前负荷。在心室舒张末期，房室瓣开放，心房内压与心室内压几乎相等，而测量心房内压更为方便，故常用心室舒张末期心房内压反映心室收缩的前负荷。在体内，心室肌的前负荷由心室舒张末期的血液充盈量来决定。心室舒张末期充盈量是静脉回心血量和心室射血后剩余血量的总和。

（2）后负荷是指肌肉开始收缩时遇到的负荷。心室肌收缩时必须克服大动脉血压才能完成射血，因此，心室肌的后负荷是指动脉血压。在心率、心肌初长度和收缩能力不变的情况下，如果动脉血压增高，等容收缩期室内压峰值必然也增高，而射血期则相应缩短，同时心室肌缩短的程度和速度均减小，射血速度减慢，导致每搏输出量减少。

在整体条件下，正常成年人的主动脉血压在 80～170 mmHg 变动时，心排血量未见明显变化，这是体内多种调节机制共同作用的结果。当动脉血压突然升高时，由于后负荷的增加导致心脏的搏出量减少，此时在异长调节的作用下，心肌收缩力增强，搏出量可回升到原来水平。

此后,尽管动脉血压仍维持在高水平,但心脏的搏出量不再减少,这可能是由于神经-体液调节使心肌收缩能力增强。但如果动脉血压持续升高,心室肌将因长期处于收缩加强状态而逐渐肥厚,此时搏出量可能仍在正常范围,但左心室做功量会增加。久之心脏将不堪负担而导致心力衰竭,搏出量减少。

(3) 心肌收缩能力:心肌不依赖于前、后负荷而改变其收缩功能(包括强度和速度)的内在特性,称为心肌的收缩能力(myocardial contractility),也称为心肌的变力状态。当心肌收缩能力增强时心室功能曲线向左上方位移,表明在相同前负荷作用下,心肌每搏功增加,心脏泵血功能增强;当心肌收缩能力下降时心室功能曲线则向右下方位移,表明心脏泵血功能下降。心肌收缩能力受多种因素影响。凡是能影响兴奋-收缩耦联过程中各个环节的因素都能影响心肌收缩能力,包括心肌兴奋时胞质内 Ca^{2+} 的浓度,横桥周期中各步骤的速率,肌球蛋白横桥与肌动蛋白结合的数量,三磷酸腺苷(adenosine triphosphate, ATP)酶的活性等。

2. 心率对心脏泵功能的影响　正常成年人安静状态时,心率为 60~100 次/min,有明显的个体差异。心率随年龄、性别和不同生理情况而发生变化。新生儿的心率较快,可达 130 次/min 以上。随着年龄的增长心率逐渐减慢,至青春期接近成年人的心率。在成年人中,女性的心率比男性稍快。同一个人,在安静或睡眠时心率变慢,运动或情绪激动时心率加快。

心排血量是每搏输出量和心率的乘积。在心率加快但未超过一定限度时,虽然心室舒张期缩短,充盈时间减少,但由于静脉回心血量主要在快速充盈期内进入心室,所以心室舒张末期充盈血液量不会明显减少,搏出量也不会明显降低。因此,心率的增加可使每分输出量相应增加。但当心率增加超过 160~180 次/min 时,心率过快会导致舒张期明显缩短,心室舒张期充盈减少,搏出量下降,故心排血量下降。如果心率过慢,低于 40 次/min 时,心室舒张期过长,此时心室充盈早已接近最大限度,不能再继续增加充盈量和搏出量,因此每分输出量下降。

心率受神经和体液因素的调节。交感神经兴奋可引起心率加快,迷走神经活动增强时则心率减慢。影响心率的体液因素包括循环血液中的肾上腺素、去甲肾上腺素和甲状腺素等。心率也受体温的影响,体温每升高 1℃,心率将增加 12~18 次/min。

综上所述,心排血量受心脏舒张末期容积(前负荷)、动脉血压(后负荷)、心肌收缩能力及心率的影响。在整体情况下,这些因素彼此相互影响、共同作用,使排血量维持在一定的水平,满足机体代谢的需求。

四、血液循环

血液在心脏和全部血管所组成的管道中进行的循环流动,称为血液循环(图 1-10)。根据血液循环的途径不同,可以分为体循环和肺循环两部分。

(一)肺循环

流回右心房的血液,经右心室进入肺动脉,流经肺部的毛细血管网,再由肺静脉流回左心房,这一循环途径称为肺循环(图 1-10)。

血液与肺泡进行气体交换,排出二氧化碳,吸

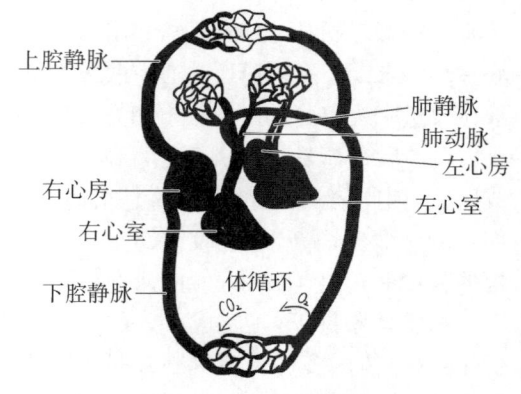

图 1-10　血液循环

进氧气,静脉血变成动脉血,经过气体交换后的血液再通过肺静脉回流入左心房,再入左心室,完成肺循环。肺组织和肺血管可扩张性大,肺血容量的变化范围较大。肺循环血管可起储血库作用,机体失血时,肺循环可将一部分血液转移到体循环中,起代偿作用。

总的来说,肺循环作为人体的呼吸系统中关键的一环,不仅参与了体内氧气和二氧化碳的交换,还为人体提供了必要的营养物质和运走代谢废物。

(二)体循环

血液由左心室进入主动脉,再流经全身的各级动脉、毛细血管网、各级静脉,最后汇集到上、下腔静脉,流回到右心房。这一循环途径称为体循环(图1-10)。

在体循环中,当血液流经身体各部组织细胞周围的毛细血管时,不仅把运来的营养物质输送给细胞,把细胞产生的二氧化碳等废物带走,同时红细胞中的血红蛋白把它所结合的氧气释放出来,供细胞利用。这样血液就由动脉血变成了静脉血。

体循环和肺循环虽是两条不同的循环路线,但它们是同时进行的,循环的起止点都在心脏。心脏把两条循环路线紧密地联系在一起,组成一条完整的循环途径,为人体各组织细胞不断运来氧气和养料,又不断地运走二氧化碳和其他废物,从而完成体内物质的运输任务。

(三)冠脉循环

心肌的血液供应来自左、右冠状动脉。左冠状动脉分为前室间支(又称为前降支)和旋支,与右冠状动脉构成冠状动脉的三支主干。左、右冠状动脉及其分支的走行方向可有多种变异。在多数人中,前室间支供应左心室前壁、心尖、右心室前壁的一小部分和室间隔前2/3,旋支供应左心房、左心室前壁的一小部分、左心室侧壁和左心室后壁的一部分。右冠状动脉供应右心房、右心室前壁的大部分、右心室侧壁及后壁、左心室后壁的一部分、室间隔后1/3、窦房结和房室结。与左右冠状动脉分支伴行的多数静脉的血液经冠状窦回流到右心房,右心室前壁的部分静脉血液经心前静脉回流到右心房,极少量静脉血液经心内膜下的心最小静脉直接回流到相应的心腔内(详见第一章第一节)。

第三节 心电图基础知识

一、心电图作用

心电图(electrocardiogram,ECG)可反映心脏兴奋的产生、传导和恢复过程中的生物电变化,是整个心脏在每个心动周期中每个细胞电活动的综合向量变化,与心脏的机械收缩活动无直接关系。

临床诊断主要取决于患者的病史,并在一定程度上依赖于体格检查。ECG能为诊断提供证据,而对于部分病例的诊治,ECG可能会起到决定性的作用。然而,重要的是把ECG看作一种工具,而不是一个独立的检查。对于一些心律失常的诊断和治疗,我们离不开ECG;对于一些胸痛的诊断和急性心肌梗死的早期干预治疗,我们也离不开ECG;对于一些头晕、晕厥、呼吸困难的诊断,我们仍离不开ECG。

在临床实践中,ECG的解读就是对心电图波形的识别。只要我们记住ECG分析的一些基本规则和知识,对 ECG 的解读就会变得豁然开朗。

二、心电产生的原理

(一) 静息电位

心肌细胞未受到刺激(处于静息状态)时存在于细胞膜内、外两侧的电位差,称为静息电位。以细胞膜为界,膜外呈正电位、膜内为负电位,并稳定于一定数值的静息电位状态,称为极化状态。

(二) 动作电位

当细胞受到刺激时,其亚微结构就会发生改变,于是对钠离子的通透性加大,从而造成钠离子快速内流,此时可测得+30 mV 的电压,这就是动作电压。这时细胞膜上的 Na^+-K^+ 泵逆浓度差把钾离子送回细胞内而排除钠离子,恢复原有的极化状态。动作电位由除极(或称去极化)和复极两个过程组成。

1. 除极 除极指细胞由静息膜电位转变成动作电位的过程,不消耗能量,其速度较快(0 期)。

2. 复极

(1) 复极指动作电位恢复到静息膜电位的过程,消耗 ATP,逆浓度差进行,速度较慢。

(2) 复极过程包括:1 期(快速复极初期)、2 期(平台期)、3 期(快速复极末期)、4 期(静息期)。

三、心脏的电活动

人体各种肌肉的收缩都伴有电位的变化,这种电位变化称为"除极"。除极电活动可被粘贴在体表的电极探测到。由于人体各部位肌肉收缩时产生的电活动都能被体表电极探测到,为使 ECG 能够更清晰地记录心脏的电活动,我们做 ECG 时要让患者全身充分放松,避免骨骼肌收缩引起的干扰。

从人体解剖学角度来看,心脏有四个腔室,但从电活动的角度来看,心脏仅有两个腔室,这是因为两个心房同步除极,两个心室也同步除极。

(一) 心脏电活动路径

正常情况下,心脏每个心动周期的电活动均起源于右心房的一个特殊区域,称为"窦房结"(图 1-11)。除极活动由窦房结发出并向心房扩布直至扩散到整个心房组织。当除极活动扩布到右心房下部一个称为"房室结"的特殊区域时,除极电活动会有一定的延迟。此后,电活动将沿位于室间隔中的希氏束快速下传,后者在室间隔分为左束支和右束支。左束支进一步分成左前分支和左后分支两个分支。在心室肌中,电活动的传导速度有所减慢,所经过的特殊传导

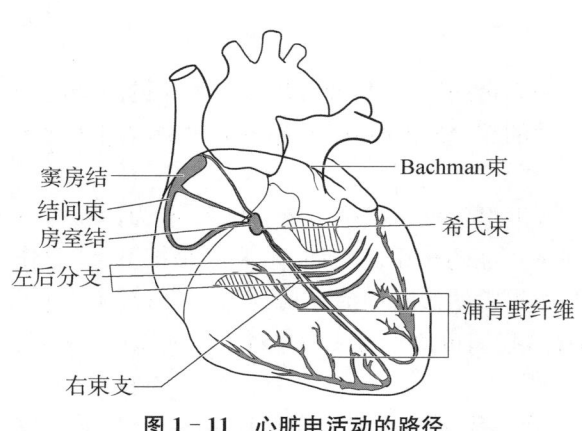

图 1-11 心脏电活动的路径

组织称为"浦肯野纤维"。

(二)心脏的节律

心脏电活动的激活并非都源自窦房结,有时起源于窦房结以外的其他心脏结构。"节律"一语是指控制心脏电活动的起源点。正常时心脏电活动起源于窦房结,称为"窦性心律"。

四、心电图的图形

与心室肌肌束相比,心房肌肌束较小,使其相伴的电活动电位也较小。ECG 上,心房肌电激动产生的波形称为"P 波"(图 1-12)。心室肌肌束较粗大,所以其除极时会产生一个较大的波形,称为"QRS 波"。其后,心室肌细胞将恢复静息状态(复极),在 ECG 上形成"T 波"。ECG 中表示各波的字母分别为 P、Q、R、S 和 T,是 ECG 记录早期人为规定的。P、Q、R、S 和 T 都可以单独称为波,其中 Q、R 和 S 波组合在一起构成了 QRS 波,S 波和 T 波之间的部分称为 ST 段。

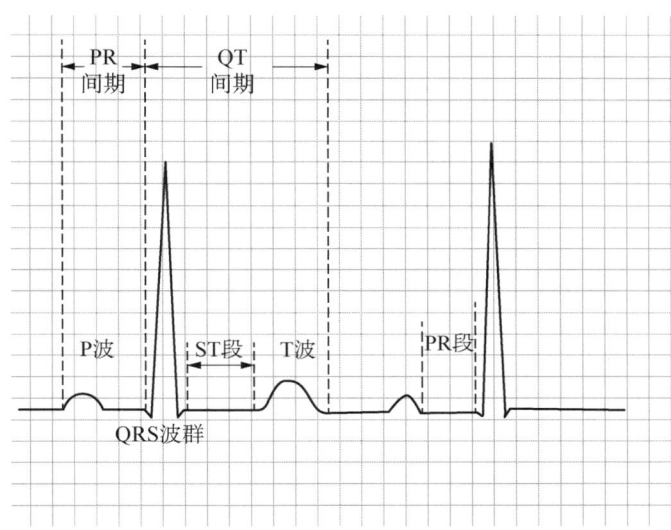

图 1-12 正常心电图

在 ECG 中,有时 T 波后还存在另一个波形,称为 U 波。U 波的产生机制尚不确定,很有可能代表心室乳头肌的复极过程。如果 U 波出现在一个形态正常的 T 波之后,可认为该 U 波正常;如果 U 波出现在一个低平的 T 波之后,这个 U 波可能属于病理性 U 波。

五、心电图的时间和速度

心电图机能将心脏电活动的电位变化记录在走纸速度匀速的心电图纸上。所有心电图机记录的速度都一致,标准化速度为 25 mm/s,其记录纸上都印有标准化的格子。每一个大格有 5 个小格,长 5 mm 代表 0.2 s(200 ms);每 5 个大格代表 1 s,每 300 个连续的大格代表 1 min。因此,ECG 记录中,如 QRS 波在每个大格记录到一次时频率为 300 次/min。心率可根据表 1-2 中的显示计算出来。

表 1-2　R-R 间距与心率之间的关系

R-R 间期（大格）	心率（次/min）
1	300
1.5	200
2	150
3	100
4	75
5	60
6	50
7	42
8	38
9	33

同样，可根据相邻 R 峰之间的距离推算心率，也可根据 P-QRS-T 波的不同部分之间的距离，推算心脏电活动在不同部位传导所需时间。P-R 间期是指从 P 波起点到 QRS 波起点之间的时段，代表心脏激动从窦房结发出，历经心房肌和房室结的扩布传导，再向下经希氏束传导而激动心室所用的时间。逻辑上，它应该称为 P-Q 间期，但在应用过程中，人们常称其为 P-R 间期（图 1-12）。

P-R 间期正常为 120～200 ms，相当于 3～5 个小格。该间期的大部分时间由房室结缓慢传导形成。如 P-R 间期非常短，则除极从十分靠近房室结的部位开始，或心房和心室之间存在异常快速传导的房室旁路。

QRS 波的时限代表心室肌开始扩布至整个心室肌除极结束所用的时间。QRS 波的正常时限小于 120 ms（不到 3 个小格），但异常传导可使 QRS 波的持续时间延长并形成宽大的 QRS 波。需要注意，QRS 波代表整个心室除极过程，而不是心室收缩过程（心室收缩过程相当于 ECG 中的 Q-T 间期）。

Q-T 间期随着心率的变化而变化。Q-T 间期延长可见于电解质紊乱的患者，一些药物也可导致 Q-T 间期延长。Q-T 间期延长（>450 ms）易导致室性心动过速。

六、电压的校准

心电图机经适当校准后，通过测量 ECG 的 P 波、QRS 波和 T 波的高度，得到一定的量化信息。心电图机记录时，1 mV 电压的标准信号表现为记录笔在垂直方向上移动 1 cm（相当于 ECG 垂直向上 2 个大格）。每次 ECG 记录都应包括表示标准电压的信号。

七、心电图记录

导联有时是指连接心电图机与患者之间的导线，而更合理的解释为，一个导联就是一帧心脏电活动的图像。

心脏电活动信号可通过粘贴在体表的探查电极收集，再通过导线传输给心电图机。四个肢体各粘贴1个探查电极,而胸前粘贴6个探查电极。

心电图机可记录不同部位电活动的电位差,记录电活动图像的称为"心电图导联"。不同导联记录的 ECG 是从人体不同方向"观测"到的心脏电活动。例如,Ⅰ 导联记录的是右上肢和左上肢之间的电活动。每个导联是从其各自的角度记录心脏的电活动,因此,各导联 ECG 图形是不同的。严格来说,每种 ECG 图形都应该被称为"某导联心电图",但"导联"这个词常被省略。

(一)心电图导联

1. 准导联 为最早使用的双极肢体导联,反映两个肢体(探查电极)之间的电位差。
2. 胸导联 属单极导联,单极导联所测的是探查电极所在部位的电位变化。其中 V_1、V_2 反映右室,V_3、V_4 反映室间隔及其附近的左、右心室,V_5、V_6 反映左心室。
3. 加压单极肢导联 包括加压单极右上肢导联(aVR)、加压单极左上肢导联(aVL)和加压单极左下肢导联(aVF)。

标准导联 Ⅰ、Ⅱ、Ⅲ,加压单极肢体导联 aVR、aVL、aVF,统称为肢体导联。其中 aVR 导联反映右心室的电位改变,其余的肢体导联均反映左心室的电位改变。

心电图机上的导联线一般均以固定的颜色表示:惯例是红色导线接右上肢,黄色导线接左上肢,绿色导线接左下肢,黑色导线接右下肢,白色导线接胸壁各点。

每份标准 ECG 都由12个导联记录,其中6个肢体导联(Ⅰ、Ⅱ、Ⅲ、aVR、aVL、aVF),6个胸前导联($V_1 \sim V_6$)。12个导联的连接参见表1-3。与右下肢连接的探查电极通常用作接地电极,其作用类似于电路中的地线,而与其他任何导联都没有对应关系。

表1-3 心电图导联

导联名称	比较人体不同部位的电位差
Ⅰ	左上肢与右上肢
Ⅱ	左下肢与右上肢
Ⅲ	左下肢与左上肢
aVR	右上肢与左上肢、左下肢的平均电位
aVL	左上肢与右上肢、左下肢的平均电位
aVF	左下肢与左上肢、右上肢的平均电位
V_1	V_1 与左上肢、右上肢、左下肢的平均电位
V_2	V_2 与左上肢、右上肢、左下肢的平均电位
V_3	V_3 与左上肢、右上肢、左下肢的平均电位
V_4	V_4 与左上肢、右上肢、左下肢的平均电位
V_5	V_5 与左上肢、右上肢、左下肢的平均电位
V_6	V_6 与左上肢、右上肢、左下肢的平均电位

(二)12导联 ECG

6个"标准"导联是由连接肢体的探查电极记录的心电活动图像,它们是从冠状面观测心脏的电活动。Ⅰ、Ⅱ、aVL 导联是从心脏的左侧面观测心脏的电活动,Ⅲ、aVF 导联是从心脏的下面观测心脏的电活动,aVR 导联是从右心房观测心脏的电活动。

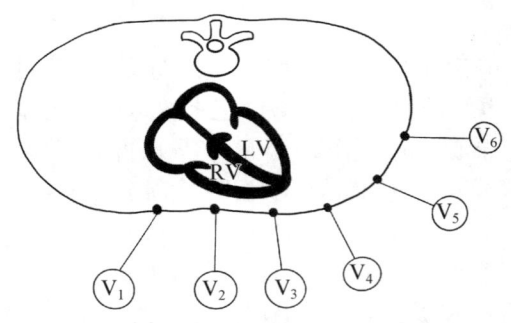

图 1-13 6个胸前导联与心脏的关系

注:RV,右心室;LV,左心室

胸前的 6 个导联($V_1 \sim V_6$)是从心脏水平面的前方和左方来观测和记录心脏的电活动。V_1 和 V_2 导联面对着右心室,V_3 和 V_4 导联面对的是室间隔和左心室前壁,V_5 和 V_6 导联面对着左心室的前壁和侧壁(图 1-13)。与肢体导联相同,每个胸前导联记录的 ECG 图形都不相同。对于心脏电活动正常的人体,其胸前导联的 ECG 图形相似,但每一个导联的图形又各有特点。

心脏节律通常通过 P 波最清晰的导联识别,常通过Ⅱ导联识别。当一个导联单独记录心律时,我们称其为"心律长条图"。但值得注意的是,我们可以从单一导联心电图识别心律,却不能依据单一导联心电图做出诊断。

(三) QRS 波的形态

1. 肢体导联的 QRS 波 心电图机记录 ECG 时,当除极电活动的方向面向探查电极时,将记录到一个向上的波形;相反,当除极电活动的方向背向探查电极时,将记录到一个向下的波形。

心肌的电除极活动常同时向心脏各方向传导,而 QRS 波的形态代表心室肌除极波传导的平均方向(图 1-14)。Q 波有其特殊意义,我们将在下文讨论。

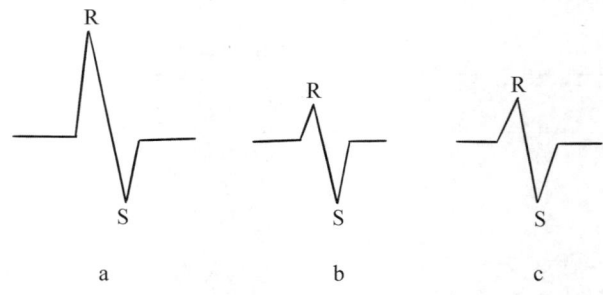

图 1-14 除极与 QRS 波的形态

a.除极方向面向探查电极时,引起一个主波向上的 QRS 波;b.除极方向背向探查电极时,引起一个主波向下的 QRS 波;c.除极方向与记录的导联轴垂直时,引起的 R 波振幅与 S 波振幅相同

2. 心电轴 aVR 导联和Ⅱ导联恰好从相反的方向观测心脏的电活动。即从心脏额面观测时,心室的除极方向是从相当于 11 点的位置向 5 点的位置运动。因此,aVR 导联的 QRS 波的主波向下(负向波),而Ⅱ导联的 QRS 波的主波则向上(正向波)(图 1-15)。

从额面导联记录的心室除极波的平均方向称为心电轴,用来确定心脏的电轴方向正常与否。通过Ⅰ、Ⅱ、Ⅲ导联的 QRS 波的形态,确定心电轴方向。

正常心室除极波方向从 11 点指向 5 点,除极波传导方向正

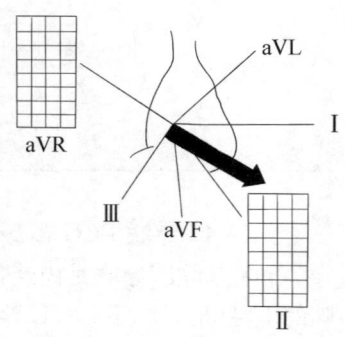

图 1-15 心电轴

好面对Ⅰ、Ⅱ和Ⅲ导联,故3个导联的QRS波的主波都向上,Ⅱ导联的QRS波的主波振幅最高,大于Ⅰ或Ⅲ导联的QRS波的主波振幅(图1-16)。

当某导联的QRS波的R波振幅和S波振幅相等时,说明心电轴与该导联轴的方向垂直。

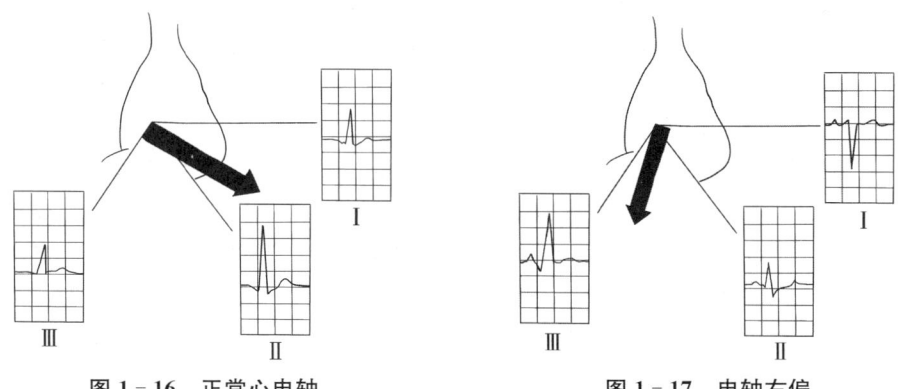

图1-16　正常心电轴　　　　　　图1-17　电轴右偏

右室肥大对QRS波的影响比左室更大,可使心室平均除极波的方向(心电轴)向右旋转。ECGⅠ导联的QRS波的主波变为负向(主波向下),因心室除极活动背向Ⅰ导联;同时Ⅲ导联的QRS波的主波为正向(主波向上),因为心室除极活动面向Ⅲ导联(图1-17)。这种情况称为"心电轴右偏"。心电轴右偏主要与肺部疾病有关,因为肺部疾病常压迫心脏右侧面;此外,电轴右偏也常与先天性心脏病有关。

左室肥大对QRS波的影响大于右室,心电轴向左旋转,使Ⅲ导联的QRS波主波呈负向波(图1-18)。"心电轴左偏"只有当Ⅱ导联的QRS波的主波也为负向波时才有意义。尽管心电轴左偏可能是左室扩大导致的,但事实上,这种心电轴左偏通常是扩大的心室造成兴奋传导障碍所致,而不是左室心肌细胞增多所致。

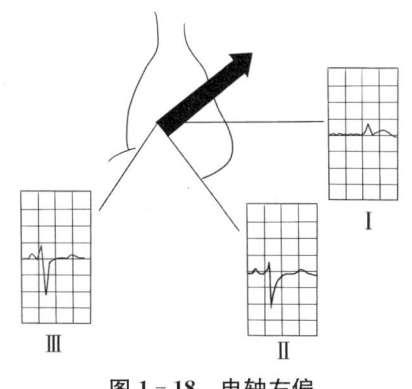
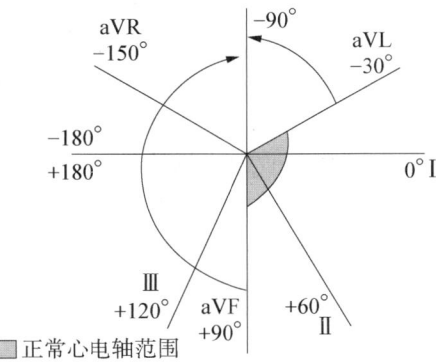

图1-18　电轴左偏　　　　　　图1-19　心电轴与各导联的成角关系

有时用度数测量心电轴,尽管这在临床上不是特别有用(图1-19)。从心脏的冠状面来看,Ⅰ导联从0°来观测心室电活动,Ⅱ导联从+60°来观测,aVF导联从+90°观测,Ⅲ导联是从+120°观测。aVL和aVR分别是从-30°和-150°来观测心脏的电活动。

正常心电轴范围为-30°～+90°。当Ⅱ导联的S波振幅大于R波振幅,则心电轴与Ⅱ导联的夹角一定>90°。也就是说,心电轴的角度介于-30°~-90°(图1-18和1-19),即出现了心电轴左偏。与之相似,如果Ⅰ导联R波振幅等于S波振幅,则心电轴与Ⅰ导联成直角或位于+90°。需要注意,+90°是我们通常理解的正常心电轴右偏的界限。如果Ⅰ导联上S波振幅大于R波振幅,则心电轴角度>+90°,成为心电轴右偏(图1-17)。

3. 胸前导联QRS波　胸前导联QRS波的形态取决于以下两点:①室间隔心肌早于心室游离壁除极,且除极波从左向右跨间隔传导。②正常心脏的左心室壁比右心室壁厚,所以左室对ECG的影响比右室对ECG的影响更显著。

V_1和V_2导联观测右室;V_3和V_4导联观测室间隔;V_5和V_6导联则观测左室(图1-13),在右胸导联(V_1和V_2导联),除极波随室间隔肌的除极形成向上的r波(R波)。而左胸导联(V_5和V_6导联)则相反,先出现一个小的向下的除极波("间隔"Q波)。然后,在右胸导联,随着大部分心室肌的除极出现一个向下的S波,因为较大的左室除极作用比较小的右室除极作用大,使两者同时除极的平均方向偏离右胸导联。在左胸导联,随着心室肌的除极出现一个向上的R波。

当整个心室肌除极结束后,ECG描记线将返回到基线水平。

八、心电图的测量、正常值及其变化的临床意义

(一) 心电图记录纸

横向代表时间,每小格是0.04 s;竖向代表电压,每小格是0.1 mV。

(二) 心率的计算

心率(次/min):心率=60/心动周期,即心率相当于60/(P-P或R-R间期)。

正常纸速25 mm/s,1个大格或5个小格(0.2 s)=300次/min,4个大格=75次/min。

如果ECG纸按3 s间期标记后,数2个3 s间期(6 s)的QRS波群数,然后乘以10,如果存在心动过缓或心律不齐,这个方法很实用。如果是5 s间期,QRS波群数乘以12。

节律规整的:从大格内的波群开始。

心率=300次/min÷R-R间期内的大格数(0.2 s)。

正常心率是60次/min(5个格)至100次/min(3个格),因此,没有必要计算准确的心率。或心率=1 500次/min÷R-R间期内的小格数(0.04 s,1 mm)。

(三) 心电图各波段的测量

1. 波的振幅(电压)　向上的波应自等电位线的上缘垂直量到波的顶点,向下的波应自等电位线的下缘垂直量到波的底端。

2. 各波时间　从波形起始部内缘量至波形终末部的内缘。

3. 间期

(1) P-R间期:自P波的起点量到QRS波群的起点。

(2) Q-T间期:从QRS波群的起点量至T波的终点。

4. ST段移位的测量　ST段抬高时,应从等电位线上缘垂直量到ST段的上缘;ST段下移时,应从等电位线的下缘垂直量到ST段的下缘。

5. 电轴　最简单的方法是目侧Ⅰ、Ⅲ导联QRS波群的主波方向,估测电轴是否偏移。若Ⅰ、Ⅲ导联QRS主波均为正向波,可推断电轴不偏;若Ⅰ导联出现较深的负向波,Ⅲ导联主波

为正向波,则属电轴右偏;若Ⅲ导联出现较深的负向波,Ⅰ导联主波为正向波,则属电轴左偏。准确的方法通常为分别测算Ⅰ和Ⅲ导联的 QRS 波群振幅的代数和,然后将这两个数值分别在Ⅰ导联及Ⅲ导联上画出垂直线,求得两垂直线的交叉点。电偶中心 O 点与该交叉点相连即为心电轴,该轴与Ⅰ导联轴正侧的夹角即为心电轴的角度。也可将测算的Ⅰ、Ⅲ导联 QRS 波群振幅代数和值直接查表求得心电轴。

(四) 心电图各波段正常范围及其变化的意义

1. P 波

(1) 意义:P 波代表两心房的电激动。电激动起源于窦房结,先除极右心房再除极左心房。因此,P 波的前半部分代表右心房的除极,P 波的后半部分代表左心房的除极。

(2) 方向:正常 P 波在Ⅰ、Ⅱ、aVF($V_4 \sim V_6$)是直立向上的波,在 aVR 导联则是负向的波(其余上下均可)。

(3) 时间:小于 0.12 s;振幅小于 0.25 mV(肢体导联)(胸导联小于 0.2 mV)。

(4) 异常 P 波的特点

1) P 波在Ⅱ、Ⅲ和 aVF 导联倒置,在 aVR 导联直立,诊断为房室交界区或异位房性心律。当电激动在心房内传播过程异常时,P 波的极性或电轴就会异常。

2) 当左右手反连或右位心时:P 波在Ⅰ导联倒置,在 aVR 导联直立,Ⅰ导联 P 波是正常Ⅰ导联 P 波图形的倒影,但在真正右位心时 $V_4 \sim V_6$ 导联 R 波消失。

3) 左房肥大时 P 波时限≥0.12 s(3 个小格),在Ⅱ、Ⅲ和 aVF 导联更明显。P 波在Ⅱ和 V_1 导联看得更清楚,故Ⅱ和 V_1 导联用于明确心律或发现心律失常。

4) 左房肥大时,P 波在Ⅱ、Ⅲ或 aVF 导联增宽,有切迹,且峰间距>0.04 s。

5) 在 V_1 导联是双相的:P 波的后半部分是显性负向的,增宽的。其倒置的深度乘以宽度表示 P 波终末向量;如果 P 波终末向量(负向振幅1mm 持续 0.04 s),则认为左房肥大。在 V_1 导联 P 波负向深度<1 mm 是正常的。

6) 在 V_1 导联显著双相:如果 P 波的前一部分向上的振幅≥1.5 mm,后一部分负向深度≥1mm 而且宽,认为双房肥大。

7) 高尖 P 波:P 波高尖,Ⅲ导联比Ⅰ导联更高;P 波振幅增高(≥2.5 mm),Ⅱ、Ⅲ或 aVF 导联最明显,表明右房肥大。可能存在右心室肥厚、肺源性心脏病、肺动脉高压或与肺有关的疾病和三尖瓣狭窄。在 V_1 或 V_5 导联 P 波前半部分向上的振幅≥1.5 mm,提示右房肥大。

8) P 波消失:考虑为窦房阻滞和交界性心律。心律不规则,则诊断为房颤。

9) P 波形态多源化:在同一导联上可见至少三种不同形态的 P 波,考虑为多源性房性心动过速。

2. QRS 波群

(1) 意义:代表两心室去极化(除极)过程的电变化。

(2) 方向:①额面:心电图 aVR 向下,其他大多向上;②横面:V_1 导联 R<S,V_3 导联 R=S,V_5 导联 R>S。

(3) 时间:成人是 0.06~0.11 s(多数在 0.06~0.10 s),儿童是 0.04~0.08 s。

(4) 振幅:①右室:V_1 导联上 R 波<1.05 mV,aVR 导联上 R 波<0.5 mV;②左室:V_5 导联上 R 波<2.5 mV,RⅠ<1.5 mV,RⅠ+RⅡ<4.0 mV,RaVL<1.2 mV,RaVF<

2.0 mV。

(5) Q波：V_1、V_2 无 Q 波，其他导联均可有 Q 波。深度<1/4R 波，时间<0.04 s。

(6) QRS 波的异常改变

1) 如果左心室心肌肥厚看 V_5、V_6、V_5、V_6 电压超过 2.5 mV，由此，V_5、V_6 导联将记录到一个高 R 波。右心室心肌肥厚时看 V_1、V_2、V_1、V_2 电压超过 1.05 mV，在 V_1、V_2 导联出现高 R 波。

2) 心肌梗死是指某区域心肌细胞由于该区域血供中断而发生坏死。坏死区是一个电窗，表现为：①如果面向 V_4～V_6 导联的左室心肌发生坏死，则 R 波消失（产生 Q 波），或 V_3～V_5 导联 R 波明显减小，这即是所谓的 R 波递增不良。V_3～V_5 导联 R 波消失或 R 波递增不良提示前壁心肌梗死；②V_2～V_4 导联 R 波应依次递增。如果 V_1、V_2 导联出现 R 波而 V_4～V_6 导联无 R 波，提示前侧壁心肌梗死；③室间隔梗死使得向量Ⅰ消失，同时 V_1、V_2 导联正常的 R 波消失（出现病理性 Q 波），提示前间壁心肌梗死；④正常 Q 波时限<0.04 s，深度<3 mm。当一股小的激动电流背离电极传导时，将出现一个小 Q 波。正常情况下，V_5、V_6 和Ⅰ导联可以出现小 Q 波。心脏位置的改变可以使Ⅲ、aVF 和 aVL 导联出现小 Q 波，当极度逆钟向转位时，V_1～V_6 导联出现小 Q 波；⑤在正常人中，Ⅲ和 aVL 导联可以记录到深达 10 mm 的窄 Q 波。在Ⅲ导联，Q 波宽度应<0.04 s。在其他导联，如果 Q 波宽度<0.04 s，深度<3 mm，则被认为是正常的。如果Ⅱ和 aVF 导联无 Q 波而仅Ⅲ导联有，则认为是正常的；⑥肥厚型心肌病室间隔肥厚，其心电图会出现类似于心肌梗死的深 Q 波；⑦当将上臂导联不小心地放置在腿上或反连时，Ⅱ、Ⅲ、aVF 导联会出现 Q 波。如果Ⅰ导联没有波形时，要考虑到这个技术上的错误；⑧当心室肌由肿瘤、纤维变性或淀粉样变、肉瘤样变或其他肉芽肿所取代时，将会产生类似于心肌梗死的 Q 波；⑨正常时，aVR 导联记录到的是一个负向的 QRS 波群或 QS 波，因为 aVR 导联是面向心室腔和心内膜面，而激动电流是由心内膜向心外膜传导；⑩aVR 导联 ST 段上抬的重要性和在急性心肌梗死诊断中的价值近期受到关注。

3) QRS 宽大畸形者多见于室性心律失常。

3. T 波

(1) 意义：代表两心室复极化过程时的电位变化，即心室的恢复期。

(2) 方向：①T 波通常在Ⅰ、Ⅱ、V_4～V_6 导联中主波朝上（正向）；②在 aVF 导联，如果 QRS 波群高度<5 mm，正常 T 波为朝上，但 T 波亦可低平或倒置；③T 波在Ⅲ和 aVL 导联中方向可变；④T 波在 aVR 导联常为倒置；⑤在 V_1 导联，T 波倒置可见于约 50% 的女性和 <33% 的男性。

(3) 振幅：最高不超过 1.5 mV（胸导联除外），最低不低于 1/10R 波。

(4) T 波的异常

1) T 波倒置：①T 波倒置出现在Ⅰ、Ⅱ，以及 V_3～V_6 导联中，提示异常；②如果 T 波倒置伴有 ST 段异常（水平或者下斜型 ST 段下移>1 mm），即可做出可信的缺血诊断；③如果 T 波倒置伴随 ST 段下移<1 mm，或上斜型下移，则此改变为非特异性，可能由心源性或非心源性因素导致；④孤立的倒置 T 波表现为非特异性的，但缺血不能除外；⑤对于 T 波倒置患者，若同时存在已知心脏疾患，则 5 年内死亡率为 21%；若无已知心脏疾患，则为 3%。

2) 弥漫导联的 T 波深倒置，且不伴有 ST 段抬高及明显下移的情况，并不具有诊断性意义，其表现可能与以下因素相关：①缺血；②心肌梗死后的心电图演变；③左心室肥厚伴或不伴缺血;④阿-斯综合征后;⑤室上性或室性心动过速后;⑥心肌炎;⑦心包炎;⑧心尖心肌病(致巨大T波倒置);⑨肺栓塞;⑩心肌病。

3) 对称导联的T波倒置,在女性中的检出率比男性中高4倍。直接将对称导联的T波深倒置作为缺血依据,而忽视考虑其他诊断,这是较常见的误区。

4) 轻度T波倒置,而并不伴有明显ST段改变的情况,可能由所有前述诸因素导致,还可另外见于以下情况:①过度通气;②餐后(在患者进餐或冷饮之后,空腹状态时可恢复正常);③二尖瓣脱垂;④室内传导阻滞;⑤气胸;⑥心室肥厚。

5) 轻度T波倒置而不伴有明显ST段改变,可以是正常变异表现。部分年轻成人可出现$V_1 \sim V_3$导联的T波倒置,为持续幼稚型,此种情况在女性中更多见。$V_4 \sim V_6$导联中的良性T波倒置,可在正常年轻成人中检出,亦可能伴有ST段抬高,可视为正常变异。

6) 高尖T波:正常T波高度,在肢体导联中<5 mm,在胸前导联中<10 mm。T波在肢体导联中>6 mm,或在胸前导联中>10 mm,可见于:①部分正常个体$V_2 \sim V_5$导联中。注意正常的高尖T波并非为窄基底,而高钾血症时不同,为窄基底。高尖T波有时可伴有ST段抬高,可出现于正常变异;此ST段抬高常被误读为复极改变;②严重心肌缺血或者急性心肌梗死患者(超急性T波可能出现);③高钾血症患者;④左心室负荷过重的患者,如严重的二尖瓣反流;⑤偶可见于脑血管病变患者。

4. P-R(P-Q)间期　从P波开始到QRS波群起点的时间。

(1) 意义:代表从心房开始去极化至心室开始去极化所需时间,即表示兴奋从心房传到心室所需的时间。

(2) 时间:0.12~0.20 s,心率快时P-R间期相对缩短。反之,则延长。

(3) 异常P-R间期:①延长>0.20 s,见于房室传导阻滞;②缩短<0.12 s,见于预激症候群(预激综合征:P-R间期<0.12 s、QRS出现起始部粗大、继发性ST-T段改变,与QRS波群方向相反)。

5. Q-T间期　从QRS波群的起点到T波终点的时间。

(1) 意义:代表心室开始去极至复极完毕所需的时间。

(2) 时间:与心率有关,心率快时Q-T间期相对缩短,反之则延长。临床常用的Q-T间期见表1-4。

表1-4　Q-T间期

心率(次/min)	临床应用的Q-T间期上限的近似值(s)	
	男性	女性
45~65	<0.47	<0.48
66~100	<0.41	<0.43
>100	<0.36	<0.37

(3) 变异:①缩短,见于低血钙或洋地黄中毒;②延长,心肥厚时可延长,与心包积液相区别;判断心梗预后,Q-T间期越长,死亡率越高;监测药物安全性,如治疗心房颤动时用奎尼丁和胺碘酮,如Q-T间期>0.44 s,就应停药。

6. ST 段　自 QRS 波群的终点至 T 波起点的时间。

(1) 意义：它代表心室已经全部去极。上下移动(看基线)正常心电图上 ST 段抬高，一般不能超过 0.1 mV(V_1～V_2 不超过 0.3 mV，V_3 上不超过 0.5 mV)，下移不能超过 0.05 mV。

(2) 异常 ST 段波形：①ST 段抬高：急性心肌梗死最常见，在相应导联 ST 段抬高，其特点是弓背向上；急性心包炎，R 波为主的导联上 ST 段广泛抬高，其特点是弓背向下的；②ST 段下移≥0.05 mV：见于急性心肌缺血—心绞痛，R 波与 ST 段的夹角＞90°时有意义；ST 段下移与 R 波夹角＜90°无意义，偶见于心脏神经官能症。

7. U 波　U 波波形很小，位于 T 波之后，只能在部分个体中观察到。正常情况下，如果 T 波形态为正向，则 U 波几乎均为正向。U 波最易在 V_2 及 V_3 导联中观察到(形似骆驼背双峰状)。其他导联较少见到，U 波产生的电生理学机制目前尚不确定。U 波可与 T 波相融合，Q-U 间期可被测出，并可引起 Q-T 间期测量数值偏大。U 波对应于心室肌恢复过程中的超常期，多数室性期前收缩发生在 U 波时限附近。

(1) 原因：若 U 波振幅≥1.5 mm，则被认为 U 波增高。U 波增高的原因可见于以下情况：①低钾血症；②应用洋地黄；③应用奎尼丁；④高钙血症；⑤颅内出血；⑥甲状腺毒症。

(2) 位置：T 波之后 0.02～0.04 s。

(3) 振幅：0.1～0.3 mV。

(4) 异常 U 波：负向 U 波在正常个体中罕见。最常见的 U 波倒置原因为严重高血压、收缩期或舒张期负荷过重。在某些少见情况，U 波倒置是急性冠脉综合征的最早心电图表现。U 波倒置可为急性心肌缺血的唯一心电图表现。运动诱发的短暂 U 波倒置，被发现与左冠状动脉前降支狭窄相关。

8. 电轴　心电轴一般指的是平均 QRS 电轴，它是心室除极过程中全部瞬间向量的综合(平均 QRS 向量)，借以说明心室在除极过程这一总时间内的平均电势方向和强度。

(1) 正常范围：正常心电轴的范围为−30°～+90°。

(2) 电轴左偏：在超过 40 岁的正常个体中，−30°～−15°的电轴范围有时被称为左向电轴，以区分于电轴左偏。电轴位于−30°～−90°时，被称为显著电轴左偏，常见的原因有：①正常变异；②左前分支阻滞(left anterior fascicular block，LAFB)(半分支阻滞)；③左束支阻滞；④左心室肥厚(left ventricular hypertrophy，LVH)；⑤机械转位导致横位心，膈肌抬高，妊娠，腹水；⑥某些形态的室速；⑦心内膜垫缺陷及其他先天性心脏病。

(3) 电轴右偏：在成人中电轴右偏(right axis deviation，RAD)的标准范围为+100°～+180°。常见的原因有：①正常变异；②右心室肥厚(right ventricular hypertrophy，RVH)；③左后分支阻滞(left posterior fascicular block，LPFB)；④侧壁心肌梗死；⑤肺栓塞；⑥右位心。

(五) 小儿心电图特点

为了正确评估小儿心电图，需充分认识其特点。小儿的生理发育过程迅速，其心电图变化也较大。总的趋势可概括为自起初的右室占优势型转变为左室占优势型的过程，其具体特点可归纳如下。

(1) 小儿心率较成人为快，至 10 岁以后即可大致保持为成人的心率水平(60～100 次/min)。小儿的 P-R 间期较成人短，7 岁以后趋于恒定(0.10～0.17 s)，小儿的 Q-Tc 间期，较成人略长。

(2) 小儿的 P 波时限较成人稍短(儿童<0.09 s),P 波的电压较新生儿高,以后则较成人低。

(3) 婴幼儿常呈右室占优势的 QRS 图形特征。Ⅰ导联有深 S 波;$V_1(V_3R)$ 导联多呈高 R 波而 V_5、V_6 导联常出现深 S 波;RV_1 电压随年龄增长逐渐减低,RV_5 逐渐增高。小儿 Q 波较成人深(常见于Ⅱ、Ⅲ、aVF 导联);3 个月以内婴儿的 QRS 初始向量向左,因而 V_5、V_6 常缺乏 Q 波。新生儿期的心电图主要呈"悬垂型",心电轴>+90°,以后与成人大致相同。

(4) 小儿 T 波的变异较大,于新生儿期,其肢体导联及右胸导联常出现 T 波低平、倒置。

第四节 常见典型心电图

一、窦性心动过缓

窦性心动过缓(sinus bradycardia)指窦性心律的频率慢于 60 次/min(图 1-20)。

心电图特征:窦性 P 波的频率<60 次/min。伴有窦性心律不齐时,P-P 间期不规则,但各 P-P 间期之差<0.20 s。

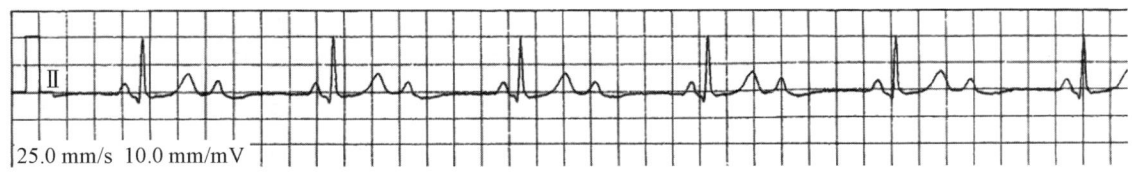

图 1-20 窦性心动过缓

二、窦性心动过速

窦性心动过速(sinus tachycardia)指窦性心律的频率超过 100 次/min(图 1-21)。

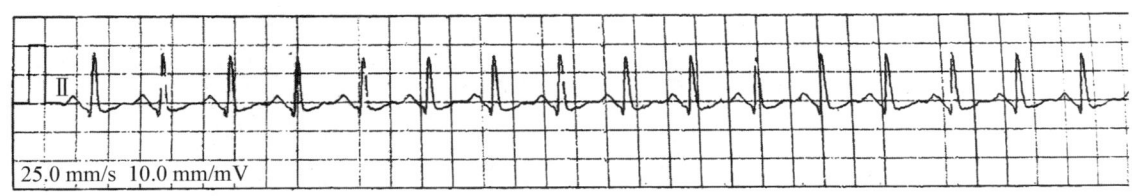

图 1-21 窦性心动过速

心电图特征:窦性 P 波的频率>100 次/min,伴有房室传导或室内传导异常者,P-R 间期可延长或 QRS 波群宽大畸形。窦性心动过速通常逐渐开始与终止,其频率大多在 100~150 次/min,偶有高达 200 次/min。

三、窦性停搏或窦性静止

窦性停搏或窦性停止(sinus pause or sinus arrest)指窦房结在一个较长时间内不能产生冲动(图 1-22)。

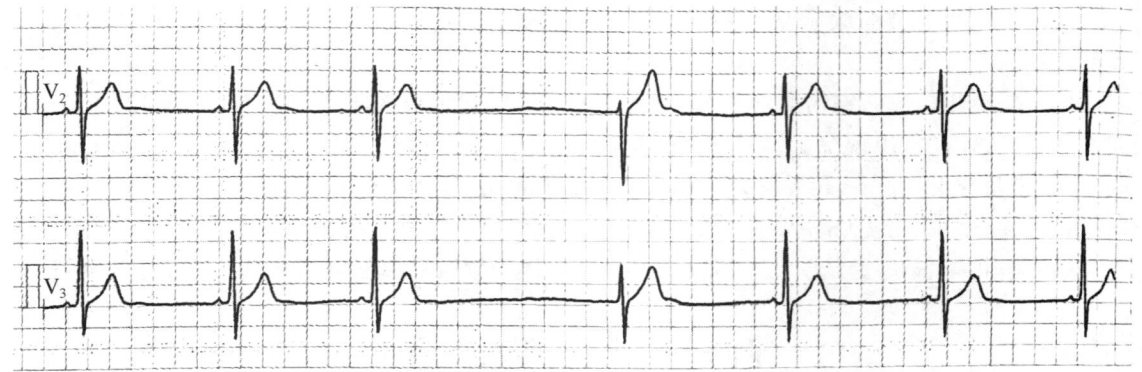

图 1-22 窦性停搏

心电图特征:①在窦性节律里见到一段长间歇;②长间歇的 P-P 间期与基础的 P-P 间期无倍数关系。

四、病态窦房结综合征

病态窦房结综合征(sick sinus syndrome,SSS)是一种因窦房结冲动形成或窦房结传导障碍而引起的严重窦性心动过缓、窦性停搏和(或)窦房阻滞,致使重要器官供血不足的临床综合征。

心电图特征:①持续而显著的窦性心动过缓(50 次/min 以下);②窦性停搏与窦房传导阻滞;③窦房传导阻滞与房室传导阻滞并存;④心动过缓-心动过速综合征(慢-快综合征),是指心动过缓与房性快速性心律失常(如房性心动过速、心房扑动、心房颤动)交替发作;⑤房室交界区性逸搏心律等(图 1-23)。

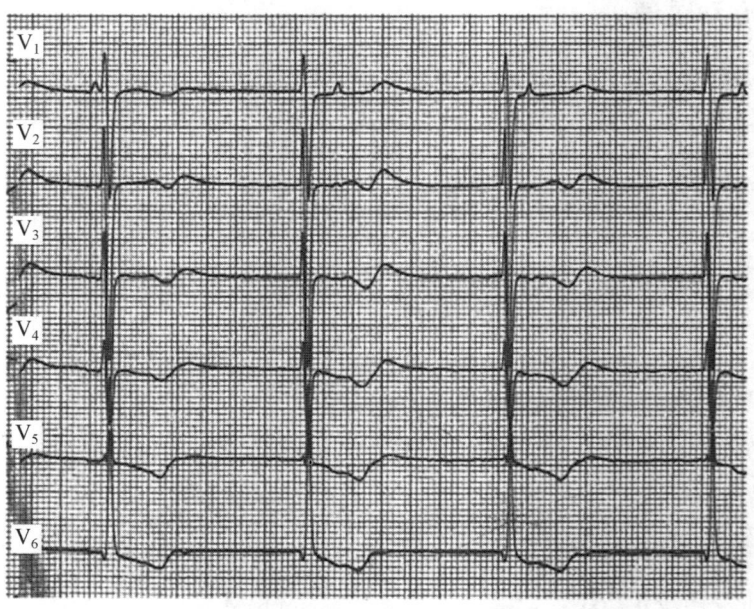

图 1-23 病态窦房结综合征

五、房性期前收缩

房性期前收缩(atrial premature beats)是指起源于窦房结以外心房的任何部位的心房激动,是临床上常见的心律失常。

心电图特征:①房性期前收缩的P波提前发生,与窦性P波形态不同;②包括期前收缩在内前后两个窦性P波的间期短于窦性P-P间期的2倍,称为不完全性代偿间歇;③下传的QRS波群形态通常正常,少数无QRS波群发生(称阻滞的或未下传的房性期前收缩),或出现宽大畸形的QRS波群(称室内差异性传导)(图1-24)。

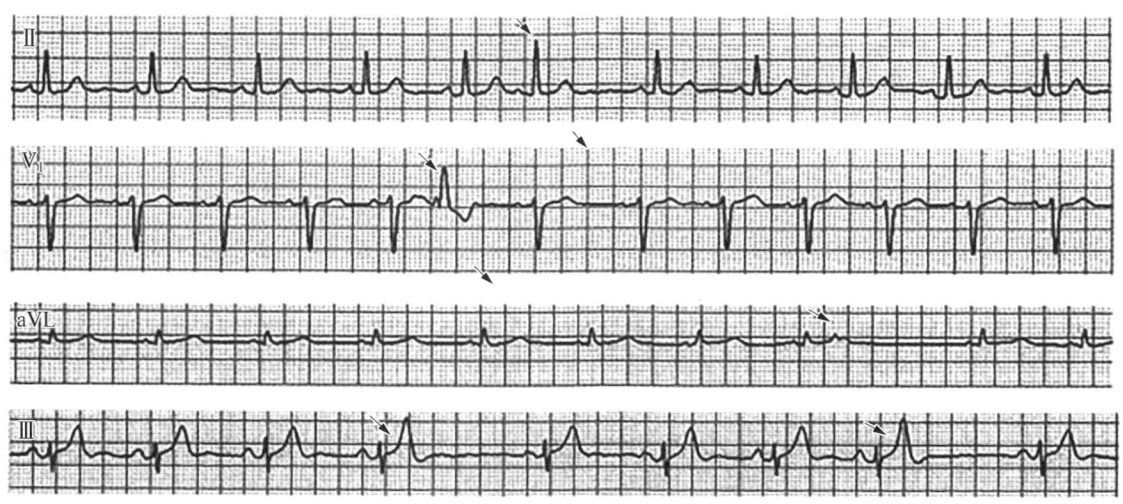

图1-24 房性期前收缩

Ⅱ导联箭头处为房性期前收缩;V_1导联箭头处为房性期前收缩伴室内差异性传导;aVL和Ⅲ导联箭头处均为未下传的房性期前收缩,aVL导联提前出现的房性P波与前面的T波部分融合,Ⅲ导联提前出现的房性P波与前面的T波完全融合,导致T波高耸。

六、房性心动过速

房性心动过速(atrial tachycardia)简称房速,指起源于心房且无需房室结参与维持的心动过速。发生机制包括自律性增加、折返与触发活动。根据起源点不同,分为局灶性房性心动过速和多源性房性心动过速,后者也称为紊乱性房性心动过速,是严重肺部疾病常见的心律失常,最终可能发展为心房颤动。

局灶性房性心动过速心电图特征:①心房率通常为150~200次/min;②P波形态与窦性P波不同;③当房率加快时可出现Ⅱ度Ⅰ型或Ⅱ型房室阻滞,呈现2:1房室传导者亦常见,但心动过速不受影响;④P波之间的等电线仍存在(与心房扑动时等电线消失不同);⑤刺激迷走神经不能终止心动过速,仅加重房室阻滞;⑥发作开始时心率逐渐加速(图1-25)。

多源性房性心动过速电图特征:①通常有3种或以上形态各异的P波,P-R间期各不相同;②心房率100~130次/min;③大多P波能下传心室,但部分P波因过早发生而受阻,心室率不规则(图1-26)。

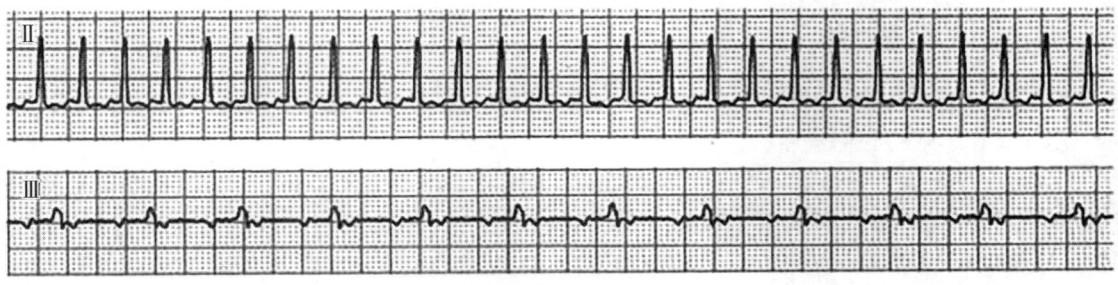

图 1-25 局灶性房性心动过速

Ⅱ导联心房率 187 次/min,房室间呈 1∶1 传导;Ⅲ导联心房率 167 次/min,房室间呈 2∶1 传导

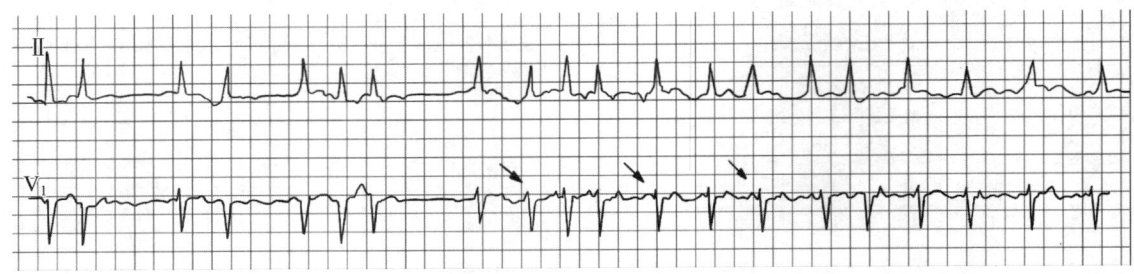

图 1-26 多源性房性心动过速

Ⅱ、V_1 导联 P 波呈多种形态,部分房室间呈 2∶1～1∶1 传导(图中箭头所示为不同形态的 P 波)

七、心房扑动

心房扑动(atrial flutter)简称房扑,是介于房速和心房颤动之间的快速型心律失常。健康者很少见,患者多伴有器质性心脏病(图 1-27)。

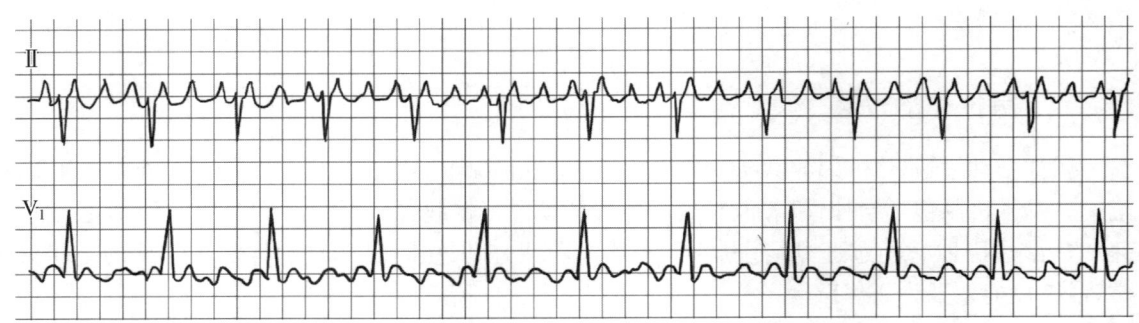

图 1-27 心房扑动

Ⅱ、V_1 导联均可见快速而规则的锯齿状扑动波(F 波),频率 300 次/min,R-R 间期规则,房室传导比例为 3∶1

心电图特征:①心房活动呈现规律的锯齿状扑动波,称 F 波。扑动波之间的等电位线消失,在Ⅱ、Ⅲ、aVF 或 V_1 导联最明显。心房率通常为 250～300 次/min;②心室律规则或不规则,取决于房室传导是否恒定,不规则的心室律系由于传导比率发生变化所致;③QRS 波群形态正常,伴有室内差异传导或原有束支传导阻滞者 QRS 波群可增宽、形态异常。

八、心房颤动

心房颤动(atrial fibrillation)简称房颤,是最常见的心律失常之一,是指规则有序的心房电活动丧失,代之以快速无序的颤动波,是严重的心房电活动紊乱。心房无序的颤动即失去了有效的收缩与舒张,心房泵血功能恶化或丧失,加之房室结对快速心房激动的递减传导,引起心室极不规则的反应(图1-28)。因此,心室律(率)紊乱、心功能受损和心房附壁血栓形成是房颤患者的主要病理生理特点。

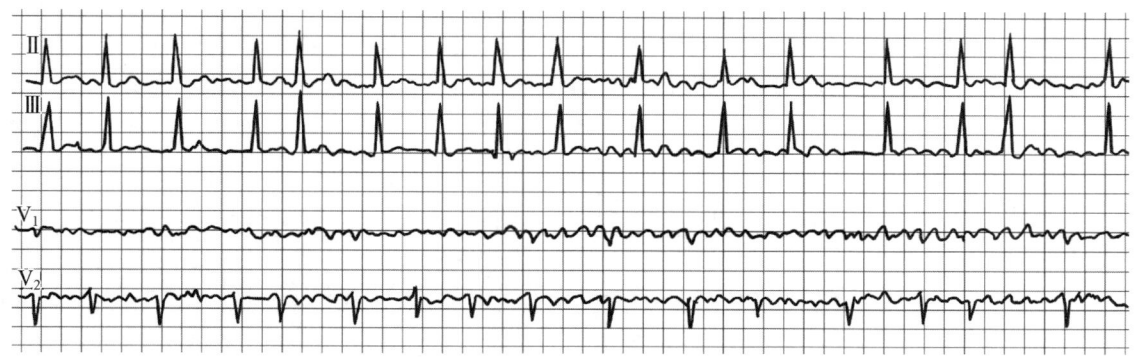

图 1-28 心房颤动

心房颤动波(f波)频率约375次/min,平均心室率约102次/min

心电图特征:①P波消失,代之以大小不等、形态不一、间隔不匀的颤动波,称f波,频率350~600次/min;②R-R间隔极不规则,心室率通常在100~160次/min;③QRS波群形态一般正常,当心室率过快,伴有室内差异性传导时QRS波群增宽变形。

九、阵发性室上性心动过速

阵发性室上性心动过速(paroxysmal supraventricular tachycardia, PSVT)简称室上速,房室结折返性心动过速(A-V nodal reentry tachycardia)是最常见的阵发性室上性心动过速类型。

心电图特征:①心率150~250次/min,节律规则;②QRS波群形态及时限正常(伴室内差异性传导或原有束支传导阻滞者可异常);③P波为逆行性(Ⅱ、Ⅲ、aVF导联倒置,常埋藏于QRS波群内或位于其终末部分,与QRS波群保持恒定关系);④起始突然,通常由一个房性期前收缩触发,其下传的P-R间期显著延长,随之引起心动过速发作(图1-29)。

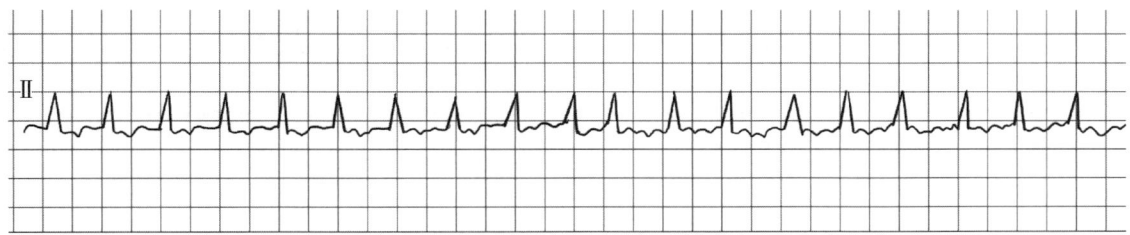

图 1-29 房室结折返性心动过速

Ⅱ导联示连续快速规则的QRS波群,其形态和时限均正常,频率154次/min,未见明确P波;心内电生理检查证实为房室结折返性心动过速

十、预激综合征

预激综合征(preexcitation syndrome)是指心房部分激动由正常房室传导系统以外的先天性附加通道(旁道)下传,使心室某一部分心肌预先激动(预激),导致以异常心电生理和(或)伴发多种快速型心律失常为特征的一种综合征。

心电图特征:①窦性心搏的P-R间期短于0.12s;②某些导联之QRS波群时限超过0.12s,QRS波群起始部分粗钝(称δ波),终末部分正常;③ST-T波呈继发性改变,与QRS波群主波方向相反。根据胸导联QRS波群的形态,以往将预激综合征分成两型,A型为胸导联QRS波群主波均向上,预激发生在左室或右室后底部(图1-30);B型为QRS波群在V_1导联主波向下,V_5、V_6导联主波向上,预激发生在右室前侧壁(图1-31)。

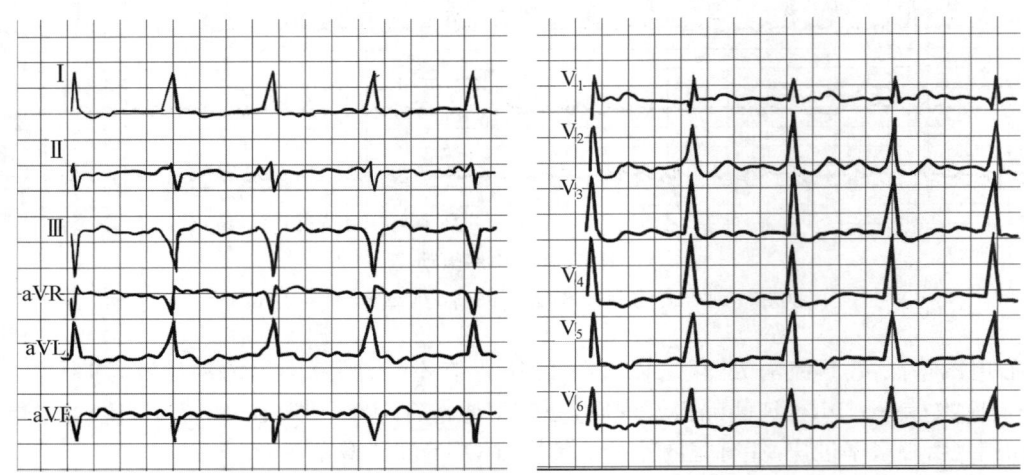

图1-30 心室预激(A型)

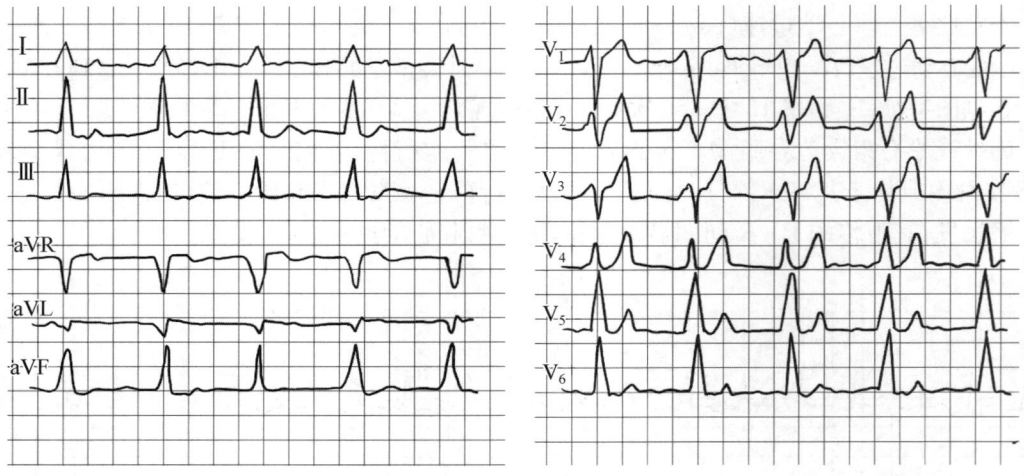

图1-31 心室预激(B型)

预激综合征并发房室折返性心动过速时,根据折返方向不同,将其分为顺向型房室折返性心动过速(又称正向型房室折返性心动过速)和逆向型房室折返性心动过速。顺向型房室折返性心动过速系冲动经房室结前传激动心室,经房室旁路逆传激动心房,QRS波群形态正常,心室率可达150~250次/min(通常比房室结折返快),此型最常见,占房室折返性心动过速的90%(图1-32)。

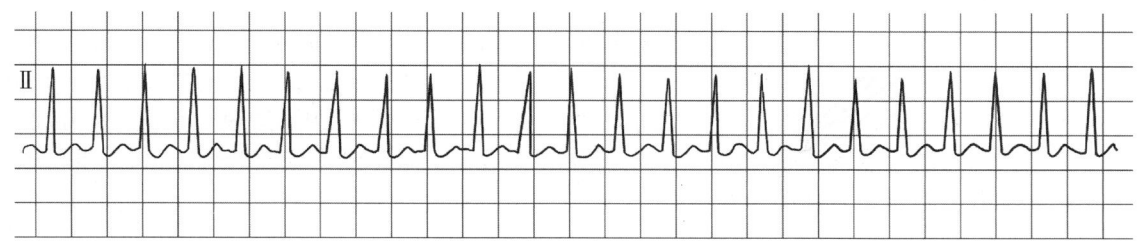

图1-32 顺向型房室折返性心动过速

Ⅱ导联示连续快速、规则的QRS波群,其形态和时限均正常,频率214次/min,未见明确P波,心内电生理检查证实为顺向型房室折返性心动过速

十一、室性期前收缩

室性期前收缩(premature ventricular beats)是一种最常见的心律失常,是指希氏束分叉以下部位过早发生的,提前使心肌除极的心搏(图1-33)。

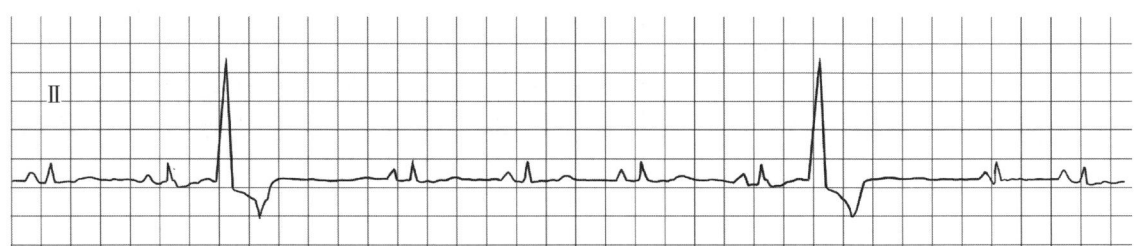

图1-33 室性期前收缩

Ⅱ导联第3、8个QRS波群提前发生,明显增宽畸形,其前无P波,其后有完全性代偿间歇

心电图特征:①提前发生的QRS波群,宽大畸形,时限通常大于0.12 s,其前无相关P波;②ST段与T波的方向与QRS主波方向相反;③大多数室性期前收缩与其前面的窦性搏动之间期(称为配对间期)恒定;④室性期前收缩后可见一完全性代偿间歇,若室性期前收缩恰巧插入两个窦性搏动之间,不产生室性期前收缩后停顿,称为间位性室性期前收缩;⑤室性期前收缩的类型:室性期前收缩可孤立或规律出现。二联律指每个窦性搏动后跟随一个室性期前收缩;三联律指每两个窦性搏动后出现一个室性期前收缩,如此类推;连续发生两个室性期前收缩称为成对室性期前收缩;室性期前收缩的R波落在前一个QRS-T波群的T波上称RonT现象;同一导联内室性期前收缩形态相同者为单形性室性期前收缩,形态不同者称多形性或多源性室性期前收缩。

十二、室性心动过速

室性心动过速(ventricular tachycardia,VT)简称室速,是起源于希氏束分支以下的特殊传导系统或者心室肌的连续3个或3个以上的异位心搏。及时正确地判断和治疗室速具有非常重要的临床意义。

心电图特征:①3个或3个以上的室性期前收缩连续出现,通常起始突然;②QRS波群畸形,时限超过0.12 s,ST-T波方向与QRS波群主波方向相反;③心室率一般为100~250次/min,心律规则或略不规则;④心房独立活动,P波与QRS波群无固定关系,形成室房分离,偶尔个别或所有心室激动逆传夺获心房;⑤心室夺获或室性融合波:是确立室速诊断的重要依据。心室夺获是指室速发作时少数室上性冲动下传心室,表现为窄QRS波群,其前有P波;室性融合波的QRS波群形态介于窦性与异位心室搏动之间,其意义为部分夺获心室。

按室速发作时QRS波的形态,可将室速区分为单形性室速和多形性室速,QRS主波方向呈交替变换者称双向性室速(图1-34)。

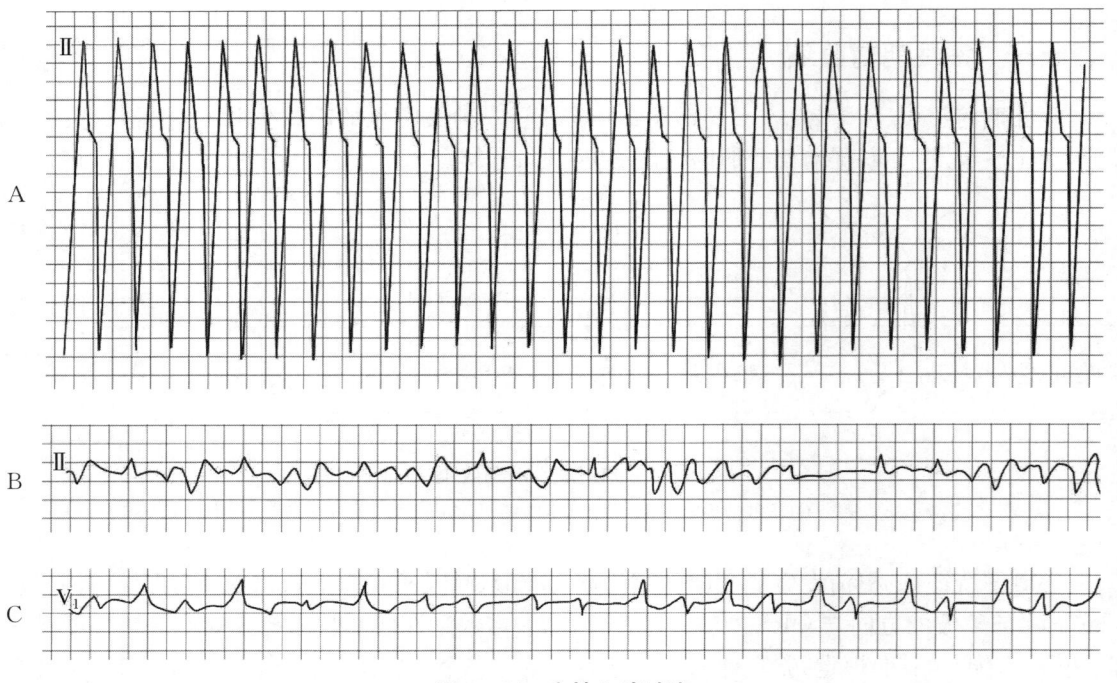

图1-34 室性心动过速

A. Ⅱ导联可见一系列快速、增宽畸形的QRS波,QRS波呈一种形态,R-R间期略不规则;B. Ⅱ导联QRS波呈不同形态,为多形性室速;C. V_1导联QRS波群主波方向出现上、下交替性变换,为双向性室速

十三、心室扑动与心室颤动

心室扑动(ventricular flutter,VF)与心室颤动(ventricular fibrillation,VF),简称室扑和室颤,为致死性心律失常。常见于缺血性心脏病。此外,抗心律失常药物,特别是引起Q-T间期延长与尖端扭转的药物、严重缺氧、缺血、预激综合征合并房颤与极快的心室率、电击伤等

亦可引起。

心电图特征：心室扑动呈正弦图形，波幅大而规则，QRS 波呈单形性，频率 150～300 次/min(通常在 200 次/min 以上)，有时难与室速鉴别。心室颤动的波形、振幅与频率均极不规则，无法辨认 QRS 波群、ST 段与 T 波，持续时间较短，如不及时抢救，一般心电活动在数分钟内迅速消失。急性心肌梗死的原发性心室颤动，可由于舒张早期的室性期前收缩落在 T 波上触发室速(R-on-T)，然后演变为心室颤动(图 1-35)。

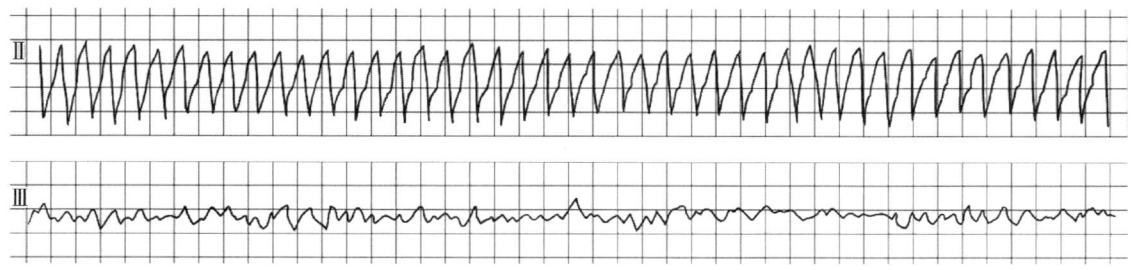

图 1-35　心室扑动与心室颤动

Ⅱ 导联呈连续的波动，形似正弦波，频率 250 次/min，无法分辨 QRS 波群、ST 段及 T 波，为心室扑动；Ⅲ 导联呈形态、振幅各异的不规则波动，频率约 300 次/min，QRS-T 波群消失，为心室颤动

十四、房室传导阻滞

房室传导阻滞(atrioventricular block，AVB)是指房室交界区脱离了生理不应期后，心房冲动传导延迟或不能传导至心室。房室传导阻滞可以发生在房室结、希氏束与束支等不同的部位。

(一) Ⅰ度房室传导阻滞

假设每个起源于窦房结的电活动均能下传至心室，但在向心室传导的通路上出现某种延迟，那么 P-R 间期将会延长，被称为"Ⅰ度房室传导阻滞"。

Ⅰ度房室传导阻滞本身并不重要，重要的是其可能是某些疾病的一个表现，如冠状动脉疾病、急性风湿性心脏病、地高辛中毒或电解质紊乱等。

心电图特征：P-R 间期超过 0.20 s(图 1-36)。QRS 波群形态与时限多正常。

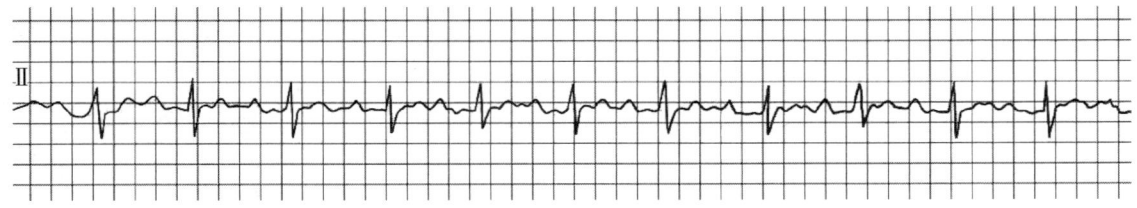

图 1-36　Ⅰ度房室传导阻滞，P-R 间期为 0.37 s

(二) Ⅱ度房室传导阻滞

Ⅱ度房室阻滞分为 Ⅰ 型和 Ⅱ 型。Ⅰ 型又称文氏阻滞(wenckebach atrioventricular block)，是最常见的 Ⅱ 度房室传导阻滞类型。

Ⅰ型：①P波规律出现；②P-R间期逐渐延长，直到P波下传受阻，脱漏1个QRS波群（图1-37）；③包含受阻P被在内的RR间期<正常窦性P-P间期的2倍，最常见的房室传导比例为3∶2或5∶4。该型很少发展为Ⅲ度房室阻滞。

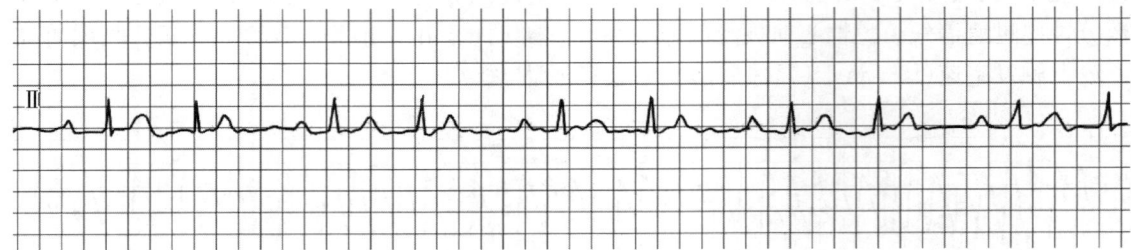

图1-37　Ⅱ度Ⅰ型房室传导阻滞，房室间呈3∶2传导

Ⅱ型：P-R间期恒定，部分P波后无QRS波群（图1-38）。当QRS波群增宽，形态异常时，阻滞位于房室束-浦肯野系统；若QRS波群正常，阻滞可能位于房室结内。本型易转变为Ⅲ度房室传导阻滞。

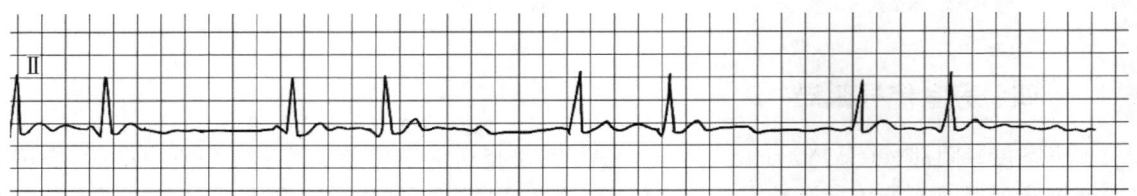

图1-38　Ⅱ度Ⅱ型房室传导阻滞，房室间呈3∶2传导

2∶1房室传导阻滞可能是Ⅰ型和Ⅱ型房室传导阻滞。QRS波群正常者，可能为Ⅰ型，阻滞部位在房室结，并且观察到2∶1阻滞转变成3∶2阻滞时，第二个心动周期P-R间期延长者，便可确诊为Ⅰ型阻滞。当QRS波群呈束支阻滞图形，需做心电生理检查，就能确定阻滞部位。

Ⅱ度房室传导阻滞中，连续两个或者两个以上的P波不能下传心室者常称为高度房室阻滞（图1-39）。

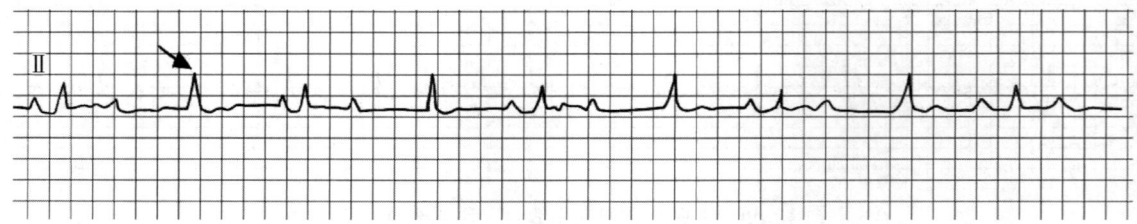

图1-39　高度房室传导阻滞交界性逸搏

Ⅱ导联P波规律出现，由左起第2、第3个P波（箭头所指，P波与QRS波群重叠）未下传心室，第4个P波下传心室，房室间呈3∶1传导

(三) Ⅲ度房室传导阻滞

心电图特征：①心房与心室活动各自独立、互不相关；②心房率快于心室率，心房冲动来自窦房结或异位心房节律；③心室起搏点通常在阻滞部位稍下方。如位于房室束及其附近，心室率40～60次/min，QRS波群正常，心律亦较稳定（图1-40A）；如位于室内传导系统的远端，心室率可在40次/min以下，QRS波群增宽，心室率亦常不稳定（图1-40B）。

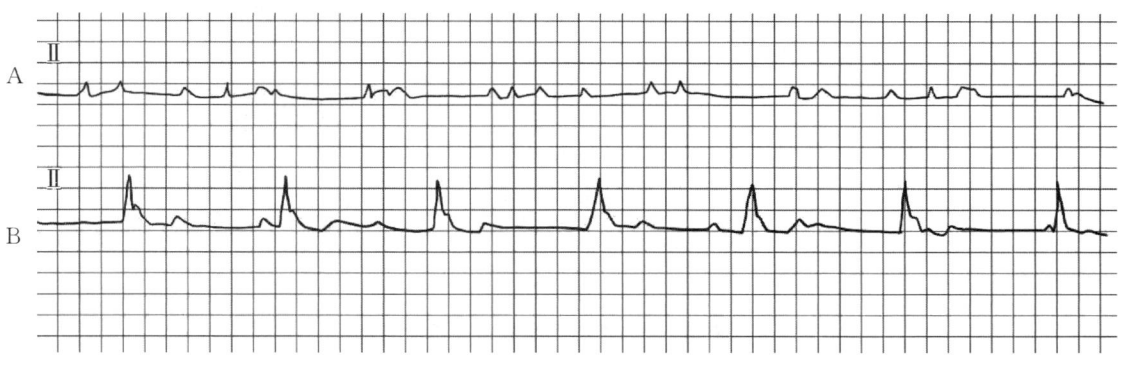

图1-40 Ⅲ度房室传导阻滞

A. Ⅱ导联P波节律轻度不规则，平均频率75次/min，QRS波群形态及时限正常，节律规则，频率48次/min，提示起搏点在希氏束分叉以上；B. 另一患者Ⅱ导联P波节律规则，频率60次/min，QRS波群增宽，时限0.18 s，提示起搏点在希氏束分叉以下

十五、室内阻滞

室内传导阻滞（intraventricular block）是指希氏束分叉以下部位的传导阻滞。室内传导系统由右束支、左前分支和左后分支三部分组成。室内传导系统的病变可波及单支、双支或三支。

右束支阻滞较为常见，可发生于风湿性心脏病、先天性心脏病房间隔缺损、高血压、冠心病和肺源性心脏病等。此外，正常人亦可发生右束支阻滞。

左束支阻滞常发生于充血性心力衰竭、急性心肌梗死、急性感染、奎尼丁与普鲁卡因胺中毒、高血压性心脏病、风湿性心脏病、冠心病与梅毒性心脏病等。左前分支阻滞较为常见，左后分支阻滞则较为少见。

单支、双支阻滞通常无临床症状。偶可听到第一、二心音分裂。完全性三分支阻滞的临床表现与完全性房室阻滞相同。

右束支阻滞（right bundle branch block，RBBB）：QRS波群时限≥0.12 s。V_1、V_2导联呈rsR′，R′波粗钝；V_5、V_6导联呈qRS或RS，S波宽阔。T波与QRS波群主波方向相反（图1-41A）。不完全性右束支阻滞的图形与上述相似，但QRS波群时限<0.12 s。

左束支阻滞（left bundle branch block，LBBB）：QRS波群时限≥0.12 s。V_5、V_6导联R波宽大，顶部有切迹或粗钝，其前方无q波。V_1、V_2导联呈宽阔的QS波或rS波形，S波宽大。V_5～V_6 T波与QRS波群主波方向相反（图1-41B）。不完全性左束支阻滞图形与上述相似，但QRS波群时限<0.12 s。

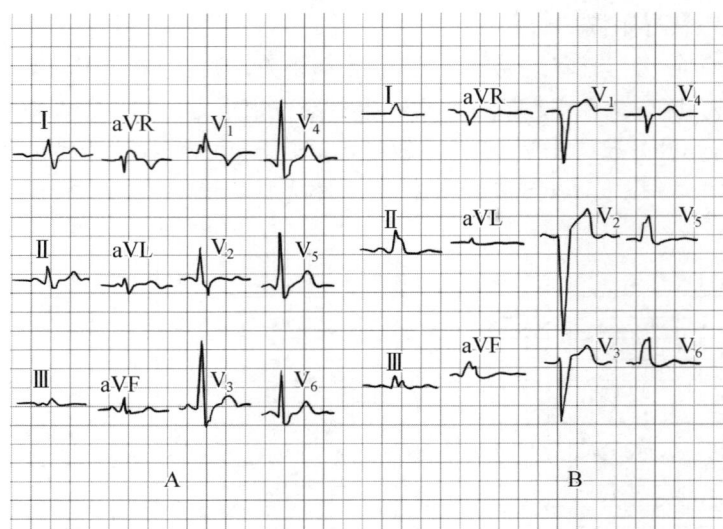

图 1-41 左右完全性束支阻滞

A. 完全性右束支阻滞,窦性心律,QRS 波群时限 0.16 s。V_1 导联呈 rsR′,V_5、V_6 导联呈 RS,S 波宽阔;B. 完全性左束支阻滞,窦性心律,QRS 波群时限 0.14 s。V_5、V_6 导联呈 R 波宽大,顶部有切迹,V_1 导联呈 QS 波

左前分支阻滞(left anterior hemiblock):额面平均 QRS 电轴左偏达 $-45°\sim-90°$。Ⅰ、aVL 导联呈 qR 波,Ⅱ、Ⅲ、aVF 导联呈 rS 波形,QRS 时限 <0.12 s(图 1-42)。

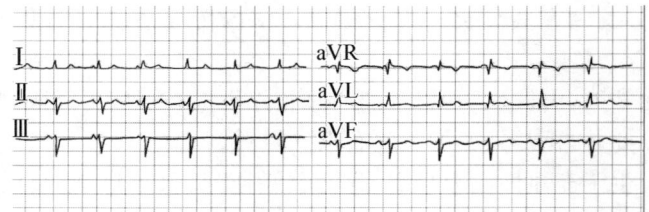

图 1-42 左前分支阻滞

左后分支阻滞(left posterior hemiblock):额面平均 QRS 电轴右偏达 $+90°\sim+120°$(或 $+80°\sim+140°$)。Ⅰ 导联呈 rS 波,Ⅱ、Ⅲ、aVF 导联呈 qR 波,且 RⅢ>RⅡ,QRS 时限 <0.12 s。

双分支阻滞与三分支阻滞(bifascicular block and trifascicular block):前者是指室内传导系统三分支中的任何两分支同时发生阻滞。后者是指三分支同时发生阻滞。如三分支均阻滞,则表现为完全性房室阻滞。由于阻滞分支的数量、程度、是否间歇发生等不同情况组合,可出现不同的心电图表现,最常见为右束支合并左前分支阻滞,右束支合并左后分支阻滞较罕见。当右束支阻滞与左束支阻滞两者交替出现时,双侧束支阻滞的诊断便可成立。

第五节 心电图分析方法和临床应用

一、心电图的分析方法

必须强调：要充分发挥心电图检查在临床上的诊断作用，单纯地死记硬背某些心电图诊断标准或指标数值是不行的，甚至会发生误导。只有熟练地掌握心电图分析的方法和技巧，并善于把心电图的各种变化与具体病例的临床情况密切结合起来，才可能对心电图作出正确的诊断和解释。

（一）结合临床资料的重要性

心电图记录的只是心肌激动的电学活动，心电图检测技术本身还存在一定的局限性，并且还受到个体差异等方面的影响。许多心脏疾病，特别是早期阶段，心电图可以正常。多种疾病可以引起同一种图形改变，例如心肌病、心肌炎、脑血管意外等都可能出现异常 Q 波，不可轻易诊断为心肌梗死；又如 V_5 导联电压增高，在正常青年人仅能提示为高电压现象，而对长期高血压或瓣膜病患者就可作为诊断左心室肥厚的依据之一。因此，在检查心电图之前应仔细阅读申请单，必要时应亲自询问病史和做必要的体格检查。对心电图的各种变化应密切结合临床资料，才能得出正确的解释。

（二）对心电图描记技术的要求

心电图机必须保证经放大后的电信号不失真。采样率、频率响应、阻尼、时间常数、走纸速度、灵敏度等各项性能指标应符合规定的标准和要求。描记时应尽量避免干扰和基线漂移。心电图检查应常规描记 12 导联的心电图，以避免遗漏某些重要的信息。描记者应了解临床资料及掌握心电图分析的基本方法。应根据临床需要及心电图变化，决定描记时间的长短和是否加做导联。例如疑有右心室肥厚或右心室心肌梗死时应加做 $V_{3R} \sim V_{5R}$ 导联；怀疑后壁心肌梗死应加做 $V_7 \sim V_9$ 导联。对于心律失常，要取 P 波清晰的导联，描记长度最好能达到重复显示具有异常改变的周期。胸痛时描记心电图发现有 ST-T 异常改变者，一定要在短期内重复描记心电图，以便证实是否为急性心绞痛发作所致等。

（三）熟悉心电图的正常变异

分析心电图时必须熟悉心电图的正常变异。例如 P 波一般偏小常无意义；儿童 P 波偏尖；由于体位和节律点位置关系，Ⅲ、aVF 导联 P 波低平或轻度倒置时，只要Ⅰ导联 P 波直立，aVR 导联 P 波倒置，则并非异常；QRS 波群振幅随年龄增加而递减；儿童右心室电位常占优势；横位时Ⅲ导联易见 Q 波；"顺钟向转位"时，V_1 甚至 V_2 导联可出现"QS"波形；呼吸可导致交替电压现象；青年人易见 ST 段斜形轻度抬高；有自主神经功能紊乱者可出现 ST 段压低、T 波低平或倒置，尤其女性；体位、情绪、饮食等也常引起 T 波振幅减低；儿童和妇女 $V_1 \sim V_3$ 导联的 T 波倒置机会较多等。具体见第一章第三节。

（四）心电图的定性和定量分析

定性分析是基础，可先将各导联心电图大致浏览一遍，注意 P、QRS-T 各波的有无及其相互之间的关系，平均心电轴的大概方位，波形的大小和有无增宽变形，以及 ST-T 的形态等。通过上述分析，对大部分较单纯的心电图变化即能作出正确判断。对可疑或界限不明确的地方,可有目的地去做一些必要的测量,以获得较准确的参数帮助判断。定量分析常用的参数有 P-P 间期、P-R 间期、P 波时间、Q 波时限、QRS 波群时间、Q-T 间期以及 P 波和 QRS 波群的振幅等。为了不致遗漏,分析心电图至少从四个方面考虑:心律问题、传导问题、房室肥大问题和心肌方面的问题。分析心律问题应首先抓住基础心律(是窦性心律还是异位心律),有无规律 P 波,从窦房结开始,逐层下推。对较复杂的心律失常,应首先在 P 波显示较清楚的导联上找出 P-P 之间的规律;然后观察 QRS 波群形态以及 R-R 之间的规律;最后分析 P 波与 QRS 之间的关系和规律;必要时需借助梯形图。另外,对最后结果,还要反过来看与临床是否有明显不符合的地方,并提出适当的解释。原则上能用一种道理解释的不要设想过多的可能性;应首先考虑多见的诊断,从临床角度出发,心电图诊断要顾及治疗和患者的安全。

(五)结合临床综合分析

根据各导联图形及测量结果,结合临床症状、体征、临床诊断及有关资料,方能做出心电图诊断。个别情况下,相同的心电图改变可由不同疾病引起,不同疾病可出现相同的心电图改变。如Ⅲ导联出现异常 Q 波,可由心肌梗死或肥胖体形引起。又如 U 波增高可见于低血钾或脑外伤引起,二者病因完全不同,需要结合临床,方能准确诊断。

分析心电图的要点之一是要结合患者的临床情况,进行综合分析。

二、心电图的临床应用

心电图主要反映心脏激动的电学活动,因此对各种心律失常和传导障碍的诊断及分析具有十分肯定的价值,到目前为止尚没有任何其他检查方法能替代心电图在这方面的作用。心电图是诊断急性心肌缺血和心肌梗死的快速、简便、可靠而实用的方法。在诊断和指导治疗遗传性心律失常(例如,先天性长 Q-T 间期综合征、Brugada 综合征、儿茶酚胺敏感性多形性室性心动过速等)方面,心电图发挥着重要作用。房室肥大、药物和电解质紊乱都可引起一定的心电图变化,有助诊断。心电图对心包炎、心肌病、心肌炎、肺栓塞、慢性肺源性心脏病、各种先天性心脏病等也都有其特定的诊断价值。心脏电生理检查时,常需要与体表心电图进行同步描记,帮助判断电生理现象和辅助诊断。对于瓣膜活动、心音变化、心肌功能状态等,心电图不能提供直接判断,但作为心动周期的时相标记,心电图又是其他检查的重要辅助手段。

除了循环系统疾病之外,心电图已广泛应用于各种危重患者的抢救、手术麻醉、用药观察、航天、登山运动的心电监测等。

第六节 心血管病辅助检查

一、实验室检查

(一)血清心肌坏死标志物

血清心肌坏死标志物是指当心肌细胞受到损伤或坏死时,释放到血液中的一类生物化学物质。这些物质通常用于诊断和评估心肌梗死的严重程度和预后。以下是关于血清心肌坏死标志物的详细介绍。

肌红蛋白(myoglobin):肌红蛋白是一种存在于心肌和骨骼肌中的蛋白质,当心肌细胞受到损伤或坏死时,肌红蛋白水平会升高。由于其升高速度较快,肌红蛋白常被用于早期诊断心肌梗死,一般于起病后 2 h 内即升高,12 h 内达高峰;24~48 h 内恢复正常。然而,由于其特异性较低,肌红蛋白升高也可能与其他肌肉损伤或肾功能不全有关。

肌酸激酶同工酶(creatine kinase-MB,CK-MB):肌酸激酶同工酶是一种存在于心肌和骨骼肌中的酶,当心肌细胞受到损伤时,CK-MB 水平会升高。由于 CK-MB 在骨骼肌中含量较少,因此其升高主要反映心肌损伤。CK-MB 常用于诊断急性心肌梗死,在起病后 4 h 内增高,16~24 h 达高峰,3~4 d 恢复正常。由于首次 ST 段抬高型心肌梗死(ST-segment elevation myocardial infarction,STEMI)后肌钙蛋白将持续升高一段时间(7~14 d),CK-MB 适于早期(<4 h)急性心肌梗死(acute myocardial infarction,AMI)诊断和再发心肌梗死(myocardial infarction,MI)诊断。连续测定 CK-MB 还可判定溶栓治疗后梗死相关动脉开通,此时 CK-MB 峰值前移(14 h 以内)。

肌钙蛋白(troponin):肌钙蛋白是一种调节肌肉收缩的蛋白质,当心肌细胞受到损伤或坏死时,肌钙蛋白水平会升高。由于其在心肌细胞中含量较高,特异性较强,因此肌钙蛋白被认为是诊断心肌损伤最敏感和特异的标志物。肌钙蛋白升高通常提示心肌细胞损伤或坏死,可用于诊断急性心肌梗死、心肌炎等心脏疾病。在起病 2~4 h 后升高,cTnI 于 10~24 h 达高峰,7~10 d 降至正常;cTnT 于 24~48 h 达高峰,10~14 d 降至正常。

在临床上,血清心肌坏死标志物常用于诊断急性心肌梗死和评估其严重程度。这些标志物的检测方法主要包括免疫化学法和生物化学发光法等。这些方法的准确性较高,可在数小时内得到检测结果,有助于早期诊断和治疗急性心肌梗死。同时,这些标志物也用于评估患者的预后和危险分层,有助于制定个体化的治疗方案。

(二) 血脂

血脂是血液中的一组化合物,包括甘油三酯、胆固醇、脂肪酸等。它们在人体内扮演着重要的角色,参与了细胞膜的构成、激素的合成、能量储存和供给等多个过程。然而,当血脂水平高于正常范围时,它们也可能导致心血管疾病等健康问题。以下是血脂的几项指标及其正常值。

总胆固醇(total cholesterol):总胆固醇是血液中所有胆固醇分子的总和。它的正常范围为 2.8~6.5 mmol/L。超出这个范围可能表明存在心血管疾病的风险。需要注意的是,高胆固醇水平并不一定意味着患有心血管疾病,但它是该疾病的重要风险因素之一。

甘油三酯(triglycerides):甘油三酯是血液中含量最高的脂质,其主要功能是提供能量。正常范围为<1.70 mmol/L。甘油三酯水平过高可能表明存在心血管疾病、糖尿病或代谢综合征的风险。

高密度脂蛋白胆固醇(HDL cholesterol):高密度脂蛋白胆固醇是一种"好胆固醇",因为它有助于清除血液中的低密度脂蛋白胆固醇("坏胆固醇")并运输到肝脏进行分解。正常范围为 1.00~2.07 mmol/L。高密度脂蛋白水平较低可能导致心血管疾病的风险增加。

低密度脂蛋白胆固醇(LDL cholesterol):低密度脂蛋白胆固醇是一种"坏胆固醇",因为它可以进入血管壁并导致动脉粥样硬化。正常范围为<3.37 mmol/L。低密度脂蛋白水平过高是心血管疾病的主要风险因素之一。

脂蛋白(a)[lipoprotein(a),Lp(a)]:脂蛋白(a)是一种特殊类型的低密度脂蛋白,它含有与纤溶系统相关的蛋白质。高水平的脂蛋白(a)可能与动脉粥样硬化和血栓形成有关。正常范围通常为<300 mg/dL，但不同人群的正常范围可能有所不同。

需要注意的是，血脂正常范围并不是绝对的，它可能因个体差异、年龄、性别、种族、遗传背景等因素而有所不同。此外，血脂水平也受饮食、运动、药物等多种因素的影响。因此，医生通常会综合考虑多个因素来评估一个人的血脂状况，以确定其是否存在心血管疾病的风险，并制定相应的治疗和管理策略。

(三) 脑利钠多肽和氨基末端脑钠肽前体

脑利钠多肽(brain natriuretic peptide，BNP)和氨基末端脑钠肽前体(NT-proBNP)都是反映心力衰竭和心脏功能的重要生物标志物，它们在体内合成的目的是为了维持体液平衡和血压稳定。然而，它们在临床上的应用并不完全相同。

首先，让我们了解一下这两种生物标志物的结构和功能。脑利钠多肽是由心肌细胞合成的，它是一种具有生物活性的多肽。当心肌细胞受到压力刺激时，BNP会被释放到血液中。BNP的主要功能是促进钠和水的排泄，扩张血管，从而降低血压和舒张心脏。而NT-proBNP则是BNP的前体物质，由BNP的氨基末端断裂而来。NT-proBNP在血液中的浓度通常比BNP高，并且其半衰期更长，更容易检测。

在临床应用上，BNP和NT-proBNP都被用于诊断和评估心力衰竭。由于这两种生物标志物都是在心肌细胞受到压力或坏死时释放到血液中的，因此它们的升高通常提示着心力衰竭的存在。然而，NT-proBNP在评估心力衰竭的严重程度方面比BNP更准确。

有研究表明，NT-proBNP的水平与心力衰竭的严重程度呈正相关，其水平越高，心力衰竭的症状越严重。因此，NT-proBNP常被用于评估心力衰竭患者的预后和危险分层。此外，NT-proBNP还可以用于指导心力衰竭的治疗，例如调整药物剂量和监测治疗效果。

虽然BNP在诊断心力衰竭方面不如NT-proBNP敏感，但它具有生物活性，可以用于监测治疗过程和评估病情变化。在一些情况下，BNP可能比NT-proBNP更适合用于指导急性心力衰竭的治疗。

总的来说，BNP和NT-proBNP都是重要的心力衰竭生物标志物，它们各自具有不同的特点和优势。在实际应用中，需要根据患者的具体情况选择适合的生物标志物进行检测和评估。

(四) 炎性标记物检测

炎性标记物检测是指通过检测血液、尿液或其他生物样品中的炎性因子水平，来评估患者是否患有炎症或感染的一种生物标志物检测方法。炎性标记物检测在临床实践中具有重要意义，可用于诊断和监测许多疾病，包括但不限于心血管疾病、自身免疫性疾病、感染等。

炎性标记物检测的主要目的是检测血液和组织中的炎性细胞因子。这些炎性细胞因子包括肿瘤坏死因子(tumor necrosis factor，TNF)、白细胞介素-1(inter leukin-1，IL-1)、白细胞介素-6(inter leukin-6，IL-6)、C反应蛋白(C-reactive protein，CRP)等。这些细胞因子的水平可以反映机体炎症反应的程度和活跃程度。

其中，C反应蛋白是一种非常常见的炎性标记物，其在炎症或感染时可以显著升高。C反应蛋白检测对于诊断和监测感染和炎症性疾病非常有价值，特别是对于那些早期可能没有明显症状的疾病。

另外，白细胞介素-6是一种由活化T细胞和成纤维细胞分泌的细胞因子，其在炎症反应中起着重要作用。白细胞介素-6在感染和炎症性疾病中的水平会显著升高，而且其水平与疾病的严重程度和预后相关。

此外，白细胞介素-8、白细胞介素-10、转化生长因子-β等细胞因子也可以作为炎性标记物用于检测和评估炎症性疾病。

炎性标记物检测的临床应用包括：

感染性疾病的诊断和监测：感染性疾病是临床常见的疾病之一，包括肺炎、尿路感染、败血症等。炎性标记物可以帮助医生诊断感染的存在和严重程度，从而指导抗生素的使用和监测治疗效果。

心血管疾病的预测和监测：许多心血管疾病如动脉粥样硬化、心肌梗死等与炎症密切相关。炎性标记物可以预测心血管疾病的风险，帮助医生评估患者的预后和制定治疗方案。

自身免疫性疾病的诊断和监测：自身免疫性疾病如类风湿关节炎、系统性红斑狼疮等是由自身免疫系统异常引起的疾病。炎性标记物可以反映疾病的活动性和严重程度，帮助医生制定治疗方案和监测治疗效果。

肿瘤的监测和预后评估：肿瘤患者往往存在炎症反应，炎性标记物可以反映肿瘤的发展和转移情况，帮助医生评估患者的预后和制定治疗方案。

总之，炎性标记物检测是一种非常有价值的生物标志物检测方法，其应用广泛，可以为临床提供重要的诊断和监测信息，对预测心血管疾病的危险性及发生严重心血管事件（如急性心肌梗死、心绞痛和脑卒中等）具有较大价值。

二、心电图检查

（一）常规心电图

12导联常规心电图对诊断各种类型的心律失常、心脏传导障碍、心肌梗死和缺血、房室肥大、心肌和心包疾病、血清电解质紊乱，观察药物（如洋地黄、抗心律失常药等）对心脏的作用具有重要意义。有些心电图改变具有很高的诊断价值，如出现符合急性心肌梗死的典型心电图波形和演变过程，对该病具有确定诊断的意义。有的改变不具有诊断的特异性，如某些导联T波异常倒置或ST段下移可见于心室肥厚、心肌缺血、心肌或心包疾病、血清电解质紊乱或某些药物对心脏的作用等。此时，应结合其他临床资料判断心电图异常改变的临床意义。部分心血管病患者的心电图可能正常；而少数正常人可能出现某些心电图改变，如左心室电压增高可见于胸壁较薄的正常青少年男性。同一种心电图改变的临床意义可能相差很大。例如，完全性左束支传导阻滞可出现于临床上无器质性心脏病证据的患者，但当它发生于急性心肌梗死时，则提示左冠状动脉前降支近端闭塞，大部分左室心肌将濒临坏死，属急性心肌梗死。

（二）动态心电图

动态心电图又称Holter监测。它采用长时间（24～72 h）连续记录心电图的方法，能获得比常规心电图更多的信息。在心律失常、心肌缺血的诊断及药物疗效评价方面有较大价值。动态心电图可提供以下信息：①心率，包括24 h平均心率、最快和最慢心率；②心律失常的类型、发作时间和方式；③心脏停搏的时间、次数；④心电图波形的改变，如ST段的上抬和下移；⑤心电图改变发生的时间，患者当时的活动状况及伴随症状。根据动态心电图资料，可了解临床症状（如心悸、眩晕、晕厥、胸痛）与心电图改变的关系，有助于分析和寻找这些症状的原因。此外，对心律失常潜在危险性分析、心肌缺血程度的估计，及抗心律失常药物和抗心绞痛药物疗效的评价也具有一定意义。

三、动态血压监测

目前临床上主要用于诊断白大衣性高血压、隐蔽性高血压和单纯夜间高血压，观察异常的血压节律与变异，评估降压疗效、全时间段（包括清晨、睡眠期间）的血压控制。

动态血压监测，采用特殊血压测量和记录装置，在一定时间间隔测量并记录 24 h 的血压，以了解不同生理状态下血压的动态变化。正常人 24 h 血压白昼高，夜间低，血压值分布趋势图呈杓形。部分高血压患者的血压趋势图呈非杓型或反杓型。动态血压监测对轻型高血压、阵发性高血压和假性高血压的检测具有重要意义。此外，还用来评价抗高血压药的降压疗效，观察最大降压作用（峰作用）和最小作用（谷作用）出现的时间和谷峰作用强度的比值，这些指标有助于选择药物的合理剂量和用法，以维持平稳的降压效应。

四、影像学检查

（一）胸部 X 线检查

常规 X 线检查可显示心脏、大血管及肺血管影像。通常采用正位、侧位或斜位投照，以评价心脏各房室的形态和大小。

常见的心脏基本病变 X 线表现：

左心室增大：常见于高血压、主动脉瓣狭窄或关闭不全、二尖瓣关闭不全、扩张型心肌病及部分先天性心脏病（如动脉导管未闭）。在后前位片，左心室段延长，心尖向左、向下延伸，心腰凹陷，心影呈"靴形"。在左前斜位片，心后缘下段向后、向下膨突，或与脊柱重叠。

右心室增大：常见于二尖瓣狭窄、肺源性心脏病、肺动脉高压、右向左分流的先天性心脏病（如法洛四联症）等。在后前位片，心腰平直或隆凸，肺动脉段突出，心尖上移，心影呈"梨形"。在右前斜位片，心前缘下段向前膨隆，心前间隙消失。

左心房增大：常见于二尖瓣病变、室间隔缺损、动脉导管未闭等先天性心脏病以及各种原因引起的左心衰竭。在后前位片，左心缘肺动段下方呈凸出影，左心房向右膨出，使右心缘出现另一弧弓，形成"心后双房影"。在左前斜位片，心后缘向上隆凸，可与脊柱重叠，左主支气管上抬。在右前斜位片，食管下段压迹加深，心后间隙变窄或消失。

右心房增大：常见于右心衰竭、房间隔缺损及三尖瓣病变等。

二尖瓣型：以右心室增大为主，心影呈梨形，有肺动脉段凸出、左心缘圆隆、主动脉球缩小或无改变。

主动脉型：以左心室增大为主，心影呈靴形，左心缘下段向左扩展、隆凸，心尖向左下移位，心腰凹陷，主动脉结增宽、迂曲。

（二）计算机体层成像（computed tomography，CT）

平扫 CT 显示心脏大血管的能力有限，难以区分心腔和心肌组织，但是其密度分辨率高，可以发现细小钙化，可诊断心包病变、瓣膜、主动脉钙化并能进行冠状动脉钙化积分等。对比增强 CT 可以清晰显示心腔和心肌等结构。因此可以直观地显示心内畸形、瓣膜病变、心肌病变及血管病变,特别适合于先天性心脏病和大血管病变。对于心肌、心包肿瘤的显示有一定价值。

CT 检查具有极高的空间分辨率,经外周静脉注入碘对比剂可使兴趣区血管获得优良的密度对比,在此基础上形成了血管造影 CT(CT angiography,CTA),与导管法造影的区别主要是:无创性,提供三维容积信息。对心脏行 CTA 检查的难点在于其运动特性—呼吸运动和心脏搏动,需要采用呼吸控制、心电门控等方法"凝固"图像,才能获得清晰的影像。随着图像质量的不断提高,心脏 CTA 尤其是 CT 冠脉造影已在临床上得到广泛的应用。

(三)磁共振成像(magnetic resonance imaging,MRI)

MRI 的多种序列和多平面任意成像可以清晰显示心脏、大血管的结构,同时可以评价心脏、瓣膜功能,心脏 MRI 被认为是评价心功能的金标准。心脏的常规扫描平面是以心脏为中心的轴面、冠状面及矢状面,分别为短轴面、水平长轴面、垂直长轴面,常用扫面平面还有左心室流出道平面、右心室流出道平面等。

(四) 超声心动图

超声波技术可显示心脏和血管的结构和运动,测量血流速度。常用检查方法有以下几种。

1. **M 型超声心动图** 一维声束探测心脏和大血管的各层结构主要用于测量心脏、血管腔径的大小、心壁的厚度,观察各层结构的运动状态。

2. **二维和三维超声心动图** 可从二维平面或三维立体显示心脏、大血管不同方位的断层结构与毗邻关系。常规经胸二维超声心动图可从不同方位显示心脏各房室的形态、大小及运动,观察心脏瓣膜的形态、开放和关闭状况,心脏室壁、间隔的厚度、完整性及运动、主动脉、肺动脉的位置与心室的解剖关系等。根据心脏解剖结构、形态、大小、运动状况和毗邻关系的改变,可对心瓣膜病、心肌病、先天性心脏病、心脏肿瘤及心包疾病做出诊断。对冠心病、高血压病、慢性心力衰竭、急性肺栓塞、心律失常等也可观察到相应的解剖、功能或运动状态的改变,提供有价值的诊断资料。

3. **多普勒超声心动图** 是一种将声波在传递过程中的多普勒效应用于检测心脏和大血管内的血流速度和血流方式(如层流、湍流、涡流等)的技术。彩色多普勒血流显像对瓣膜狭窄和反流以及心内分流的诊断与定量分析具有重要意义。脉冲多普勒和连续多普勒超声心动图常用来测量和估计左、右心室射血速度、舒张期心室血流充盈速度和方式、狭窄瓣口的跨瓣压差及瓣口反流的严重程度等。组织型多普勒成像技术将多普勒信号中的血流信号删去,留下速度较低的心肌运动信号进行彩色编码,用以分析心肌壁的运动速度,评价心壁运动状态和收缩的同步性,区别失去收缩活动的心肌和正常心肌。

4. **经食管超声心动图** 食管位于心脏后方,紧邻心脏和大血管。将超声探头经食管插入,距心脏近,不受胸壁和肺组织的影响,可获得清晰图像,弥补经胸超声检查的不足。经食管超声检查包括二维、三维、M 型和多普勒等多种常规超声诊断技术。它对左心房血栓、主动脉和主动脉瓣病变,先天性心脏病的诊断及人工心脏瓣膜状况的评价有较大价值。此外,在心脏外科手术和结构性心脏病介入治疗过程中,用于监测或评估手术效果。

5. **负荷超声心动图** 患者在运动(如踏车、握力)或药物(如多巴酚丁胺)作用下,心肌氧耗量增加,可诱发心肌缺血。实时记录室壁运动及血流动力学改变,对心脏病变程度和缺血区域的范围作出定量评价。目前主要用于冠心病的诊断、心肌缺血严重程度的估计、存活心肌的检测及疗效。

(五)核医学检查

核素心肌灌注评价狭窄冠脉远端心肌的血流灌注、心肌代谢显像评价梗死或严重狭窄冠脉远端心肌的代谢具有很高的准确性,尤其是正电子发射计算机断层显像(positron emission tomography CT,PET-CT)的心肌代谢显像是评价心肌活性的金标准。同时心肌灌注显像/血池显像可以评价心脏机械运动同步性,右心室灌注/代谢功能,以及左心室的收缩和舒张功能。核素心肌灌注/代谢显像并不直接观察冠状动脉是否狭窄,观察心肌疾病室壁的小病灶分辨率较 MRI 差,且定量指标不足。核素心功能指标则与超声、MRI 心功能指标重叠。

五、有创检查

(一)心导管术和心血管造影

采用经皮穿刺技术,在 X 线透视下,经周围血管(如股静脉或股动脉)将特制的导管送入右心或左心系统或分支血管内,测量不同部位的压力、血氧饱和度,记录心内局部电活动或注射造影剂显示心脏和血管图像,可获得有价值的诊断资料。

1. **左、右心导管术** 右心导管术通常经股静脉、锁骨下静脉、颈静脉或肘前静脉穿刺,将导管送至右心系统各部,直至肺小动脉。左心导管术穿刺周围动脉(股动脉、桡动脉、腋动脉、肱动脉),将导管送至主动脉和左心室,或经股静脉、下腔静脉到达右心房,然后在卵圆窝处穿刺房间隔,将导管送达左心房和左心室。

心导管术可提供以下方面的资料:①根据左、右心各部位的压力值和压力波形的改变诊断疾病,估计病变严重程度。例如,肺动脉瓣狭窄时,右心室压力升高,右室与肺动脉之间收缩期存在压力阶差。压力阶差的大小反映肺动脉瓣口狭窄的严重程度。②根据导管异常径路诊断疾病,如先天性心脏病动脉导管未闭,导管可从肺动脉经未闭的动脉导管直接进入降主动脉。③根据血氧饱和度或氧含量异常诊断疾病。正常情况下,右心系统各部血氧饱和度相差很小。如果右心房的血氧饱和度明显高于腔静脉(二者之差>7%),说明心房水平由左向右分流,即有房间隔缺损的可能。④根据患者氧耗量和心内血氧含量,可计算出循环血量及心内分流量。结合心腔内压力和心排出量,可计算出心脏房室瓣或半月瓣口的面积。⑤心功能测定:根据心室压力曲线,可计算出收缩期压力上升的最大速度(dp/dt_{max}),该指标反映心室的收缩力。舒张期压力下降的最大速度($-dp/dt_{max}$)和下降时间反映心室的舒张功能。此外,还可测量心搏量和心排出量。⑥血流动力学监测,经周围静脉(通常采用右颈内静脉)将漂浮导管,在床旁插入患者右心系统,用于监测右心房和肺动脉压及肺毛细血管楔压(pulmonary capillary wedge pressure,PCWP)。同时,还可采用热稀释法测量心排出量。血流动力学监测可用于血流动力学状态不稳定的严重心力衰竭、急性心肌梗死及心源性休克患者。

2. **心脏和血管造影** 把造影导管放入心腔或血管内,注入造影剂,用电影方式记录图像。

(1)右室造影可显示心室水平右向左分流、三尖瓣畸形、肺动脉瓣或右室流出道狭窄。左室造影可显示心室水平左向右分流、主动脉瓣、二尖瓣病变、室壁瘤、心肌病等疾病的特征。根据左心室腔显影区收缩末和舒张末面积之差,可推算出左心室射血分数。这是目前临床常用的左心室收缩功能指标。

(2)肺动脉造影常用于诊断肺血管疾病。造影剂随血流进入左心房后,也可显示左房的病变,如左房黏液瘤等。主动脉造影可显示主动脉瘤、主动脉夹层、主动脉缩窄、畸形等病变。

(3) 冠状动脉造影是诊断冠心病的一种常规检查,可了解冠状动脉病变的解剖部位和严重程度,以选择恰当的治疗方案,估计预后。造影显示冠状动脉内径狭窄≥70%时,一般有供血不足的临床表现。如果狭窄程度<50%,未合并血管痉挛或血栓形成,一般无心肌缺血的临床症状。左冠状动脉主干或左前降支、回旋支及右冠状动脉三支血管近端均有严重病变者,预后差,猝死危险性大。

3. 临床电生理检查　电生理检查用于心律失常的诊断。心内电生理检查时,根据检查目的,可将电极导管放至心房、心室及冠状窦内,记录心脏不同部位的电活动。通过心内快速或期前程序电刺激及心内膜电标测等技术可确定心动过速的类型和机制,如房室折返性心动过速、房室结折返性心动过速、房性心动过速、室性心动过速等。在心内膜标测定位的基础上,可采用射频消融术治疗多种类型的心动过速。此外,它有助于确定房室传导阻滞的部位。

(二) 心包穿刺

是借助穿刺针直接刺入心包腔的诊疗技术。详见第六章第六节。

(三) 腔内成像技术

1. 心腔内超声　将带超声探头的导管经周围静脉插入右心系统,显示的心脏结构图像清晰,对瓣膜介入及房间隔穿刺等有较大帮助。

2. 血管内超声(intravenous ultrasound,IVUS)　将小型超声换能器安装于心导管顶端,送入血管腔内,可显示冠状动脉的横截面图像,可评价冠状动脉病变的性质,定量测定其最小管径面积、斑块大小、血管狭窄百分比以及病变性质等,对估计冠脉病变严重程度、指导介入治疗等有重要价值。

3. 光学相干断层扫描(optical coherence tomography,OCT)　将利用红外线的成像导丝送入血管内,可显示冠状动脉的横截面图像,其成像分辨率较血管内超声提高约10倍。

(四) 心内膜和心肌活检

利用活检钳夹取心脏组织,以了解心脏组织结构及其病理变化。一般多采用经静脉右心室途径,偶用经动脉左心室途径。对于心肌炎、心肌病、心脏淀粉样变性、心肌纤维化等疾病具有确诊意义。对心脏移植后排斥反应的判断及疗效评价具有重要意义。

【参考文献】

[1] 丁文龙,刘学政. 系统解剖学[M]. 9版. 北京:人民卫生出版社,2018:180.
[2] 葛均波,徐永健,王辰. 内科学[M]. 9版. 北京:人民卫生出版社,2018:156.
[3] 何奔,杨跃进. 循环系统[M]. 北京:高等教育出版社,2023:25.
[4] M. 加布瑞埃尔·库翰. 心电图快速解析[M]. 3版. 天津:天津科技翻译出版公司,2011:23.
[5] 柳俊,王莺. 明明白白心电图[M]. 5版. 广州:广东科技出版社,2023:20.
[6] 尤黎明,吴瑛. 内科护理学[M]. 7版. 北京:人民卫生出版社,2022:149.

第二章
心血管系统常用药物及护理要点

第一节　常用急救药物

心血管急症具有发病急、危重、病情复杂等特点,在临床中,心血管急症救治药物的应用起着关键性作用。因此,熟练掌握心血管常用急救药物的应用至关重要,且为必备常识。

一、盐酸肾上腺素注射液(每支 1mg/1mL)

(一) 药理作用

该药为 α 受体和 β 受体激动剂。可加强心肌收缩性,增加心排出量;收缩皮肤、黏膜、肾脏血管;舒张冠脉血管,迅速改善心肌血液供应;舒张骨骼肌和肝脏血管。

(二) 药物应用

1. 适应证　心肺复苏以及过敏性休克、支气管哮喘急性发作、血管神经性水肿、血清病的急救,亦可用于延长浸润麻醉用药的作用时间。

2. 禁忌证　高血压、冠状动脉疾病、脑动脉硬化、心源性哮喘、器质性心脏病、甲状腺功能亢进、洋地黄中毒、糖尿病、外伤性及失血性休克患者原则上忌用。

3. 用法
(1) 心搏骤停:静脉注射,剂量 1mg,每 3~5 分钟可重复注射。
(2) 过敏性休克:皮下或肌内注射,也可缓慢静脉注射,如疗效不好,改为静脉滴注。
(3) 支气管哮喘:急性发作时使用本品可数分钟见效。

(三) 护理要点

(1) 可有心悸、头痛、血压升高、震颤、眩晕、四肢发凉,局部可有水肿、充血、炎症等;对于未发生心脏骤停的患者有时可引起心律失常,甚至心室颤动。
(2) 心肺复苏成功后立即控制使用。
(3) 用药次数多而效果不佳或症状加重时考虑是否耐药。
(4) 禁与碱性药物配伍。
(5) 普鲁卡因引起的休克用本品易引起室颤。
(6) 皮下注射或肌内注射时易引起组织坏死。
(7) 密切观察血压和脉搏变化。
(8) 使用本品必须充分给氧以预防酸中毒发生。

二、重酒石酸去甲肾上腺素注射液(每支 2mg/1mL)

(一) 药理作用
该药为肾上腺素受体激动药。是强烈的 α 受体激动药，可引起血管极度收缩，血压升高，冠状动脉血流增加；通过 β 受体的激动，使心肌收缩加强，心排出量增加。用量按 $0.4\,\mu g/(kg\cdot min)$ 时，β 受体激动作用为主；用较大剂量时，以 α 受体激动作用为主。

(二) 药物应用
1. 适应证　用于治疗急性心肌梗死、体外循环等引起的低血压；对血容量不足所致的休克、低血压或嗜铬细胞瘤切除术后的低血压，急救时补充血容量的辅助治疗，暂时维持脑与冠状动脉灌注；也可用于椎管内阻滞时的低血压及心脏骤停复苏后血压维持。

2. 禁忌证
(1) 禁用：高血压、冠心病、动脉粥样硬化、少尿、无尿。
(2) 慎用：缺氧、闭塞性血管病、血栓性疾病及孕妇。

3. 用法　稀释后静滴。

(三) 护理要点
(1) 长期大剂量使用会加重组织缺氧。
(2) 与碱性药物混合配伍会失效；不可混入血浆或全血中滴入。
(3) 与氯仿、环丙烷、氟烷等全麻药物同时应用，易导致室性心律失常。
(4) 单独使用静脉通道，避免药液外渗。
(5) 用药期间尿量应保持在 25 mL/h 以上。
(6) 密切监测血压的变化。
(7) 遮光，密闭保存。
(8) 治疗休克时静脉滴注，治疗上消化道出血时口服。
(9) 逐渐减慢停药，以免血压下降过快。

三、硫酸阿托品注射液(每支 0.5mg/1mL)

(一) 药理作用
该药为 M 胆碱受体阻断剂，可竞争性拮抗乙酰胆碱或胆碱受体激动药对 M 胆碱受体的激动作用，抑制胃肠道平滑肌痉挛，抑制腺体分泌；抑制膀胱收缩；使瞳孔括约肌和睫状肌松弛；扩张支气管；解除迷走神经对心脏的抑制。在补充血容量的基础上，可以改善微循环使回心血量增加，血压得以回升。

(二) 药物应用
1. 适应证
(1) 缓慢型心律失常；经心肺复苏自主循环恢复后心率<50 次/min 的患者；继发于窦房结功能低下的室性异位节律。
(2) 抗休克。
(3) 解救有机磷杀虫药、锑剂及毒蕈中毒。
(4) 各种内脏绞痛，如胃肠绞痛及膀胱刺激症状；但对胆、肾绞痛疗效较差。

(5) 全身麻醉前给药。

(6) 虹膜睫状体炎,检查眼底、验光。

2. 禁忌证

(1) 禁用:前列腺肥大、青光眼、高热患者。

(2) 慎用:①急性心肌梗死并心动过速患者或老年人。②孕、产妇及婴幼儿;脑损害,尤其是儿童。③快速性心律失常、充血性心力衰竭、冠心病、二尖瓣狭窄。④反流性食管炎、溃疡性结肠炎。

3. 用法

(1) 抗心律失常:静脉注射,最大用量为 2 mg。

(2) 心搏骤停:不建议在无脉性心电活动或心搏停止时常规性地使用阿托品。但心肺复苏后若仍是缓慢性心律失常,可每间隔 3~5 min 静脉注射 0.5~1.0 mg,至总量 0.04 mg/kg(约 3 mg)。

(3) 有机磷中毒抢救:阿托品化后用维持量。

(4) 感染中毒性休克:情况不见好转可逐渐增加剂量。

(三) 护理要点

(1) 观察患者有无便秘、出汗减少、口干、视力模糊、皮肤潮红、排尿困难等不良反应。

(2) 严密观察是否出现呼吸加快、烦躁不安、惊厥等中枢兴奋症状,中毒时由中枢兴奋转入抑制甚至出现昏迷、呼吸麻痹而死亡。

(3) 当出现心率快并伴有室性心律失常时,应立即停药。

(4) 如出现皮疹、呼吸急促、咽喉水肿等严重过敏反应,需立即停药救治。

四、盐酸异丙肾上腺素注射液(每支 1 mg/2 mL)

(一) 药理作用

该药作用于心脏 β_1 受体和血管平滑肌 β_2 受体,使血管总外周阻力降低,收缩压升高,舒张压降低,脉压差变大;作用于支气管平滑肌 β_2 受体,使支气管平滑肌松弛;促进糖原和脂肪分解,增加组织耗氧量。

(二) 药物应用

1. 适应证

(1) 治疗心源性或感染性休克。

(2) 治疗完全性房室传导阻滞、心搏骤停。

2. 禁忌证

(1) 禁用:心绞痛、心肌梗死、甲状腺功能亢进及嗜铬细胞瘤患者。

(2) 慎用:心律失常并伴有心动过速;心血管疾患,包括心绞痛、冠状动脉供血不足;糖尿病;高血压;甲状腺功能亢进;洋地黄中毒所致的心动过速。

3. 用法

(1) 救治心搏骤停,心腔内注射 0.5~1 mg。

(2) Ⅲ度房室传导阻滞。

(三) 护理要点

(1) 观察患者有无口咽发干、心悸不安、头晕、目眩、面潮红、恶心、心率增速、震颤、多汗、乏力等不良反应。

(2) 重视胸痛和心律失常。

(3) 对其他肾上腺受体激动药过敏者常存在交叉过敏。

(4) 与其他拟肾上腺素药物合用可增效,但不良反应也增多。

(5) 与普萘洛尔有拮抗作用。

五、盐酸多巴胺注射液(每支 20 mg/2 mL;每支 100 mg/5 mL)

(一) 药理作用

该药可激动肾上腺素受体和多巴胺受体。小剂量时,$0.5\sim2\,\mu g/(kg\cdot min)$,主要作用于多巴胺受体,使肾及肠系膜血管扩张,肾血流量及肾小球滤过率增加,尿量及钠排泄量增加;小到中等剂量,$2\sim10\,\mu g/(kg\cdot min)$,对心肌产生正性肌力作用,心排血量增加、收缩压升高、脉压可能增大,舒张压无变化或轻度升高,冠脉血流及耗氧改善;大剂量时,大于 $10\,\mu g/(kg\cdot min)$,肾血管收缩,肾血流量及尿量减少,心排血量及周围血管阻力增加,收缩压及舒张压均增高。

(二) 药物应用

1. 适应证

(1) 各种休克,特别是对心肌收缩功能低下、尿少或无尿者更适宜;配合补足血容量,疗效更好。

(2) 与利尿剂联合应用,可治疗急性肾衰竭,降低血中非蛋白氮含量。

(3) 改善急性心功能不全的血流动力学作用。

2. 禁忌证

(1) 禁用:嗜铬细胞瘤。

(2) 慎用:室性心律失常、心肌梗死、闭塞性血管病变、高血压、动脉硬化、肢端循环不良等。

3. 用法 主要根据患者情况与反应遵医嘱确定用法用量。

(三) 护理要点

(1) 静滴速度过快可出现心律失常、头痛和高血压。

(2) 与碱性溶液在同一输液器中混合可使该药失活。

(3) 应用多巴胺治疗休克前必须先纠正低血容量。

(4) 药液外渗时可在局部注射酚妥拉明拮抗。

(5) 逐渐停药。

(6) 根据动脉压、中心静脉压、动脉血气及酸碱度、尿量及比重、心率及节律等指标用药;应注意观察肾功能。

六、重酒石酸间羟胺注射液(每支 10 mg/1 mL)

(一) 药理作用

该药直接兴奋 α 肾上腺素受体,亦可间接促使去甲肾上腺素释放。能收缩血管,持续地升高血压;也可增强心肌收缩力,使休克患者的心排出量增加;升压作用可靠,维持时间较长。

(二) 药物应用

1. 适应证　用于各种原因引起的低血压状态。
2. 禁忌证　甲状腺功能亢进、充血性心力衰竭、高血压、糖尿病慎用。
3. 用法　静脉滴注或泵入;重症休克初量 0.5～5 mg,继而持续;成人极量一次 100 mg (0.3～0.4 mg/min)。

(三) 护理要点

(1) 避免穿刺部位药液外渗。
(2) 长期使用可产生蓄积作用。
(3) 骤然停用会致低血压再度出现。
(4) 力求以最小剂量控制于预期血压水平;升压反应过快可导致心脏骤停、急性肺水肿、心律失常。
(5) 观察尿量,开始时尿量会少,随着血压的上升,尿量应升至正常,剂量过大则下降。

七、盐酸胺碘酮注射液(每支 150 mg/3 mL)

(一) 药理作用

该药为Ⅲ类抗心律失常药,有轻度非竞争性的 α 及 β 肾上腺素受体阻滞作用,且具有轻度Ⅰ类及Ⅳ类抗心律失常药物的性质。可延长各部心肌组织的动作电位及有效不应期,有利于消除折返激动;减低窦房结自律性;减慢心房及心肌传导速度;延长 Q-T 间期及 T 波改变;影响甲状腺素代谢。

(二) 药物应用

1. 适应证　为广谱抗心律失常药。
2. 禁忌证

(1) 禁用:①甲状腺功能异常或有既往史者。②心源性晕厥。③Ⅱ度或Ⅲ度房室传导阻滞、双束支传导阻滞(装有心脏起搏器者除外)。④病态窦房结综合征。⑤碘过敏。⑥白内障。
(2) 慎用:①窦性心动过缓。②Q-T 间期延长综合征。③低血压。④严重充血性心力衰竭。⑤肺功能不全。⑥肝、肾功能不全。⑦心脏明显增大。⑧孕妇及哺乳期妇女。

3. 用法　静脉滴注或泵入。

(1) 急性期 150～300 mg 稀释后静脉注射,而后维持。
(2) 心肺复苏时,心室颤动或室性心动过速,可分别给 300 mg 和 150 mg 推注。

(三) 护理要点

(1) 强酸性,对血管刺激性强,易损伤血管内膜。禁用 0.9% 氯化钠注射液作为溶媒,注射液配伍应使用 5% 葡萄糖注射液。
(2) 首选中心静脉给药,其次上肢前臂血管,因其粗直、弹性好、易固定且便于观察。
(3) 更换穿刺部位时用 5% 葡萄糖注射液 10 mL 冲管,稀释残留药液减轻血管局部刺激。
(4) 用药中,多巡视、多询问、严格交接班;密切观察穿刺部位皮肤情况及患者主诉。
(5) 用药前做好家属注意事项宣教。
(6) 在沿穿刺血管涂抹药物或局部湿敷,能有效延缓静脉炎的出现。
(7) 密切观察患者心率、心律、血压的变化,如心率<60 次/min 停用;用药期间注意复查

心电图,如 Q-T 间期明显延长者停用。

(8) 用药期间注意随访检查肝功能、肺功能、甲状腺功能及眼科检查。

八、盐酸利多卡因注射液(每支 0.1 g/5 mL)

(一) 药理作用

该药为局部麻醉药,也属Ⅰb类抗心律失常药。可以降低心室肌及心肌传导纤维的兴奋性和自律性。

(二) 药物应用

1. 适应证

(1) 各种原因引起的室性心律失常。

(2) 除颤和给予肾上腺素后仍然表现为无脉性室速或室颤者。

2. 禁忌证

(1) 禁用:①阿-斯综合征。②严重窦房结功能障碍。③严重心脏阻滞,包括Ⅱ度或Ⅲ度房室传导阻滞、双束支阻滞。④过敏者。

(2) 慎用:①充血性心力衰竭。②肝、肾功能障碍。③低血容量及休克。④预激综合征。⑤不完全性房室传导阻滞或室内传导阻滞。⑥严重窦性心动过缓。⑦肝血流量减低。⑧老年人。⑨孕妇、新生儿。

3. 用法 首次一般用 50~100 mg 静脉注射,总剂量不超过 3 mg/kg,速度为 20~50 mg/min;必要时重复注射,1~4 mg/kg 维持滴注,1 h 内最大量不超过 300 mg。

(三) 护理要点

(1) 可引起房室传导阻滞;心排出量减少;血压明显下降、P-R 间期延长或 QRS 增宽、心率慢、心律失常甚至心脏骤停。

(2) 中枢神经系统损害。

(3) 肝功不良患者静脉注射过快,可出现嗜睡、头昏、激动不安、感觉异常等。

(4) 心衰、肝功能不全患者长期静脉滴注后可产生药物蓄积,儿童或老年人应减量。

(5) 静脉滴注过程中要严密观察患者的血压和心电图的变化。

(6) 药液宜现抽现用,抽吸时尽量减少空气吸入。

九、盐酸普罗帕酮注射液(每支 70 mg/20 mL)

(一) 药理作用

该药为Ⅰc类抗心律失常药。具有减低传导速度,延长有效不应期及降低兴奋性,消除折返性心律失常作用;也具有轻度β受体阻滞及钙离子通道阻滞作用,轻至中度抑制心肌收缩力。

(二) 药物应用

1. 适应证 室上性和室性心动过速、室上性和室性期前收缩、伴发心动过速和心房颤动的预激综合征。

2. 禁忌证

(1) 禁用:①病窦综合征、窦房结功能障碍。②Ⅱ度或Ⅲ度房室传导阻滞,双束支传导阻滞(装有心脏起搏器者除外)。③明显低血压、心源性休克。④老年人血压下降、严重心力衰竭、严重阻塞性肺部疾病、明显电解质紊乱等。⑤哮喘。

(2) 慎用:①严重窦性心动过缓。②Ⅰ度房室传导阻滞。③肝、肾功能障碍。④低血压。⑤早期妊娠、哺乳期妇女。

3. 用法 在严密监护下缓慢静脉注射或静脉滴注,每次 70 mg,每 8 h/次,一日总量不超过 350 mg。

(三) 护理要点

(1) 给药时严密监测心电图、血压和心功能。
(2) 严密观察是否出现严重缓慢型心律失常。
(3) 血药浓度与剂量不成比例地增高,增量时应小心,以防血药浓度过高产生不良反应。
(4) 老年患者及衰弱者,防止直立性低血压。
(5) 一般不宜与其他抗心律失常药合用,以避免心脏抑制。
(6) 心电图 QRS 延长 20% 以上或 Q-T 间期明显延长者,宜减量或停药。
(7) 肝肾功能不全时应减量。

十、盐酸维拉帕米注射液(每支 5 mg/2 mL)

(一) 药理作用

该药为Ⅳ类抗心律失常药,钙离子内流抑制剂。可消除房室结折返;扩张外周血管,可引起心率减慢,但是也可因为血压下降而反射性使心率加快;对冠状动脉有舒张作用;加速房室旁路合并心房扑动或心房颤动患者的心室率,甚至会诱发心室颤动。

(二) 药物应用

1. 适应证 适用于室上性和房室结折返引起的快速性心律失常。

2. 禁忌证

(1) 禁用:①心源性休克。②重度低血压,收缩压(SBP)<90 mmHg。③充血性心力衰竭,除非继发于室上性心动过速而对本品有效者。④病态窦房结综合征,除非已有人工心脏起搏。⑤Ⅱ度、Ⅲ度房室传导阻滞。⑥预激或 L-G-L 综合征伴房颤或房扑。

(2) 慎用:①极度心动过缓。②轻度至中度低血压。③肝、肾功能损害。④心力衰竭。⑤支气管哮喘。

3. 用法 5~10 mg 稀释后缓慢静注或静滴,症状控制后可改用片剂口服维持。

(三) 护理要点

(1) 使用速度过快有致心脏骤停的危险。
(2) 严密监测心率、心律及血压。
(3) 及时观察新出现或原有心力衰竭加重症状。
(4) 反复静脉给药可能会导致蓄积,必须严密监测血压和 P-R 间期或药效过度的其他表现。
(5) 静脉给药可诱发呼吸肌衰竭,肌肉萎缩患者慎用。
(6) 静脉给药可升高幕上肿瘤患者的颅内压。

十一、去乙酰毛花苷注射液(每支0.4mg/2mL)

(一)药理作用
洋地黄类药物的一种。有正性肌力和负性频率作用;减慢房室结传导速度,减慢心房颤动或扑动的心室率,缩短浦肯野纤维有效不应期。

(二)药物应用
1. 适应证　用于心力衰竭急性加重期、心房颤动或扑动、心源性休克。
2. 禁忌证
(1) 禁用:①与钙注射剂合用。②洋地黄中毒或过敏。③心室颤动或室性心动过速。④预激综合征伴心房颤动或扑动。⑤梗阻性肥厚型心肌病(伴收缩功能不全/心房颤动可考虑)。
(2) 慎用:①低钾血症或高钙血症。②甲状腺功能低下。③不完全性房室传导阻滞。④缺血性心脏病。⑤急性心肌梗死早期。⑥心肌炎活动期。⑦肾功能损害。⑧严重肺部疾患。⑨孕妇或哺乳期。
3. 用法　静脉注射;常用首剂0.4mg稀释后缓慢推注,必要时每2~4h可再注射0.2~0.4mg,全效量1.0~1.2mg。

(三)护理要点
(1) 心电血压监测下用药。
(2) 监测电解质及肾功能。
(3) 观察是否有中毒症状:如恶心、呕吐、厌食、腹泻、头痛、头晕、视物模糊、黄视、绿视及异位心律失常。
(4) 疑有洋地黄中毒时,应监测血药浓度,由于蓄积性小,一般于停药后1~2d中毒表现可消退。

十二、硝普钠(粉剂:50mg/支;注射液:每支50mg/2mL)

(一)药理作用
该药为一种血管扩张药,具有扩张动静脉、降低血压、改善内皮和微循环痉挛的作用,主要用来降血压与缓解心衰,可在几分钟内快速降低血压及缓解心衰。

(二)药物应用
1. 适应证　高血压急症(如高血压危象、高血压脑病、恶性高血压、嗜铬细胞瘤手术前后阵发性高血压的紧急降压等)、急性心力衰竭等。
2. 禁忌证
(1) 禁用:代偿性高血压(如动静脉分流或主动脉缩窄时)患者。
(2) 慎用:①脑血管或冠状动脉供血不足时,对低血压的耐受性降低。②脑病或其他颅内压增高时,扩张脑血管可进一步增高颅内压。③麻醉中控制性降压时,如有贫血或低血容量应先予纠正再给药。④甲状腺功能过低时,本品的代谢产物硫氰酸盐可抑制碘的摄取和结合,可能加重病情。⑤肺功能不全时,可能加重低氧血症。⑥肝、肾功能损害时,可能加重肝、肾损害。⑦维生素B_{12}缺乏时使用本品,可能使病情加重。
3. 用法　静脉滴注或持续泵入;一般从0.5μg/(kg·min)开始,可每隔3~5min递增一次,一般用量为 $1\sim3\,\mu g/(kg\cdot min)$,最大用量为 $10\,\mu g/(kg\cdot min)$。

(三) 护理要点

(1) 避光滴注,不得与任何药物配伍。

(2) 长期应用可能导致血中硫氰化物的蓄积性中毒。

(3) 易引起低血压,故使用时必须严密监护,输液泵给药,并根据血压调整泵速;每 $5\sim10\,min$ 测血压,血压不宜低于 $90/60\,mmHg$。

(4) 用药时密切监测血流动力学。

十三、硝酸甘油(片剂:0.5 mg/片;注射液:每支 5 mg/1 mL)

(一) 药理作用

该药可松弛血管平滑肌,对全身容量血管的扩张作用比对阻力血管的扩张作用显著,可减轻心脏前后负荷,以减轻前负荷为主。

(二) 药物应用

1. 适应证 冠心病心绞痛的治疗及预防,降血压,治疗充血性心力衰竭。

2. 禁忌证

(1) 禁用:严重贫血、颅内压增高、右室心肌梗死合并严重低血压、青光眼、对本类药过敏、使用枸橼酸西地那非的患者。

(2) 慎用:低血压、心动过缓、严重的心动过速、头部外伤、严重肝肾病、心肌梗死早期患者。

3. 用法

(1) 片剂:心绞痛时:每次 $0.3\sim0.6\,mg$,舌下含服,隔 $5\,min$ 后若无效可重复,一般 $2\sim3\,min$ 起效,$5\,min$ 可达峰值。

(2) 注射液:静脉滴注或泵入,根据个体的血压、心率、血流动力学参数调整剂量,原则上最大用量不超过 $100\,\mu g/min$。

(三) 护理要点

(1) 心绞痛发作后将药片放入舌下,待药片自然融化;在心绞痛停止后,应吐出余药,特别是曾有药后头痛者;用药后休息 $15\sim20\,min$ 后活动。

(2) 辅助治疗急性冠脉综合征、高血压危象和充血性心力衰竭患者。

(3) 与 β 受体阻滞剂、利尿药、强心药、多巴酚丁胺有协同作用。

(4) 连续 $24\,h$ 静脉滴注硝酸甘油后会产生耐药,可逐渐减量再停药;间断用药可减少耐药性。

(5) 可致面颈部皮肤发红、搏动性头痛和眼内压增高等不良反应,反射性心率加快。

(6) 大剂量应用硝酸甘油可引起高铁血红蛋白血症。

(7) 严密监测血压。

十四、硝酸异山梨酯注射液(每支 10 mg/10 mL)

(一) 药理作用

该药可直接松弛平滑肌,尤其是血管平滑肌;对毛细血管后静脉血管的舒张作用较小动脉更为持久;对心肌无明显直接作用。

(二)药物应用

1. 适应证

(1) 不稳定型心绞痛的对症治疗,变异型心绞痛的长期治疗。

(2) 急性心肌梗死。

(3) 急性左心衰竭。

2. 禁忌证

(1) 禁用:①过敏者。②心源性休克(除非能够维持适当的舒张压,例如合并应用增强心肌收缩力的药物)。③急性循环衰竭及严重低血压(SBP<90 mmHg)。④有明显贫血、头部创伤、脑出血、严重低血压或低血容量。

(2) 慎用:孕妇和哺乳期妇女。

3. 用法 静脉滴注。

最适浓度为 50 μg/mL 或 100 μg/mL。剂量需遵医嘱根据患者的反应调整,静脉滴注开始剂量 30 μg/min,观察 0.5~1 h,如无不良反应可加倍,1 次/d,10 d 为一疗程。

(三)护理要点

(1) 因血管扩张,而出现头痛、恶心等症状。

(2) 严密监测患者血压和心率。

(3) 对甲状腺功能减退、营养不良、严重的肝或肾脏疾病及体重过低者应谨慎。

(4) 用药期间宜保持卧位,以防突发体位性低血压。

(5) 长期连续用药可产生耐药性。

十五、盐酸吗啡注射液(每支 10 mg/1 mL)

(一)药理作用

该药为阿片受体激动剂,可作用于中枢神经系统,有强大的镇痛作用,对持续性慢性钝痛的作用大于对间断性锐痛的作用,但对神经性疼痛的效果较差;同时也有明显的镇静作用,可抑制呼吸、咳嗽中枢;并能扩张血管,降低外周阻力,轻度降低左室舒张末压和心肌耗氧量;对心肌缺血性损伤有保护性作用,减少梗死病灶,减少心肌细胞死亡。

(二)药物应用

1. 适应证 剧烈疼痛时止痛,麻醉和手术前给药,急性肺水肿、心源性哮喘及心肌梗死时的剧痛。

2. 禁忌证 哺乳期妇女止痛、分娩止痛、新生儿和婴儿、严重呼吸抑制、支气管哮喘、肺心病、化学性肺水肿、颅脑损伤所致颅内压增高、肝功能严重减退、甲状腺功能减退、皮质功能不全、疼痛原因未明、前列腺肥大排尿困难、急性酒精中毒、惊厥、阿片类过敏等。

3. 用法 常用量:5~15 mg/次,15~40 mg/d,皮下注射(极量:20 mg/次,60 mg/d);静脉注射:5~10 mg。

(三)护理要点

(1) 给药间隔时间至少 4 h,以防引起蓄积性中毒或者成瘾。

(2) 用药期间不可饮酒、吸烟;不可与其他药物配伍。

(3) 可减轻膀胱尿意而致尿潴留。

(4) 密切观察患者早期中毒症状,如呼吸抑制、瞳孔缩小、嗜睡不醒等。
(5) 该药中毒时可用纳洛酮对抗。
(6) 未明确诊断的疼痛,尽可能不用本品,以免掩盖病情,贻误诊断。

十六、呋塞米注射液(每支 20 mg/2 mL)

(一) 药理作用

该药作用于髓袢升支的髓质部、皮质部,抑制髓袢升支 NaCl 重吸收,使集合管和降支中水分不易弥散外出,产生强大利尿作用,使 K^+ 排出增加。

(二) 药物应用

1. 适应证　用于其他利尿剂无效的严重水肿患者,防治肾功能不全,也可用于高血压、高钙血症、高钾血症、部分急性药物或毒物中毒。

2. 禁忌证

(1) 禁用:过敏者。

(2) 慎用:①无尿或严重肾功能损害。②有低钾血症倾向者,尤其是应用洋地黄类药物或有室性心律失常者。③糖尿病、高尿酸血症或有痛风病史。④急性心肌梗死,过度利尿可促发休克。⑤严重肝功能损害。⑥胰腺炎病史。⑦前列腺肥大。⑧红斑狼疮。⑨老年人、孕妇、哺乳期妇女。⑩对磺胺药和噻嗪类利尿剂过敏。

3. 用法

成人常用量如下。

(1) 水肿性疾病:肌内注射或静脉注射。

(2) 急性左心衰竭:起始 40 mg 静脉注射,可每小时追加 80 mg,直至出现满意疗效。

(3) 急性肾衰竭:可静脉滴注,速度不超过 4 mg/min;每日总剂量不超过 1 g;利尿效果差时不宜再增加剂量,以免出现肾毒性。

(4) 高血压危象:起始 40～80 mg 静脉注射,伴有急性肾衰竭或急性左心衰竭时,可酌情增加剂量。

(5) 高钙血症:静脉注射,一次 20～80 mg。

儿童常用量:水肿性疾病起始剂量为 1 mg/kg,可每 2 h 追加 1 mg/kg;一日最大剂量可达 6 mg/kg。

(三) 护理要点

(1) 非紧急情况下,尽量选择早晨或日间用药,以免夜尿。

(2) 用药间进食高钾食物或服氯化钾以免低钾。

(3) 长期或者大剂量应用时,可有体位性低血压、休克、低钾、低钠、低钙血症、低氯,低氯性碱中毒,乏力、口渴、肌肉酸痛、心律失常等。

(4) 在大量排尿时,可出现血尿素氮升高,如肌酐不高、肾功能好,可不必停药。

(5) 监测:①应及时监测电解质、血常规、肝肾功能、酸碱平衡情况、血尿酸、血糖、听力等。②注意监测肺水肿患者肺呼吸音。③与强心苷同用时应注意观察心律失常,避免中毒。④有肝病的患者注意观察神志,避免发生肝性脑病。⑤严密监测高血压患者的血压、脉搏,过多的排尿易产生脱水及血压降低,可引起体位性低血压。

第二节 抗高血压药物

高血压是以动脉血压持续升高为特征的心血管综合征,可分为原发性和继发性两大类。临床主要表现为头晕头痛、时发时止,或头重脚轻、耳鸣心悸、血压升高等。目前临床常用的抗高血压药物有 5 大类:利尿剂、β受体阻滞剂、钙通道阻滞剂(calcium channel blockers,CCB)、血管紧张素转化酶抑制剂(angiotensin-converting enzyme inhibitor,ACEI)、血管紧张素Ⅱ受体拮抗剂(angiotensin receptor blocker,ARB)。这些药物的作用机制各不相同,均可用于高血压初始治疗和维持治疗,但各有其特点。各类代表药物名称、剂量及用法见表 2-1。

表 2-1 常用口服降压药物名称、剂量及用法

药物分类		药物名称	每天剂量(mg)	次/d
利尿剂	噻嗪类利尿剂	氢氯噻嗪	6.25~25	1
		氯噻酮	12.5~25	1
		吲达帕胺	0.625~2.5	1
		吲达帕胺缓释片	1.5	1
	袢利尿剂	呋塞米	20~80	1~2
		托拉塞米	5~10	1
	保钾利尿剂	氨苯蝶啶	25~100	1~2
		阿米洛利	5~10	1~2
	醛固酮受体拮抗剂	螺内酯	20~60	1~3
		依普利酮	50~100	1~2
β受体阻滞剂		比索洛尔	2.5~10	1
		美托洛尔平片	50~100	2
		美托洛尔缓释片	47.5~190	1
		阿替洛尔	12.5~50	1~2
		普萘洛尔	20~90	2~3
钙通道阻滞剂	二氢吡啶类	硝苯地平	10~30	2~3
		硝苯地平缓释片	10~80	2
		硝苯地平控释片	30~60	1
		氨氯地平	2.5~10	1
		左旋氨氯地平	2.5~5	1
		非洛地平	2.5~10	2

续表

药物分类	药物名称	每天剂量(mg)	次/d
	非洛地平缓释片	2.5~10	1
	拉西地平	4~8	1
非二氢吡啶类	维拉帕米	80~480	2~3
	维拉帕米缓释片	120~480	1~2
	地尔硫䓬缓释片	90~360	1~2
血管紧张素转化酶抑制剂	卡托普利	25~300	2~3
	依那普利	2.5~40	2
	贝那普利	5~40	1~2
	福辛普利	10~40	1
	培哚普利	4~8	1
血管紧张素Ⅱ受体拮抗剂	氯沙坦	25~100	1
	缬沙坦	80~160	1
	厄贝沙坦	150~300	1
	替米沙坦	20~80	1

一、利尿剂

(一) 药物应用

该药主要通过利钠排尿、降低容量负荷而发挥降压作用;降压起效较平稳、缓慢,持续时间相对较长,作用时间持久。适用于轻、中度高血压,对单纯收缩期高血压、盐敏感性高血压、更年期女性、合并糖尿病或肥胖、合并心力衰竭和老年人高血压有较强降压效应。利尿剂可增强其他降压药的疗效,袢利尿剂主要用于合并肾功能不全的高血压患者。

(二) 护理要点

(1) 严密观察患者生命体征、尿量、体重变化并做好记录。

(2) 定期监测血电解质,避免发生电解质紊乱。袢利尿剂和噻嗪类利尿剂最主要的不良反应是低钾血症,从而诱发心律失常或洋地黄中毒;密切观察患者反应,如患者出现乏力、腹胀、肠鸣音减弱、心电图改变等,应立即遵医嘱严格按照"补钾原则"补钾。保钾利尿剂可引起高血钾,不宜与 ACEI、ARB 合用。

(3) 噻嗪类利尿剂的其他不良反应有胃部不适、呕吐、腹泻、高血糖、高尿酸血症等,痛风者禁用;氨苯蝶啶的不良反应有胃肠道反应、嗜睡、乏力、皮疹,长期用药可产生高钾血症,尤其是伴肾功能减退时,少尿或无尿者应慎用;螺内酯的不良反应有嗜睡、运动失调、男性乳房发育、面部多毛等,肾功能不全及高钾血症者禁用。

(4) 利尿剂会影响血脂、血糖、血尿酸代谢,往往发生在大剂量时,因此推荐使用小剂量。

(5) 非紧急情况下,利尿剂的应用时间选择早晨或日间为宜,避免夜间排尿过频而影响患者的休息。

二、β受体阻滞剂

(一) 药物应用

该药主要通过抑制过度激活的交感神经活性、抑制心肌收缩力、减慢心率而发挥降压作用;降压起效较迅速、强力。高选择性 $β_1$ 受体阻滞剂对 $β_1$ 受体有较高选择性,因阻断 $β_2$ 受体而产生的不良反应较少,既可降低血压,也可保护靶器官、降低心血管事件风险。β受体阻滞剂尤其适用于伴快速性心律失常、慢性心力衰竭、冠心病、交感神经活性增高以及高动力状态的高血压患者。

(二) 护理要点

(1) 严密观察患者心率、血压变化并做好记录。

(2) 常见的不良反应有心动过缓、肢体冷感、疲乏、激动不安、胃肠不适等,还可能影响糖、脂代谢。

(3) β受体阻滞剂对心肌收缩力、窦房结及房室结功能均有抑制作用,并可增加气道阻力。Ⅱ度或Ⅲ度房室传导阻滞、哮喘患者禁用;慢性阻塞型肺疾病、运动员、周围血管病或糖耐量异常者慎用。

(4) β受体阻滞剂不仅降低静息血压,而且能抑制体力应激和运动状态下血压急剧升高。

(5) 长期应用者突然停药可发生反跳现象,即原有的症状加重或者出现新的表现,较常见的有血压反跳性升高,伴头痛、焦虑等,称之为撤药综合征。

(6) 虽然糖尿病不是使用β受体阻滞剂的禁忌证,但它能增加胰岛素抵抗,还可能掩盖和延长低血糖的反应,使用时应注意。糖脂代谢异常时一般不首选β受体阻滞剂,必要时也可慎重选用高选择性β受体阻滞剂。

三、钙通道阻滞剂

(一) 药物应用

该药主要通过阻断血管平滑肌细胞上的钙离子通道发挥扩张血管降低血压的作用,包括二氢吡啶类CCB和非二氢吡啶类CCB。二氢吡啶类CCB可与其他4类药联合应用,尤其适用于单纯收缩期高血压、老年高血压,伴稳定性心绞痛、冠状动脉或颈动脉粥样硬化及周围血管病患者;临床上常用的非二氢吡啶类CCB,也可用于降压治疗。高钠摄入和非甾体类抗炎药不影响降压疗效,对嗜酒的患者也有显著的降压作用。降压起效迅速,降压疗效和降压幅度相对较强,剂量与疗效呈正相关关系。

(二) 护理要点

(1) 二氢吡啶类CCB常见不良反应包括反射性交感神经激活导致面部潮红、心跳加快、脚踝部水肿、牙龈增生等。

(2) 二氢吡啶类CCB没有绝对禁忌证,但心动过速与心力衰竭患者应慎用。

(3) 短效硝苯地平降压后出现反射性交感兴奋而心率加快,可增加不稳定型心绞痛患者心肌梗死的发生率和死亡率,故急性冠状动脉综合征患者一般不推荐使用短效硝苯地平。

（4）非二氢吡啶类CCB常见不良反应包括抑制心脏收缩功能和传导功能，Ⅱ度至Ⅲ度房室阻滞；心力衰竭患者禁忌使用，有时也会出现牙龈增生。

（5）在使用非二氢吡啶类CCB前应详细询问病史，进行心电图检查，并在用药2～6周内复查。

四、血管紧张素转换酶抑制剂

（一）药物应用

该药主要通过抑制血管紧张素转换酶，阻断肾素血管紧张素Ⅱ的生成，抑制激肽酶的降解而发挥降压作用。ACEI降压作用明确，对糖脂代谢无不良影响。加用利尿剂或限盐可增加ACEI的降压效应。尤其适用于伴慢性心力衰竭、心房颤动预防、心肌梗死后心功能不全、代谢综合征、糖尿病肾病、非糖尿病肾病、蛋白尿或微量白蛋白尿患者。

（二）护理要点

（1）最常见不良反应为干咳，多见于用药初期，症状较轻者可坚持服药，不能耐受者可改用ARB。观察患者有无持续性干咳症状，干咳与服用ACEI有关，其特点为持续性，但停药后干咳消失。

（2）长期应用有可能导致血钾升高、肾功能恶化，应定期监测血钾和血肌酐水平。

（3）其他不良反应有低血压、皮疹，偶见血管神经性水肿及味觉障碍，发生血管神经性水肿患者终身禁用ACEI。

（4）禁忌证为双侧肾动脉狭窄、高钾血症及妊娠妇女。

（5）因为食物能改变活性代谢产物培哚普利的生物利用度，所以培哚普利必须饭前服用。

（6）在初始治疗期间或增加剂量时，应密切监测血压变化情况，防止低血压。

（7）为降低头晕或跌倒的风险，长时间坐卧后请缓慢起身，上下楼梯要小心。

五、血管紧张素Ⅱ受体拮抗剂

（一）药物应用

该药主要通过阻断血管紧张素Ⅱ1型受体而发挥降压作用。ARB可降低有心血管病史（冠心病、外周动脉病、脑卒中）的患者心血管并发症的发生率和高血压患者心血管事件风险，降低糖尿病或肾病患者的蛋白尿及微量白蛋白尿。ARB尤其适用于伴左心室肥厚、冠心病、心力衰竭、代谢综合征、糖尿病肾病、微量白蛋白尿或蛋白尿患者以及不能耐受ACEI的患者，并且可以预防心房颤动。

（二）护理要点

（1）用药期间定期监测血压、肾功能、血电解质水平。

（2）不良反应少见，偶有腹泻，长期应用可升高血钾，应注意监测血钾及血肌酐水平的变化；不建议联合使用保钾利尿剂或钾补充剂等可引起血钾升高的药物。

（3）妊娠妇女、双侧肾动脉狭窄、高钾血症者禁用。

（4）严重缺钠和（或）血容量不足的患者，应用本品治疗开始时，可能出现症状性低血压；应该在用药之前，纠正低钠和（或）血容量不足，或将利尿剂减量；如果发生低血压，应让患者平卧，必要时静脉输注生理盐水；血压稳定后恢复本品治疗。

（5）对驾驶和操作机器的影响 与其他抗高血压药一样，服药患者在驾驶、操作机器时应小心。

第三节 抗心肌缺血药物（硝酸酯类）

硝酸酯类药物是心血管疾病治疗中最古老、应用最广泛的药物之一，可用于冠心病、心绞痛、高血压、心力衰竭等疾病的治疗及预防。不同硝酸酯类药物会有所差异，面对这些差异，临床用药时应注意的事项有很多。

一、药物应用

硝酸酯类药物属于抗心肌缺血药物，通过提供外源性一氧化氮（nitric oxide，NO）分子而起到扩张静脉、冠状动脉、小动脉的作用，是非内皮依赖性的血管扩张剂，无论对于正常血管还是内皮已经损害的血管（动脉粥样硬化性）均可以起到扩张作用。硝酸酯类药物还可以通过促进合成前列环素（prostaglandin I2，PGI2）、抑制血栓素 A2（thromboxane A2，TXA2）、增加血小板内环磷酸鸟苷（cyclic guanosine monophosphate，cGMP）浓度从而起到抗血小板聚集、抗栓作用。另外，硝酸酯类药物可以通过延缓心室肥厚、抑制血管平滑肌增殖及心室腔扩张从而改善心室重构。

根据分子结构中所含的硝基数量，硝酸酯类药物可以分为 3 类：硝酸甘油（三硝基）、硝酸异山梨酯（二硝基）和单硝酸异山梨酯（单硝基），硝基数量越多，药物起效时间越短，作用持续时间也越短，因此短效的硝酸甘油常作为急救药，用于终止缺血发作；而长效的硝酸异山梨酯和单硝酸异山梨酯主要用于预防缺血发作。

根据硝酸酯类药物的药代动力学不同，临床上可以通过不同硝酸酯及不同的给药途径来满足临床的需求。硝酸酯类药物有多种剂型，包括舌下含片、口服平片、缓释片、静脉制剂、透皮贴片剂和口腔喷剂等。硝酸甘油，口服生物利用度极低，所以没有口服片剂；硝酸异山梨酯，口服生物利用度低，最佳的给药方式是静滴；单硝酸异山梨酯，静滴的起效、达峰和达稳态时间明显延迟于同等剂量的口服制剂，弹丸式静推虽然可以明显加快起效时间，但是可以造成血流动力学的急剧变化和难以预计的后期药物蓄积效应，所以，单硝酸异山梨酯静脉剂型缺乏合理性，予以摒弃。常用硝酸酯类药物剂量、给药途径及药代动力学特点见表 2-2。

表 2-2 常用硝酸酯类药物剂量、给药途径及药代动力学特点

药物名称	硝酸甘油（三硝基）	硝酸异山梨酯（二硝基）	单硝酸异山梨酯（单硝基）
常用给药途径	舌下/静滴	舌下/口服/静滴	口服
肝脏首过效应	有	有	有
常用剂量	舌下：0.3～0.6 mg；静滴：5～200 μg/min	舌下：2.5～15 mg；口服：平片 5～40 mg，2～3 次/d；缓释片 40～80 mg，1～2 次/d	口服：平片 10～20 mg，2 次/d；缓释片 60～120 mg 或 50～100 mg，1 次/d

续 表

药物名称	硝酸甘油(三硝基)	硝酸异山梨酯(二硝基)	单硝酸异山梨酯(单硝基)
起效时间	舌下：2～3 min 起效，5 min 达最大；静脉：即刻	舌下：3～5 min；静滴：即刻；口服：平片 15～40 min，缓释片 60 min	口服：平片 30～60 min，缓释片 60～90 min
作用持续时间	舌下：20～30 min；静滴：连续 24 h，即耐药	舌下：1～2 h；口服：平片 2～6 h，缓释片 12 h；静滴：连续 12～24 h，即耐药	口服：平片 2～6 h，缓释片 12 h
生物利用度	舌下：80%；静滴：100%	舌下：60%；口服：20～25%；静滴：100%	口服：100%
作用类型	终止缺血发作	预防缺血发生	预防缺血发生
失活方式	肝脏代谢	肝脏代谢	葡萄糖醛酸结合，经肾排泄

二、护理要点

(1) 指导患者舌下用药(置于舌下或颊部，不要吞服)，以确保用药效果；询问患者是否感到药片分解或烧灼感(提示产生药效)。

(2) 硝酸甘油舌下含服片剂须避光保存于棕色玻璃瓶中，如舌下黏膜干燥，需用水湿润，含服时应尽可能取卧位，以免加重低血压反应。

(3) 硝酸甘油舌下含服片剂通常在服用 2～3 min 起效，5 min 达最大；若 5 min 后胸痛不缓解，可再次服用；若胸痛依然存在，5 min 后可再次含服；若胸痛持续不缓解，应告知医护人员或者尽快前往医院就诊。

(4) 舌下含服硝酸甘油可引起口臭。

(5) 口服缓释片时，以水送入；叮嘱患者不要咀嚼或咬碎药片，确保药物完整进入胃肠道。

(6) 硝酸甘油静脉滴注时，需避光，需用 5% 葡萄糖注射液或 0.9% 氯化钠注射液稀释混匀后静脉滴注，不得直接静脉注射，且不能与其他药物混合；由于许多塑料输液器可吸附硝酸甘油，因此应采用不吸附本品的输液装置。

(7) 监测用药效果，如心绞痛的症状、体征逐渐改善，心绞痛发作次数逐渐减少等。

(8) 硝酸酯类药物常见的不良反应有头痛、面部潮红和低血压。特别对于不稳定型心绞痛、血容量不足和直立位时，硝酸酯类药物引起低血压伴随反常的心动过缓与血管迷走性或血管减压反应相吻合。因此在应用此类药物时，尤其是静脉用药时，首次使用前必须要进行血压的测量，滴速不可过快；输注过程中或用药后，不可突然坐起或者站立，一旦发生严重低血压，立即停用该药，给予升压和提高心率等对症处理。

(9) 若出现视物模糊、持续或者剧烈头痛、皮疹、晕厥、心绞痛发作恶化，应及时报告。

(10) 用药期间避免饮酒，以免造成严重后果。

(11) 长期大剂量服用硝酸酯类药物停药可致依赖性或反跳现象，患者可表现为心绞痛加剧，严重者可发生急性心肌梗死；故应注意剂量的调整，谨慎、缓慢停药。

(12) 舒张压(DBP)<90 mmHg 或发病后血压较基线水平下降幅度超过 30 mmHg 以上者禁用;重度主动脉瓣狭窄、梗阻型肥厚性心肌病的患者禁用;禁止与磷酸二酯酶抑制剂(如西地那非)合用;在容量不足或急性下壁合并右室梗死者亦不宜使用;慎用于心包填塞或缩窄性心包炎和重度二尖瓣狭窄的患者,因其扩张容量血管床,减少回心血量,使已经下降的舒张期灌注压进一步降低,导致心排血量更加低下;硝酸酯类药物可引起颅内压升高,降低脑组织灌注压,出血性或缺血性卒中伴高血压患者慎用;青光眼慎用。

第四节 治疗心力衰竭药物

心力衰竭(简称心衰)是由于任何心脏结构或功能异常导致心室充盈和(或)射血能力受损而引起的一组临床综合征,其主要临床表现是呼吸困难、乏力和液体潴留。

心衰的治疗包括缓解症状、治疗原发病、去除诱因。最主要的方法是药物治疗,药物是治疗心衰的基石,可改善症状、降低住院率和死亡率,改善预后。近年来我国心衰患病率持续升高,而针对心衰的治疗药物,也从"金三角"进入到"新四联"时代。"新四联"即肾素-血管紧张素系统抑制剂、β受体阻滞剂、醛固酮受体拮抗剂、钠-葡萄糖协同转运蛋白 2 抑制剂(SGLT-2i),这 4 类药物能够显著降低心衰患者的死亡率及再住院率等预后指标。心衰药物治疗除了"新四联"的标准治疗,还有其他关键疗法,如利尿剂、I_f 通道阻滞剂、可溶性鸟苷酸环化酶刺激剂、洋地黄类药物等。

一、肾素-血管紧张素系统抑制剂

(一) 药物应用

肾素-血管紧张素系统抑制剂包括血管紧张素转换酶抑制剂(ACEI)、血管紧张素Ⅱ受体拮抗剂(ARB)、血管紧张素受体脑啡肽酶抑制剂(ARNI)。ACEI 可以降低心衰患者的死亡率和住院风险,可以改善症状和运动能力,无论轻度、中度、重度心衰,无论有无冠心病,均能获益。ARB 耐受性好,长期使用可以改善血流动力学,降低心衰的死亡率和因心衰再住院率,尤其是对不能耐受 ACEI 的患者。ARNI 有 ARB 和脑啡肽酶抑制剂的作用,脑啡肽酶抑制剂可以升高利钠肽、缓激肽和肾上腺髓质素及其他内源性血管活性肽的水平,ARNI 的代表药物是沙库巴曲缬沙坦钠。常用肾素-血管紧张素系统抑制剂及其剂量见表 2-3。

表 2-3 常用肾素-血管紧张素系统抑制剂及其剂量

药物分类	药物名称	起始剂量	目标剂量
ACEI	卡托普利	6.25 mg,3 次/d	50 mg,3 次/d
	依那普利	2.5 mg,2 次/d	10 mg,2 次/d
	福辛普利	5 mg,1 次/d	20~30 mg,1 次/d
	赖诺普利	5 mg,1 次/d	20~30 mg,1 次/d
	培哚普利	2 mg,1 次/d	4~8 mg,1 次/d

续 表

药物分类	药物名称	起始剂量	目标剂量
ACEI	雷米普利	1.25 mg,1 次/d	10 mg,1 次/d
	贝那普利	2.5 mg,1 次/d	10～20 mg,1 次/d
ARB	坎地沙坦	4 mg,1 次/d	32 mg,1 次/d
	缬沙坦	40 mg,1 次/d	160 mg,2 次/d
	氯沙坦	25～50 mg,1 次/d	150 mg,1 次/d
ARNI	沙库巴曲缬沙坦	25～100 mg,2 次/d	200 mg,2 次/d

(二) 护理要点

1. ACEI　同第二章第二节。

2. ARB　同第二章第二节。

3. ARNI

(1) 食物影响较小,可以与食物同服,或空腹服用。

(2) 血管神经性水肿是沙库巴曲缬沙坦的不良反应之一,严重的会导致喉头水肿危及生命,为了避免这种严重不良反应事件的发生,沙库巴曲缬沙坦禁止与 ACEI 合用,因为 ACEI 也存在血管神经性水肿的副作用,而且两种药物转换期间,应间隔 36 h。

(3) 沙库巴曲缬沙坦有拮抗血管紧张素Ⅱ受体的活性,因此不应与 ARB 合用,既往应用 ARB 类药物的可直接换用。

(4) 使用沙库巴曲缬沙坦可导致有症状的低血压,尤其是存在血容量或电解质摄入不足的情况,如腹泻、剧烈运动出汗或使用大剂量利尿剂如氢氯噻嗪等,更容易发生,使用沙库巴曲缬沙坦过程中应监测血压,如出现低血压应减少剂量或停药。

(5) 沙库巴曲缬沙坦中含有的缬沙坦成分作用于肾素-血管紧张素-醛固酮系统(renin angiotension aldosterone system,RAAS),可抑制醛固酮的活性,导致血钾升高,服药期间要定期监测血钾水平,尤其是在与有保钾作用的药物(如螺内酯、依普利酮、钾补充剂)联合使用时,更容易发生。

(6) 用药期间还应定期监测肾功能和肝功能。

二、β 受体阻滞剂

(一) 药物应用

交感神经兴奋性增强可以促进心衰的发生与发展,持续、过度的交感神经系统激活对心脏、肾脏和血管功能均有不良影响。β 受体阻滞剂通过抑制过度激活的交感神经活性,能抑制心肌收缩力、减慢心率,可以改善心功能及心衰的预后、延缓或逆转心肌重构、提高左室射血分数(left ventricular ejection fraction,LVEF)、降低心室肌重量和容量,除非有禁忌证或者不能耐受。常用 β 受体阻滞剂及其剂量见表 2-4。

表 2-4　常用 β 受体阻滞剂及其剂量

药物名称	初始剂量	目标剂量
琥珀酸美托洛尔	11.875～23.75 mg,1 次/d	190 mg,1 次/d
比索洛尔	1.25 mg,1 次/d	10 mg,1 次/d
卡维地洛	3.125 mg,2 次/d	25 mg,2 次/d
酒石酸美托洛尔	6.25 mg,2～3 次/d	50 mg,2～3 次/d

(二) 护理要点

同第二章第二节。

三、醛固酮受体拮抗剂

(一) 药物应用

常用药物有:螺内酯、依普利酮等。阻断醛固酮效应,抑制心血管重塑,减轻心房纤维化和肥大,减轻氧化应激和炎性反应,减少心肌和血管纤维化,改善心衰的远期预后,还可降低心衰患者心源性猝死的发生率。螺内酯,初始剂量 10～20 mg,1 次/d,至少观察 2 周后再加量,目标剂量 20～40 mg,1 次/d。依普利酮,初始剂量 25 mg,1 次/d,目标剂量 50 mg,1 次/d。通常醛固酮受体拮抗剂应与袢利尿剂合用,避免同时补钾及食用高钾食物,除非有低钾血症。使用醛固酮受体拮抗剂治疗后 3 d 和 1 周应监测血钾和肾功能,前 3 个月每月监测 1 次,以后每 3 个月 1 次。

(二) 护理要点

(1) 用药期间定期监测肾功能和血钾。

(2) 不良反应主要是肾功能恶化和高钾血症,如血钾＞5.5 mmol/L 或 eGFR＜30 mL/(min·1.73 m^2)应减量并密切观察,血钾＞6.0 mmol/L 或 eGFR＜20 mL/(min·1.73 m^2)应停用。

(3) 螺内酯可引起男性乳房疼痛或乳房增生症(10%),为可逆性。

(4) 螺内酯与含钾药物、环孢素 A、库存血(含钾 30 mmol/L,如库存 10 d 以上含钾高达 65 mmol/L)合用时,发生高钾血症机会增加。

(5) 可使地高辛半衰期延长;与两性霉素 B、非甾体类抗炎药物尤其是吲哚美辛、肾上腺皮质激素、促肾上腺皮质激素、拟交感胺类药物、甘草类制剂、甘珀酸钠、雌激素合用时,利尿作用减弱。

(6) 与钠型降钾交换树脂、碱剂、葡萄糖胰岛素液合用时,发生高钾血症的机会减少;与氯化铵合用时,易引起代谢性酸中毒;与降压药物、多巴胺合用时,利尿作用加强。

四、钠-葡萄糖协同转运蛋白 2 抑制剂

(一) 药物应用

常用药物有:达格列净、恩格列净等。SGLT-2i 利钠和渗透作用组合,将细胞内液和胞外液减少到相同程度。血管内容量和血压的持续降低分别减轻了心脏前负荷和后负荷,改

善了左心室功能。SGLT-2i可以减少交感神经的过度活跃,并影响其他通过改变血管内容量和血压、血流动力学而影响心脏的神经激素途径,但不增加心率。SGLT-2i增加酮体的循环速率。酮类可以被心肌细胞自由吸收,对于衰竭的心脏,酮类是一种比脂肪酸更有效的三磷酸腺苷(ATP)来源。此外,在心肌缺血期间,酮类的利用率降低。与ACEI/ARB/ARNI和β受体阻滞剂滴定剂量不同,达格列净和恩格列净的推荐剂量均为10 mg/d。

(二) 护理要点

(1) 识别并避免可能导致酮症酸中毒的危险因素。

(2) 应告知患者或看护人员无医嘱时不要自行停用或更换糖尿病治疗药物,如出现代谢性酸中毒的症状和体征(如换气过度、呼吸急促、恶心、呕吐、厌食、腹痛、昏睡、意识模糊或疲劳)应立即就诊。若患者被确诊为酸中毒,应停用SGLT-2i,并给予相应治疗以纠正酸中毒并监测血糖水平。

(3) 监测生殖泌尿道感染的相关症状,泌尿生殖道局部的葡萄糖浓度过高导致发生细菌和霉菌感染的机会增加。女性中多为阴道念珠菌病、外阴阴道炎等,在男性中多为念珠菌性龟头炎和阴茎包皮炎,有感染疾病史的患者感染率升高。嘱患者注意个人外阴部卫生,适量饮水,保持小便通畅。

(4) 根据容量状态,调整利尿剂和液体摄入量,避免发生容量不足,尤其是年老、体弱、服用利尿剂者。

(5) 若合用其他降糖药,应避免发生低血糖。

(6) 会导致低密度脂蛋白胆固醇(LDL-C)升高;根据需要监测血脂,血脂异常者必要时联合调脂治疗。

五、利尿剂

(一) 药物应用

利尿剂能消除水钠潴留,可以有效缓解心衰患者的呼吸困难及水肿,改善心功能和运动耐量。恰当使用利尿剂是心衰药物取得成功的关键和基础。若利尿剂用量不足,会降低对ACEI的反应,增加使用β受体阻滞剂的风险。另一方面,不恰当的大剂量使用利尿剂则会导致血容量不足,增加发生电解质紊乱、低血压和肾功能恶化的风险。有明显液体潴留的患者,首选袢利尿剂,最常用的是呋塞米,呋塞米的剂量与效应呈线性关系;托拉塞米、布美他尼口服生物利用度更高。噻嗪类利尿剂仅适用于有轻度液体潴留、伴有高血压且肾功能正常的心衰患者。托伐普坦对顽固性水肿或低钠血症者疗效更为显著,推荐用于常规利尿剂治疗效果不佳、有低钠血症或有肾功能损害倾向的患者。根据患者淤血症状和体征、血压及肾功能选择起始剂量(表2-5),根据患者对利尿剂的反应调整剂量,体重每天减轻0.5~1.0 kg为佳。一旦病情控制、症状缓解,即以最小有效剂量长期维持,并根据液体潴留的情况随时调整剂量。每天体重的变化是最可靠的监测指标,可以教会患者根据病情需要(症状、水肿、体重变化)调整剂量。利尿剂开始使用或增加剂量1~2周后,应复查血电解质和肾功能。

表 2-5 常用利尿剂及其剂量

药物分类	药物名称	起始剂量	每天最大剂量	每天常用剂量
袢利尿剂	呋塞米	20~40 mg,1 次/d	120~160 mg	20~80 mg
	布美他尼	0.5~1 mg,1 次/d	6~8 mg	1~4 mg
	托拉塞米	10 mg,1 次/d	100 mg	10~40 mg
噻嗪类利尿剂	氢氯噻嗪	12.5~25 mg,1~2 次/d	100 mg	25~50 mg
	美托拉宗	2.5 mg,1 次/d	20 mg	2.5~10 mg
	吲达帕胺	2.5 mg,1 次/d	5 mg	2.5~5 mg
保钾利尿剂	阿米洛利	2.5 mg^a/5 mg^b,1 次/d	20 mg	5~10 mg^a/10~20 mg^b
	氨苯蝶啶	25 mg^a/50 mg^b,1 次/d	200 mg	100 mg^a/200 mg^b
血管加压素 V2 受体拮抗剂	托伐普坦	7.5~25 mg,1~2 次/d	30 mg	15 mg

注:^{a} 与 ACEI 或 ARB 合用时的剂量;^{b} 不与 ACEI 或 ARB 合用时的剂量。

(二) 护理要点

除参见第二章第二节外,还应注意:托伐普坦的不良反应主要是口渴和高钠血症。慢性低钠血症的纠正不宜过快,避免血浆渗透压迅速升高造成脑组织脱水而继发渗透性脱髓鞘综合征。偶有肝损伤,应监测肝功能。

六、I_f 通道阻滞剂

(一) 药物应用

代表药物是伊伐布雷定,通过特异性抑制心脏窦房结起搏电流(I_f),减慢心率。伊伐布雷定使心衰恶化住院和心血管死亡的相对风险降低 18%,患者左心室功能和生活质量均有显著改善。起始剂量 2.5 mg,2 次/d,治疗 2 周后,根据静息心率调整剂量,每次剂量增加 2.5 mg,使患者的静息心率控制在 60 次/min 左右,最大剂量 7.5 mg,2 次/d。

(二) 护理要点

(1) 用药期间观察患者有无光幻症和心动过缓不良反应发生;如发生视觉功能恶化,应考虑停药;心率<50 次/min 或出现相关症状时应减量或者停用。

(2) 老年、伴有室内传导障碍的患者起始剂量要小。

(3) 对合用 β 受体阻滞剂、胺碘酮、地高辛的患者应监测心率和 Q-T 间期,因低钾血症和心动过缓合并存在是发生严重心律失常的易感因素,特别是长 QT 综合征患者。

(4) 避免与强效细胞色素 P4503A4 抑制剂(如唑类抗真菌药、大环内酯类抗生素)合用。

(5) 用药期间,在驾驶和执行其他需要清晰视力的任务或动作时一定要小心。

(6) 避免服用柚子或柚子汁。

(7) 在开始使用伊伐布雷定进行治疗前,或者对已经使用伊伐布雷定的患者调整剂量时,都应考虑连续心率测定、心电图或 24 h 动态心电监测的结果,以明确静息心率。

七、可溶性鸟苷酸环化酶刺激剂

（一）药物应用

代表药物是维立西呱，是一种可溶性鸟苷酸环化酶（soluble guanylate cyclase，sGC）刺激剂，可不依赖内源性一氧化氮，直接刺激 sGC，使环磷酸鸟苷生成增多；也可与内源性 NO 具有协同作用，增加 sGC 对 NO 的敏感性。双重机制修复 NO-sGC-cGMP 信号通路，改善血管功能和细胞内皮，减少心肌肥厚和心室重构，从而进一步改善心衰症状，降低心衰住院风险或心血管死亡率。推荐起始剂量为 2.5 mg，1 次/d，与食物同服；每 2 周左右加倍剂量，根据患者耐受情况调整至合适的维持剂量，最大维持剂量不得大于 10 mg，1 次/d。如果漏服一剂药物，应在漏服当天在患者想起时立即服用，患者不应在同一天服用两剂维立西呱片。

（二）护理要点

（1）如果患者出现耐受性问题（症状性低血压或 SBP<90 mmHg），建议暂时下调剂量或停用维立西呱。

（2）对于伴有低血容量、重度左心室流出道梗阻、静息性低血压、自主神经功能障碍或联合使用抗高血压药物或有机硝酸酯类药物治疗的患者，应考虑发生症状性低血压的可能性。

（3）本品含有乳糖，患有罕见的先天性半乳糖不耐受症、乳糖酶缺乏症或葡萄糖-半乳糖吸收不良症的患者不应使用本品。

（4）用药期间观察患者有无低血压、头晕、头痛、贫血、消化不良、恶心、呕吐、胃食管反流病等不良反应。

八、洋地黄类药物

（一）药物应用

洋地黄类药物通过抑制 Na^+/K^+-ATP 酶，产生正性肌力作用，增强副交感神经活性，减慢房室传导。使用地高辛可以改善心衰患者的运动耐量和症状；心衰患者长期使用地高辛对死亡率的影响是中性的，但是能降低住院风险。房颤患者服用地高辛后，死亡风险与血清地高辛浓度独立相关，浓度≥1.2 μg/L 患者的死亡风险最高，无论是否伴有心衰，启动地高辛治疗与房颤患者的死亡率独立相关。地高辛 0.125～0.25 mg/d，老年、肾功能受损者、低体重患者可 0.125 mg，1 次/d 或隔天 1 次，应监测地高辛血药浓度，建议维持在 0.5～0.9 μg/L。

（二）护理要点

（1）告诉患者由于洋地黄的治疗量与中毒量接近，故易发生中毒；鼓励患者在用药期间出现不适应及时报告医护人员。

（2）注意询问和倾听患者的不适主诉，注意观察患者的心电图情况。当患者主诉食欲减退、恶心、呕吐、视力模糊、头痛、黄视、绿视、心悸时，或当患者心电图出现各种心律失常（如室性早搏、快速性房性心律失常伴有传导阻滞等）表现时，应及时通知医生。

（3）嘱患者服用地高辛时，若上一次药漏服，则再次服药时不要补服，以免剂量增加，而致中毒。

（4）在给予患者使用洋地黄类药物之前，应先测心率，若<60 次/min，则禁止给药。

（5）当患者发生洋地黄中毒时，应立即停用所有洋地黄类制剂及排钾利尿剂，遵医嘱给予纠正心律失常的药物。

(6) 指导患者严格按照医嘱服药,不可随意加量或减量。

(7) 告知患者应定期门诊复查,检查心电图和地高辛浓度。

第五节 治疗心律失常药物

心律失常是指心脏冲动的频率、节律、起源部位、传导速度或激动次序的异常,可以表现为心率过快、过慢、心律不齐等。抗心律失常药物的临床应用已逾百年,目前仍是心律失常治疗的基本手段,对于减少心律失常发作、改善患者症状及预后具有重要意义。

一、药物应用

治疗心律失常药物现在广泛使用的是改良的 Vaughan Williams(VW)分类,根据药物不同的电生理作用分为四类。

Ⅰ类药物:钠通道阻滞药,一般情况下这类药物主要是针对快速的心律失常。阻滞快钠通道,降低0相上升速率(Vmax),减慢心肌传导,有效地终止钠通道依赖的折返。Ⅰ类药物根据药物与通道作用动力学和阻滞强度的不同又可分为Ⅰa、Ⅰb和Ⅰc类。此类药物与钠通道的结合/解离动力学有很大差别,结合/解离时间常数<1 s者为Ⅰb类药物,美西律、苯妥英钠与利多卡因等属此类;≥12 s者为Ⅰc类药物,氟卡尼、恩卡尼、普罗帕酮等属此类;介于二者之间者为Ⅰa类药物,奎尼丁、普鲁卡因胺、丙吡胺等属此类。Ⅰ类药物与开放和失活状态的通道亲和力大,因此呈使用依赖。对重症心功能障碍、病态心肌和缺血心肌特别敏感,应用要谨慎,尤其Ⅰc类药物,易诱发致命性心律失常[无休止室性心动过速(室速)、心室颤动(室颤)]。

Ⅱ类药物:β受体阻滞剂,代表药物有美托洛尔、比索洛尔、普萘洛尔、阿替洛尔等。这类药物主要是用于治疗窦性心动过速、频发的房性和室性早搏,另外还可以用于心房颤动(房颤)患者的心室率控制。阻滞β肾上腺素能受体,降低交感神经效应,减轻由β受体介导的心律失常。此类药能降低L型钙电流(I_{Ca-L})、起搏电流(I_f),由此减慢窦律,抑制自律性,也能减慢房室结的传导。对病态窦房结综合征或房室传导障碍者作用特别明显。长期口服对病态心肌细胞的复极时间可能有所缩短,能降低缺血心肌的复极离散度,并能提高致颤阈值,由此可以降低冠心病的猝死率。

Ⅲ类药物:钾离子通道阻滞剂,代表药物有胺碘酮、决奈达隆、索他洛尔、溴苄胺、多非利特、伊布利特等。阻滞钾通道可减少复极期K^+外流,分为非选择性K^+通道抑制剂(I_{Kr})、选择性I_{Kr}、乙酰胆碱敏感型钾通道电流(I_{KAch})、超快延迟整流钾电流(I_{Kur})、三磷酸腺苷敏感型钾通道电流(I_{KATP})和瞬间外向钾电流(I_{to})抑制剂等。通过延长心房和(或)浦肯野和(或)心室肌细胞动作电位时程(APD)和有效不应期(ERP),终止或预防室性和室上性心律失常。延长QTc间期、增大复极离散度,可能诱发早期后除极(EAD)、促进折返和尖端扭转型室速(torsade de pointes,TdP)的发生。

Ⅳ类药物:钙通道阻滞剂,主要阻滞心肌细胞I_{Ca-L}。I_{Ca-L}介导的兴奋收缩偶联,减慢窦房结和房室结的传导,对早后除极和晚后除极电位及I_{Ca-L}参与的心律失常有治疗作用。代表药物有维拉帕米和地尔硫䓬,它们延长房室结有效不应期,可有效地终止房室结折返性心动过速,减慢房颤的心室率,也能终止维拉帕米敏感的室速。由于负性肌力作用较强,因此在心功能不全时不宜选用。

其他抗心律失常作用的药物其作用机制各异,不能按VW分类,临床上亦有应用,包括腺苷、洋地黄类、阿托品、异丙肾上腺素、硫酸镁、伊伐布雷定和中药参松养心胶囊、稳心颗粒等。

临床常见的抗心律失常药物的适应证、不良反应见表2-6。

表2-6 常用抗心律失常药物的适应证、不良反应

常用药物	适应证	不良反应	
		心脏方面	其他
奎尼丁	房性与室性期前收缩;心房扑动与颤动,房室结内折返性心动过速,预激综合征;室速;预防上述心律失常复发	窦性停搏、房室传导阻滞、Q-T间期延长与尖端扭转型室速、晕厥	食欲下降、恶心、呕吐、腹痛、腹泻;视、听觉障碍及意识模糊;皮疹、发热、溶血性贫血、血小板减少
普鲁卡因胺	目前推荐用于预激综合征并房颤的药物转复	中毒浓度抑制心肌收缩力,传导阻滞、低血压、Q-T间期延长与多形性室速	胃肠道反应较奎尼丁少见;中枢神经系统反应较利多卡因多见;发热、粒细胞减少症;药物性狼疮
利多卡因	血流动力学稳定的室性心动过速及心室颤动/无脉室性心动过速(但均不作为首选)	少数引起窦房结抑制、室内传导阻滞	感觉异常、眩晕、意识模糊、谵妄、昏迷
美西律	急、慢性室性快速型心律失常(特别是Q-T间期延长者);常用于小儿先天性心脏病与室性心律失常	低血压(发生在静脉注射时)、心动过缓	恶心、呕吐、步态障碍、运动失调、震颤、皮疹
普罗帕酮	各种类型室上性心动过速;室性期前收缩,难治性、致命性室速	房室传导阻滞、窦房结抑制、加重心力衰竭	眩晕、视力模糊、口内金属味;胃肠道不适;加重支气管痉挛
β受体阻滞剂	控制需要治疗的窦性心动过速;症状性期前收缩;心房扑动/心房颤动;多形性及反复发作单形性室性心动过速;预防上述心律失常再发;降低冠心病、心力衰竭患者猝死及总死亡率	心动过缓、低血压、心力衰竭	乏力;加重哮喘与慢性阻塞性肺疾病;间歇性跛行、雷诺现象;精神抑郁;糖尿病患者可能引起低血糖
胺碘酮	各种室上性(包括心房扑动与颤动)与室性快速型心律失常(不用于Q-T间期延长的多形性室速);心肌梗死后室性心律失常、复苏后预防室性心律失常复发,尤其适用于器质性心脏病、心肌梗死后伴心功能不全的心律失常	心动过缓,致心律失常很少发生,偶有尖端扭转型室速	最严重的心外毒性为肺纤维化、转氨酶升高,偶致肝硬化;甲状腺功能亢进或减退;光过敏、角膜色素沉着;胃肠道反应

续　表

常用药物	适应证	不良反应	
		心脏方面	其他
维拉帕米	各种折返性室上性心动过速，预激综合征利用房室结作为通道的房室折返性心动过速；心房扑动与颤动时减慢心室率；某些特殊类型室速	已应用β受体阻滞剂或有血流动力学障碍者易引起心动过缓、房室传导阻滞、低血压、心搏停顿	偶有肝毒性，使地高辛血浓度增高
腺苷	房室结折返或利用房室结的房室折返性心动过速的首选药物；心衰、严重低血压者及新生儿均适用；鉴别室上速伴有室内差异性传导与室速	可有短暂窦性停搏、室性期前收缩或非持续性室性心动过速	呼吸困难、面部潮红、胸部压迫感，通常持续短于1 min
决奈达隆	阵发性和持续性房颤转复后维持窦性心律	心力衰竭加重、Q-T间期延长	肝功能损害
去乙酰毛花苷	控制房扑或房颤心室率，尤其适合心功能不全合并快速型房扑或房颤的控制	房室传导阻滞、室性心律失常	恶心、呕吐等消化道症状；黄视、绿视、视物模糊等视神经系统症状
伊伐布雷定	用于不能耐受或禁用β受体阻滞剂的窦性心动过速患者	心动过缓或者Ⅰ度房室阻滞，与心动过缓相关的头晕、头痛	闪光现象（光幻觉）和复视等眼部疾病

二、护理要点

（1）抗心律失常药物在治疗心律失常时，可以导致新的心律失常出现，或者使原来的心律失常加重；所以在治疗时要注意，并不是所有的心律失常都需要抗心律失常治疗，只是对一些可以导致临床症状的，或者血流动力学障碍，具有引起致命性危险的心律失常时，才需要抗心律失常治疗。

（2）定期做心电图，以明确心律失常的情况，必要时做24 h动态心电图，以观察心脏全天的情况。

（3）按时测血压，尤其在最初服药及改变药物剂量时，服药前后要测血压。

（4）服药期间，定期监测脉搏和心律，了解抗心律失常药物治疗的效果。

（5）对于心律不齐的患者，测脉搏和心律时，每次测量时间不少于1 min。

（6）经常检查肝肾功能情况。

（7）服用洋地黄类抗心律失常药物的患者，应定期进行血药浓度的测定及电解质浓度的测定。

（8）熟练掌握常用抗心律失常药物的作用、适应证以及不良反应等，密切观察用药后的病情变化，一旦出现严重致心律失常作用应立即停药，并采取有效措施，如发生缓慢型心律失常者，可用阿托品或异丙肾上腺素纠正，必要时两者可并用，对无Q-T间期延长的室速，可试用利多卡因,无效时可慎用普鲁卡因胺;对尖端扭转型室速,可静注硫酸镁或行人工心脏起搏,对"无休止"型室速伴血流动力学改变者,应持续人工心肺复苏。

(9) 应始终遵循针对每一个患者的个体化治疗原则,包括药物种类、剂量、用药方式的选择和把握等,尤其是对心力衰竭、肝和肾功能不良患者应注意调整剂量。由于多数抗心律失常药物的剂量与血药浓度呈非线性关系,为保证用药安全有效,除有时需进行血药浓度监测外,更应注意加强病情变化的观察,以确定适宜的用药剂量。

(10) 应将所需药品放在容易拿取的地方,以备急用;患者睡前不要服用含兴奋剂的药物。

(11) 备好抢救用品,包括各种抢救药品和抗心律失常药物及各种抢救器械,如除颤仪、氧气、起搏器等要处于备用状态。

(12) 在使用抗心律失常药物时,若单药治疗无效,可联合应用。在联合用药时,药理作用可能减弱或者增强,甚至增高致心律失常作用;应以疗效高、不良反应少为目的;最好避免联用同类的抗心律失常药物,及可能增加不良反应的药物;在选用有可能进一步延长 Q－T 间期的药物时更需慎重;药物联用时,应加强监护,防止发生严重的不良反应。

1) Ⅰa 或 Ⅲ 类药物与可延长 Q－Tc 间期的药物合用会增加 TdP(尖端扭转型室速)的发生率,尤其是合并低钾或存在长 Q－T 相关基因突变时。

2) Ⅰc 类与其他钠通道阻滞剂(三环类抗抑郁和抗癫痫药物)合用时,有可能增加钠通道阻滞剂导致心律失常风险。

3) Ⅱ类药物和非二氢吡啶类钙通道阻滞剂存在相似的负性频率、负性肌力和负性传导作用,禁忌两药静脉合用,口服合用要慎用或减量。

4) 在应用 paxlovid 抗新冠病毒治疗期内,除索他洛尔外,不宜接受其他抗心律失常药物治疗。

(13) 教会家属急救方法,首先是测脉搏,其次是心肺复苏术,以便当患者病情发作时,随时监测病情并进行急救。

【参考文献】

[1] 葛均波,徐永健,王辰. 内科学[M]. 9 版. 北京:人民卫生出版社,2019.
[2] 尤黎明,吴瑛. 内科护理学[M]. 6 版. 北京:人民卫生出版社,2021.
[3] 杨静. 胺碘酮相关性静脉炎的预防及护理进展[J]. 临床护理杂志,2021,20(5):66－69.
[4] 陈言飞,汪其存,洪叶. 替罗非班联合硝普钠对 PCI 无复流患者 NT－proBNP、MCP－1 及 H－FABP 的影响[J]. 分子诊断与治疗杂志,2023,15(2):330－334.
[5] 李嘉仪,黄龙祥,罗素新. 钠－葡萄糖协同转运蛋白-2 抑制剂在心血管疾病中的研究进展[J]. 心血管病学进展,2019,40(9):1245－1249.
[6] 田师鹏,安慧,陈淑霞,等. 维立西呱在心力衰竭中的研究进展[J]. 心血管病学进展,2023,44(7):602－606.
[7] 中华医学会心血管病学分会,中国生物医学工程学会心律分会. 抗心律失常药物临床应用中国专家共识[J]. 中华心血管病杂志,2023,51(3):256－269.

第三章
心血管专科常见临床技术操作

第一节 心电图

一、名词定义

心电图检测技术是指心脏机械收缩前,先产生电活动,心房和心室的电活动可以经过人体组织传到体表,利用心电图机从体表记录心脏每一心动周期所产生的电活动变化的图形技术。

二、适应证

(1) 证实患有心血管疾病或心功能不全者。
(2) 疑似心血管疾病或心功能不全者。
(3) 无心血管疾病及心功能不全者。

三、禁忌证

心电图操作方便、无创伤、价格低廉、可重复性高,因此无绝对禁忌证,是临床上最常用的检查之一。但以下情况除外:
(1) 大面积的皮肤Ⅲ°烧伤。
(2) 某些严重的全身性皮肤疾病。

四、目的

(1) 分析鉴别各种心律失常。
(2) 确诊心肌梗死及急性冠状动脉供血不足。
(3) 协助诊断慢性冠状动脉供血不足、心肌炎、心肌病;判断有无心房、心室肥大。
(4) 协助判断心包疾病。
(5) 协助判断某些电解质紊乱(血钾、血钙过高或过低)。

五、操作规范

(一) 操作准备

(1) 用物准备:心电图机、心电图纸、酒精(有过敏者用生理盐水)、小药杯、纱布两块、医疗垃圾桶、医嘱单、洗手液,检查用物的有效期,物品处于备用状态。

(2) 环境准备:病室安静整洁,光线适宜、无电磁波干扰,关闭门窗(或窗帘),屏风遮挡,保护患者隐私。

(3) 护士准备:衣帽整洁,洗手戴口罩。

(4) 患者准备:患者处于安静状态,配合操作。

(二) 操作评估

(1) 评估患者病情、意识状态、合作程度、皮肤状况,并做好解释。

(2) 做好环境及用物的准备。

(3) 嘱患者描记心电图前充分休息。

(4) 指导患者取仰卧位,放松肢体,保持平静呼吸。

(三) 操作要点

(1) 检查心电图机的性能,呈良好备用状态。

(2) 核对患者,协助取舒适体位。

(3) 生理盐水或 75% 酒精棉球清洁肢体及胸部皮肤,注意保暖。

(4) 正确连接导联:

肢体导联:红色—右臂;黄色—左臂;绿色—左腿;黑色—右腿。

胸导联:V_1:胸骨右缘第 4 肋间;V_2:胸骨左缘第 4 肋间;V_3:V_2、V_4 连线中点;V_4:左胸第 5 肋间锁骨中线处;V_5:左侧腋前线与 V_4 同一水平;V_6:左侧腋中线与 V_4 同一水平。

(四) 心电图技术操作流程

见图 3-1。

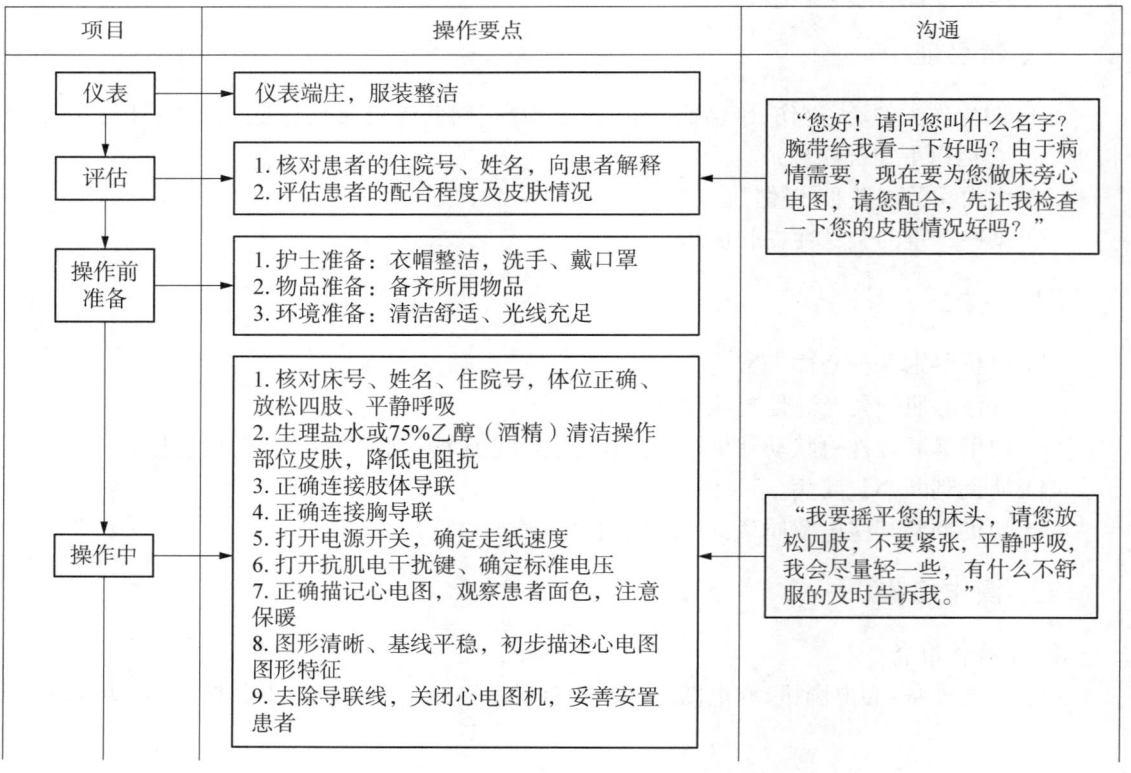

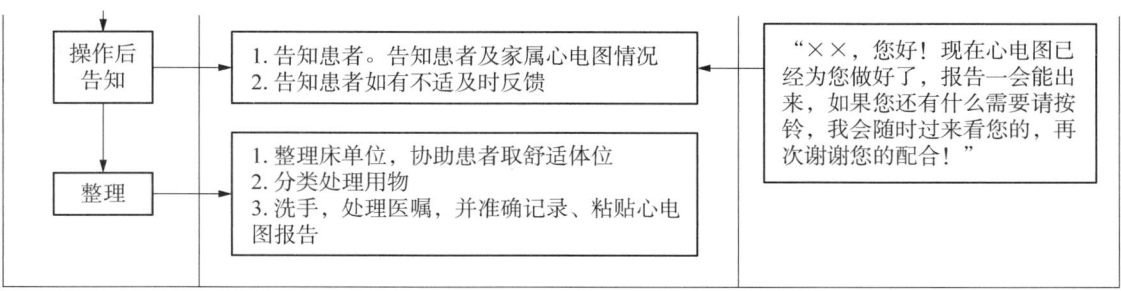

图 3-1 心电图技术操作流程

(五) 心电图技术操作评分标准

见表 3-1。

表 3-1 心电图技术操作评分标准

科室：　　　　　姓名：　　　　　日期：　　　　　成绩：

项目	考核要点	标准分	扣分说明
素质要求 （5分）	1. 仪表端庄，服装、鞋帽整洁	5	
操作前 （14分）	2. 评估（年龄、病情、皮肤情况、合作程度），环境准备（置屏风或隔帘）	5	
	3. 告知患者做心电图的目的及方法（平静呼吸、放松、不能多动）	4	
	4. 备齐用物，检查心电图机性能（定准电压）	5	
操作中 （56分）	5. 核对床号、姓名、住院号等	3	
	6. 体位正确，放松四肢，平静呼吸	5	
	7. 暴露两手腕内侧（取下饰品及电子表），两下肢内踝，暴露胸部	5	
	8. 生理盐水或75％乙醇清洁患者皮肤，保证电极与皮肤表面接触良好	3	
	9. 正确连接胸导连线：V_1、V_2、V_3、V_4、V_5、V_6	5	
	10. 正确连接肢导连线：Ⅰ、Ⅱ、Ⅲ、aVR、aVL、aVF	5	
	11. 打开电源，确定走纸速度	5	
	12. 打开抗肌电干扰键，确定标准电压	5	
	13. 正确描记各导联心电图变化	5	
	14. 观察面色，注意保暖	5	
	15. 图纸清晰、基线平稳	5	
	16. 关闭心电图机，取下导联线	5	
操作后 （15分）	17. 安置患者，整理床单位	3	
	18. 整理用物，洗手	2	

续 表

项目	考核要点	标准分	扣分说明
	19. 标出心电图导联,按导联顺序剪贴一份心电图报告	5	
	20. 注明病区、床号、姓名、年龄、日期、时间及操作者签名等	5	
评价 (5分)	21. 动作轻巧、准确、熟练、安全,操作时间小于 15 min	5	
理论提问 (5分)	22. 各胸导联连接部位	5	
总分		100	

(六) 注意事项

(1) 心电图检查应在宽敞明亮的环境,远离大型电器设备。

(2) 心电图机避免过冷或者过热,特别要避免寒冷所致的肌电干扰。

(3) 心电图机使用完毕后及时整理和消毒,心电图机定时充电,定时检测。

(4) 操作前检查心电图机各条线缆的连接是否正确,包括导线、电源线等,导线应保持顺畅无缠绕。

(5) 操作者事先告知检查者稍事休息,保持平静,避免紧张,对于重症患者应避免刺激性的操作,比如吸痰等。

(6) 放置电极部位的皮肤如有污垢,应先进行皮肤清洁。

(7) 分析心电图时,一定要结合患者的症状、体征、用药史、实验室检查及临床诊断,以便做出正确的心电图诊断。

(8) 当心电图的波形与患者病情特征不相符合时,应选择其他方法来帮助诊断。

六、相关知识链接

(一) 心电图检查设备要求

为保证使用安全以及图形质量,需使用符合标准的心电图机。按照抗电击能力将医疗电器设备分为 B 型、BF 型和 CF 型。按照"中华人民共和国国家标准 GB10793-89 心电图机使用安全要求",目前建议使用 CF 型心电图机,该型心电图机机壳泄漏电流<100 μA。应按规定校准心电图机各项重要参数均在正常范围,护士在使用过程中,需要熟悉并掌握相关设备要求(表 3-2)。

表 3-2 心电图检查设备要求(简版)

设备要求项目	设备要求设置
灵敏度	心电图机的标准灵敏度为 10 mm/mV
输入阻抗	要求心电图机放大器的输入阻抗≥2.5 MΩ
频率响应	要求为 0.05～150 Hz
阻尼	设置走纸速度为 25 mm/s,按定标键记录方波,若方波波形转折角为直角,则表明阻尼适当
走纸速度	正常应设置走纸速度为 25 mm/s

1. **灵敏度** 灵敏度是指心电图机对心电信号的放大能力,指输入 1 mV 电压时描笔的偏转幅度,常用 1 mV 定标电压来表示,其单位为 mm/mV。一般将心电图机灵敏度分为三挡:5 mm/mV、10 mm/mV 和 20 mm/mV。心电图机的标准灵敏度为 10 mm/mV,规定标准灵敏度的目的是便于对各种心电图进行比较。当导联出现正向波特别高或负向波特别深时,可采用 5 mm/mV 灵敏度挡位。反之,可采用 20 mm/mV 灵敏度挡位。

2. **输入阻抗** 输入阻抗是指心电图机未接收信号源时,在放大器输入端测量到的阻抗。输入阻抗越大,进入心电图机的信号电压越大,波形失真越小。一般要求心电图机放大器的输入阻抗 $\geq$ 2.5 MΩ。

3. **频率响应** 频率响应是指心电图机输入相同幅值、不同频率信号时,其输出信号幅度随频率的变化。频率响应范围确定了有用信息的有效范围。目前国内心电图机的基本要求为 0.05~150 Hz,这一范围已经得到验证。对于婴儿,高频应为 250 Hz。数字化技术在心电图机上的应用,使借助计算机对波形进行放大、缩小以及信号处理变得十分方便,心电图机的频率响应范围适度扩大,以获取更多心电信息,将是未来需要研究和再定义的一个问题。

4. **阻尼**(仅适用于模拟心电图机) 阻尼是指心电图机的描笔在工作时抑制其振荡的反作用力。当心电图机的阻尼过大时,心电图上微小的波形幅度减小,严重时甚至描记不出;而当阻尼过小时,心电图上的尖峰波(如 R 波、S 波等)幅值会增加;也存在阻尼不均的情况。因此,需将阻尼调至适中状态,以保持准确地记录波形。心电图机通电后,设置走纸速度为 25 mm/s,按定标键记录方波,若方波波形转折角为直角,则表明阻尼适当;若方波上升或下降均有突出尖波,则表明阻尼过小;方波上升及下降都呈圆钝型,则表明阻尼过大。

5. **走纸速度** 走纸速度是指心电图纸的运行速度,单位为 mm/s,心电图机走纸速度有 12.5 mm/s、25 mm/s、50 mm/s 和 100 mm/s 四挡选择,正常应设置走纸速度为 25 mm/s。如需放大心电图波形间期的分辨程度,可调快走纸速度为 50 mm/s 或 100 mm/s;反之,可调减走纸速度为 12.5 mm/s。

(二) 故障处置

心电图机是技术非常成熟的医疗器械,也是每个医院的必备的常规电子诊断设备,心电图机的常规故障的检测与排除方法见表 3-3。

表 3-3 心电图机故障及处置

故障	故障原因	处置方法
1. 开机后不能进入工作状态	1. 蓄电池失效、充电电压太低 2. 交流电路及整流电路工作失常 3. 控制电路工作不良	1. 检测蓄电池电压,充电无效,检修或更换蓄电池 2. 短路时应排除故障,更换损坏元器件 3. 更换损坏或变质的元器件
2. 无 1 mV 定标电压	1. 1 mV 定标电压形成电路有问题 2. 1 mV 定标电压开关不良 3. 放大器或光电耦合器工作失常 4. 灵敏度电位器调整不当 5. 记录笔工作失常	1. 电压过低,更换标准电池;标准电池电压正常,检查相关电路 2. 更换 1 mV 定标电压开关 3. 更换损坏或变质的元器件 4. 检修或更换灵敏度电位器

续　表

故障	故障原因	处置方法
2. 无1mV定标电压		5. 记录笔固定松动应重新固定紧,若盘香弹簧脱焊或损坏应重焊或更换
3. 不做人体检查时基线漂移	1. 标准电池漏电 2. 放大器电路板漏电 3. 电路耦合电容器漏电 4. 灵敏度电位器调整不当 5. 走纸系统工作不良	1. 漏电更换标准电池 2. 清洁放大器电路板并吹干 3. 更换变质元器件 4. 更换漏电或变质的电容器 5. 检修走纸电动机及其控制电路
4. 将导联开关置于"0"位有干扰	1. 电压波动 2. 心电图机内脏污 3. 电路前级屏蔽不良 4. 放大器有零点漂移	1. 检查并更换损坏及变质的元器件 2. 清洁部件并吹干 3. 检查机内接地情况,必要时重新接地 4. 检查并更换损坏及变质的元器件
5. 导联开关选择"0"位时单偏	1. 移动电位器接触不良 2. 位置反馈检测系统有问题 3. 功率放大器工作失常 4. 记录线圈一侧损坏 5. 耦合电容器变质	1. 检查并更换移动电位器 2. 检查并更换损坏及变质的元器件 3. 检查并更换损坏及变质的元器件 4. 检修或更换记录线圈 5. 更换变质或损坏的耦合电容器
6. 进行人体检测时基线波动	1. 放大电路漏电 2. 走纸系统工作不良 3. 供电电流不稳定 4. 操作不当 5. 被检查人配合不当 6. 外界干扰	1. 清洁放大器电路板并更换 2. 检修或更换电动机 3. 检查并更换损坏元器件 4. 重新将电极带固定好 5. 嘱被检查人员配合 6. 建议远离外界干扰
7. 走纸失常	1. 记录纸卷不标准 2. 走纸电动机运转失常 3. 走纸器安装不当 4. 走纸橡皮轴老化	1. 更换记录纸卷 2. 检查并重新调整 3. 重新安装 4. 除异物,更换走纸橡皮轴
8. 检测人体心电图不准(波形失真)	1. 导联开关选择"0"位时单偏 2. 记录笔运行失常 3. 1mV定标电压不准,走纸速度不准 4. 导联线有故障 5. 放大器线性不良 6. 外界干扰记录笔零位失常 7. 心电图机环境差	1. 消除单偏 2. 检修记录笔情况 3. 检查并更换损坏元器件 4. 重新连接 5. 检查并更换损坏元器件 6. 检查并调整记录笔 7. 改善心电图机的工作环境
9. 机器运行时阻尼异常	1. 1mV定标电压开关失效 2. 阻尼电位器或反馈电路有问题 3. 记录笔压力阻尼不正常 4. 记录笔老化 5. 记录器磁铁退磁 6. 盘香弹簧不良	1. 检修或更换定标电压开关 2. 检查并更换损坏元器件 3. 检查并调整记录笔阻尼 4. 更换记录笔 5. 检查并更换损坏元器件 6. 更换盘香弹簧

续　表

故障	故障原因	处置方法
10. 机器运行时干扰大	1. 所用金属床接地不良 2. 导联线插头接触不良 3. 电极不良 4. 电源线与导联线交叉 5. 保险丝熔断 6. 心电图机的有关电路工作不良	1. 重新接地或加屏蔽 2. 检修或更换损坏元器件 3. 检修或更换损坏元器件 4. 重新接地 5. 检修或更换损坏元器件 6. 检修或更换损坏元器件

第二节　心电监护

一、名词定义

心电监护是通过24 h连续观察监测心脏电活动情况，是一种无创的监测方法，可提供客观、有效的生命体征数据。因此有心电活动异常的患者能被及时发现、识别并指导实时处理，如急性心肌梗死、各种心律失常等，在临床监测和抢救中具有重要作用。

二、适应证

（1）各种心血管疾病者。
（2）其他脏器疾病导致急性循环衰竭者。
（3）手术前后的保护性应用。

三、禁忌证

无明显禁忌证。

四、目的

（1）及时发现、识别和诊断各种心律失常及其先兆。
（2）指导临床抗心律失常治疗。
（3）指导其他可能影响心电活动的治疗。
（4）监测和处理电解质紊乱。
（5）协助涉及临床心电活动的研究工作。
（6）手术监护。

五、操作规范

（一）操作准备

（1）用物准备：医嘱单、完好备用的监护仪一台、电极片、生理盐水棉球、治疗碗、镊子、弯盘、护理记录单。检查用物的有效期，物品处于备用状态。

(2) 环境准备：同第三章第一节。
(3) 护士准备：同第三章第一节。
(4) 患者准备：同第三章第一节。

(二) 操作评估
(1) 周围环境，光照环境，有无电磁波干扰。
(2) 评估病情，意识状态以及合作程度。
(3) 评估胸部皮肤、双上肢活动度、手指血运是否良好。
(4) 评估是否安装心脏起搏器。
(5) 评估有无酒精过敏及其他特殊过敏史。
(6) 评估监护仪的性能。

(三) 操作要点
(1) 备齐用物，检查监护仪电源是否连接妥当。
(2) 开机监测正常，并呈备用状态。
(3) 遵医嘱记录监护参数。
(4) 整理床单位及用物。
(5) 清醒患者，告知监测的目的及注意事项，取得配合。
(6) 告知患者及家属，避免电磁波的干扰（如手机、电脑、游戏机等）。

(四) 心电监护操作流程
见图 3-2。

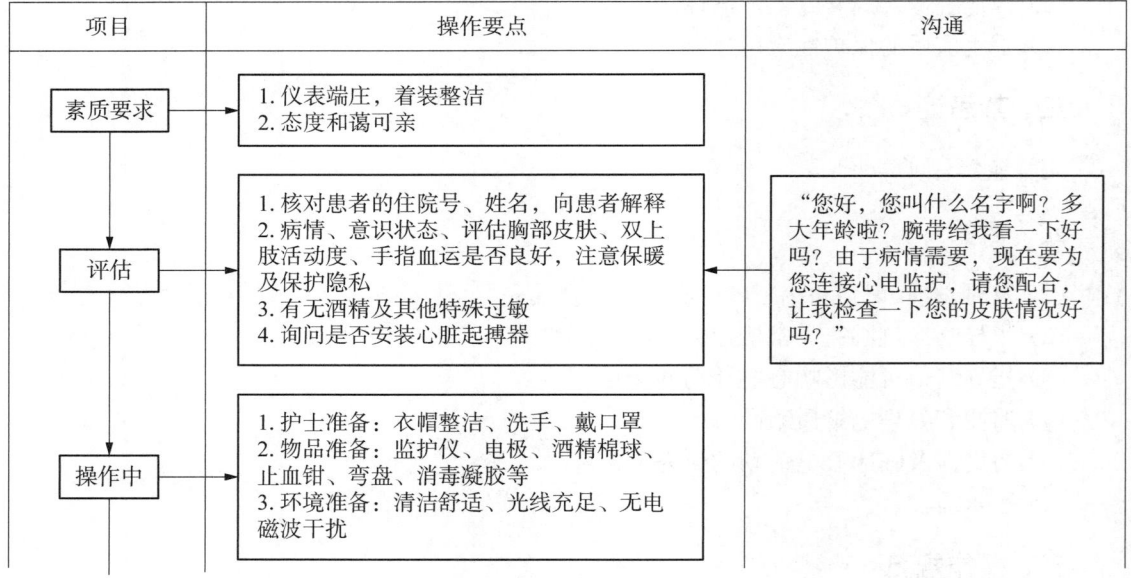

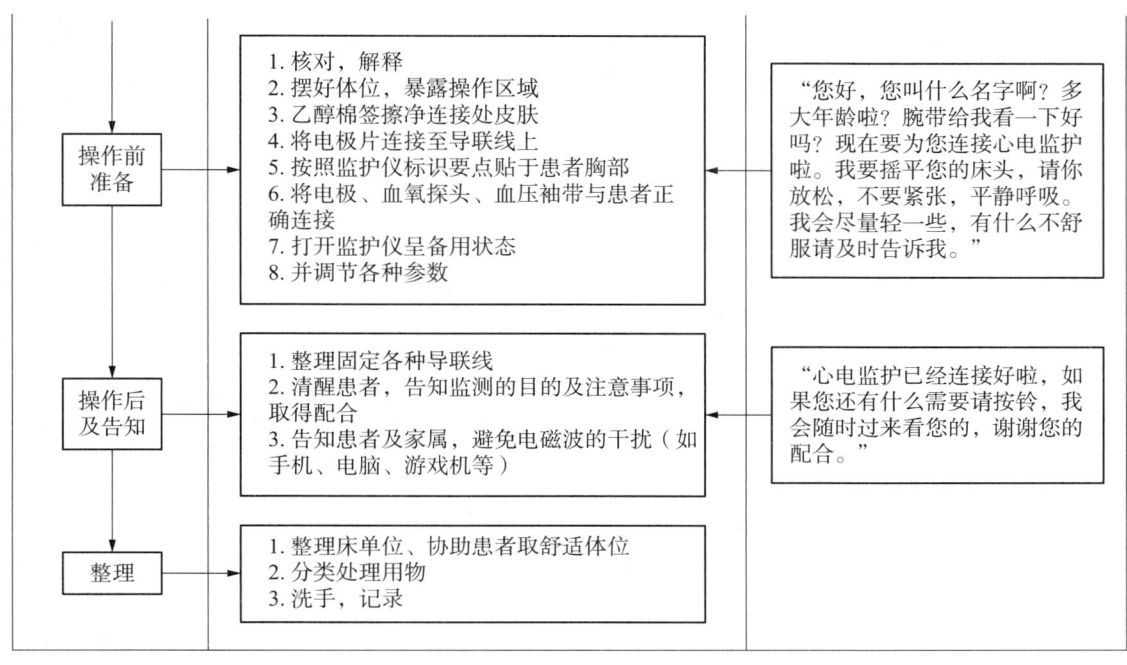

图 3-2 心电监护操作流程

（五）心电监护操作评分标准

见表 3-4。

表 3-4 心电监护操作评分标准

科室：　　　　姓名：　　　　日期：　　　　成绩：

项目	考核要点	标准分	扣分说明
素质要求（5分）	1. 仪表端庄，服装整洁	5	
操作前准备（15分）	2. 判断患者意识（口述意识丧失）	5	
	3. 洗手、备齐用物	5	
	4. 检查监护仪电源是否连接妥当	5	
操作中（50分）	5. 向患者解释，取得合作	5	
	6. 摆好体位，暴露操作区域	5	
	7. 75%乙醇（酒精）棉签擦净连接处皮肤，安放电极片	10	
	8. 将电极、血氧探头、血压袖带与患者正确连接	10	
	9. 打开监护仪开关	5	
	10. 设置调节各参数	10	
	11. 整理各导线	5	

续　表

项目	考核要点	标准分	扣分说明
操作后 （10分）	12. 观察记录正确	5	
	13. 合理安置患者，整理用物，洗手	5	
熟练程度 （10分）	14. 动作轻巧、敏捷	5	
	15. 连接正确	5	
理论提问 （10分）	16. ①心率、心律、血氧饱和度、呼吸、血压等正常参数范围；②心率、心律、血氧饱和度、呼吸、血压等异常参数的原因	10	
总分		100	

（六）注意事项

（1）操作前与患者做好沟通解释工作，注意保护患者隐私及保暖。

（2）连接心电导联线，将导联线的插头凸面对准主机前面板上的"心电"插孔的凹槽即可。

（3）心电导联线带有5个电极头的另一端与被测人体进行连接，正确连接的步骤有：用75％的乙醇进行测量部位表面清洁，目的是清除人体皮肤上的角质层和汗渍，防止电极片接触不良；将心电导联线的电极头与5个电极片上电极扣扣好；乙醇挥发干净后，将5个电极片贴于清洁后的具体位置上使其接触可靠，不致脱落；将导联线上的衣襟夹夹在病床固定好。并叮嘱患者不要扯拉电极线和导联线。

（4）请务必连接好地线，这将对波形的正常显示起到非常重要的作用。

（5）放置监护导联的电极时，应不影响心电导联心电图，也不能影响除颤时放置电极板，因此必须留出暴露一定范围的心前区。

（6）血氧探头放置位置与测血压手臂分开（在测血压时，阻断血流，测不出血氧，此时屏幕会显示"血氧探头脱落"字样），患者指甲不能过长。不能有涂抹任何染物、污垢或是灰指甲，会影响血氧监测的准确性。

（7）放置电极前，应清洁局部皮肤，电极导线应从颈后引出，不要腋下引出，以免翻身时拉脱电极，折断导线影响心电监护。

（8）密切观察心电图波形，及时处理干扰和电极脱落。

（9）正确设定报警界限，不能关闭报警声音。

（10）对躁动患者应固定好电极和导线避免电极脱位以及导线打折缠绕。

（11）按照患者的体位与需要及时调整监护仪的导线，使导线的长度、摆放位置等能够满足患者的需要。

（12）操作结束后在《医疗仪器使用登记本》上登记。

（13）停机时先向患者说明，取得合作后关机，断开电源。

（14）每次使用完毕，用酒精棉球擦拭机壳外部，各导联线，用干布擦干。

（15）专人管理，定期检查、消毒、维修、保养。

六、相关知识链接

(一) 监护仪参数报警阈值设置

多参数监护仪通过连续监测患者的心率、心律、血压、呼吸、血氧饱和度等生理参数的变化,提示患者病情的变化,是目前医院内使用最为普遍的具有报警功能的医疗仪器之一。研究发现89%~99%的心电监测警报是虚假的或无临床意义的。医护人员长期面对大量频繁的临床警报,逐渐失去对警报的敏感性,从而对真正的警报信号产生疲劳,可能延误患者最佳的治疗时机。为此在《多参数监护仪临床警报管理实践指南2020版》中提出监护参数报警阈值设置(表3-5)。

表3-5 患者监测参数警报阈值设置

监测参数	设 置
心率	1. 正常心率(60~100次/min),若无特殊情况,上限100次/min,下限60次/min。 2. 异常心率:根据患者的具体情况设置: (1) 心动过速:上限上浮5%~10%,最高不超过150次/min;下限下浮10%~20%,或遵医嘱设置报警阈值。 (2) 心动过缓:上限上浮5%~10%,下限根据血流动力学情况,可调至45~50次/min,或遵医嘱设置报警阈值。 (3) 有心脏起搏器:上限上浮10%~20%,或遵医嘱设置报警阈值;下限设置起搏器下限的频率
血压	1. 正常血压(90~140/60~90 mmHg)患者,若无特殊情况,收缩压上限140 mmHg(1 mmHg=0.133 kPa),下限90 mmHg,舒张压上限90 mmHg,下限60 mmHg。 2. 异常血压患者: (1) 需要严格控制血压或使用血管活性药物的患者(如主动脉夹层、液体复苏过程),遵医嘱设置报警阈值。 (2) 高血压患者:上限在现测血压上浮5%~10%,下限在现测血压下浮20%~30%,遵医嘱设置报警阈值。 (3) 低血压患者:上限在现测血压上浮20%~30%,下限在现测血压下浮5%~10%,遵医嘱设置报警阈值
呼吸	1. 呼吸正常患者(12~20次/min):下限10次/min,上限24次/min。 2. 呼吸频率异常患者: (1) 呼吸过缓(<10次/min):下限不低于8次/min。 (2) 呼吸急促(>20次/min):上限不高于30次/min。 (3) 呼吸暂停:呼吸警报设置中呼吸暂停时间的报警,建议设置20 s,某些特殊情况下遵医嘱高于20 s。 3. 遵医嘱设置报警阈值
血氧	轻度低氧血症患者,报警阈值上限100%,下限90%;但Ⅱ型呼吸衰竭患者报警下限85%;高浓度氧气吸入时,SpO_2仍低饱和度于95%,可根据患者的实际数据下浮5%作为报警下限,或根据医嘱设置报警阈值

注:SpO_2,经皮血氧饱和度

(二) 故障处置

监护仪在整个监护过程中起着不可忽视的作用,由于监护仪几乎是24 h连续工作,其故障率也较高,常见故障与排除方法介绍如下(表3-6)。

表3-6 监护仪故障现象及排除方法

出现故障	排除方法
1. 开机无显示	将所有连接部位连接可靠,接通交流电给仪器充电
2. 监护仪白屏、花屏	更换显示器,或检查主控板接线是否稳固。VGA无输出时,需更换主控板
3. ECG无波形	1. 检查所有心电导联外接部位 2. 如心电显示波形通道显示"无信号接收",则表示心电测量模块与主机通信有问题,关机再开机后仍有此提示,需与供应商联系
4. 心电波形杂乱	将心电幅度调到合适值,可观察到整幅波形
5. 心电基线漂移	1. 将仪器连续开机24h,自身排潮 2. 更换良好的电极片,清洗人体接触电极片的部位
6. 呼吸信号太弱	清洗干净人体接触电极片的部位,正确贴放质量良好的电极片
7. 心电受电刀干扰	给监护仪和电刀加装良好接地
8. SpO_2无数值	1. 手指探头内如无红光闪动,可能是导线接口接触不良,检查延长线和插座接口部位 2. 如血氧显示波形通道显示"无信号接收",则表示血氧模块与主机通讯有问题,请关机后再开机,若仍有此提示,则需更换血氧板
9. SpO_2数值偏低,不准确	尽量让患者保持稳定测量,必要时更换
10. 无创血压监测(noninvasive blood pressure,NIBP)充气不足	更换质量好或选择合适类型的血压袖带
11. NIBP测量值不准确	使用NIBP校准功能。NIBP出厂时检验的压力标准差在8 mmHg以内。如果超出则需要更换血压模块
12. 模块通信异常	检查参数模块与主控板之间的连接线是否稳固,参数模块是否设置正确,或更换主控板

注:SpO_2,经皮血氧饱和度

第三节 电除颤

一、名词定义

电除颤是用除颤器将一定量的电能导入整个心脏,使一些异位性快速心律失常转复为窦性心律的一种电治疗方法。电除颤在心室扑动、心室颤动时除颤是常用、有效的抢救技术,主要是指心脏非同步电复律。如果已开胸患者,可将电击板直接放在心室壁上进行,称为胸内除颤。本节主要介绍胸外除颤,是指将电击板置于胸壁进行的除颤技术。

二、适应证

(1)心室颤动、心室扑动等恶性心律失常。

(2) 无法识别 R 波的快速室性心动过速。

三、禁忌证

(1) 作为必要的抢救措施无绝对禁忌证。
(2) 对已明确无心电活动者,除颤并无益处。
(3) 除无条件者,应在心电图监护下进行除颤。

四、目的

纠正室性心律失常。使用较强的脉冲电流经过胸壁,消除心脏任何部位的异位兴奋灶,重建窦性心律。当患者发生严重快速心律失常时,如心房扑动、心房纤颤、室性心动过速等,往往造成不同程度的血液动力障碍。尤其当室颤时,心室肌所处激动位相很不一致,一部分心肌尚在不应期,而另一部分已在复极。因此通过除颤器能控制一定能量的电流,使所有心肌除极,恢复正常心律,进一步达到抢救实施的有效措施。

五、操作规范

(一) 操作准备
(1) 用物准备:除颤仪(明确除颤仪类别为单相波还是双相波)、导电膏、纱布。
(2) 环境准备:周围环境避开金属物品接触。
(3) 患者准备:去除患者身上金属导电物品,并了解患者有无植入起搏器等。

(二) 操作评估
(1) 评估是否突然发生意识丧失、抽搐、发绀。
(2) 了解心电图示波为室颤波形。

(三) 操作要点
(1) 呼叫寻求帮助,记录时间。
(2) 患者取仰卧位。
(3) 开启除颤仪调至监护位置(开机默认监护导联为 PADDLES 导联),手柄电极涂导电膏/生理盐水放于除颤部位:负极(STERNUM)手柄电极放于右锁骨中线第 2 肋间;正极(APEX)手柄电极放于左腋中线平第 5 肋间。两电极板之间相距 10 cm 以上,避开乳头。
(4) 选择除颤能量,单项波除颤用 360 J,直线双相波用 120 J,双相指数截断(biphasic truncated exponential,BTE)波用 150~200 J。确认电复律状态为非同步方式。
(5) 术者双臂伸直,使电极板紧贴胸壁,垂直下压,充电,确认周围无人员直接或间接与患者接触,同时术者身体离开患者床单位。
(6) 双手同时按压放电按钮除颤。
(7) 观察心电图示波。

(四) 电除颤操作流程
见图 3-3。

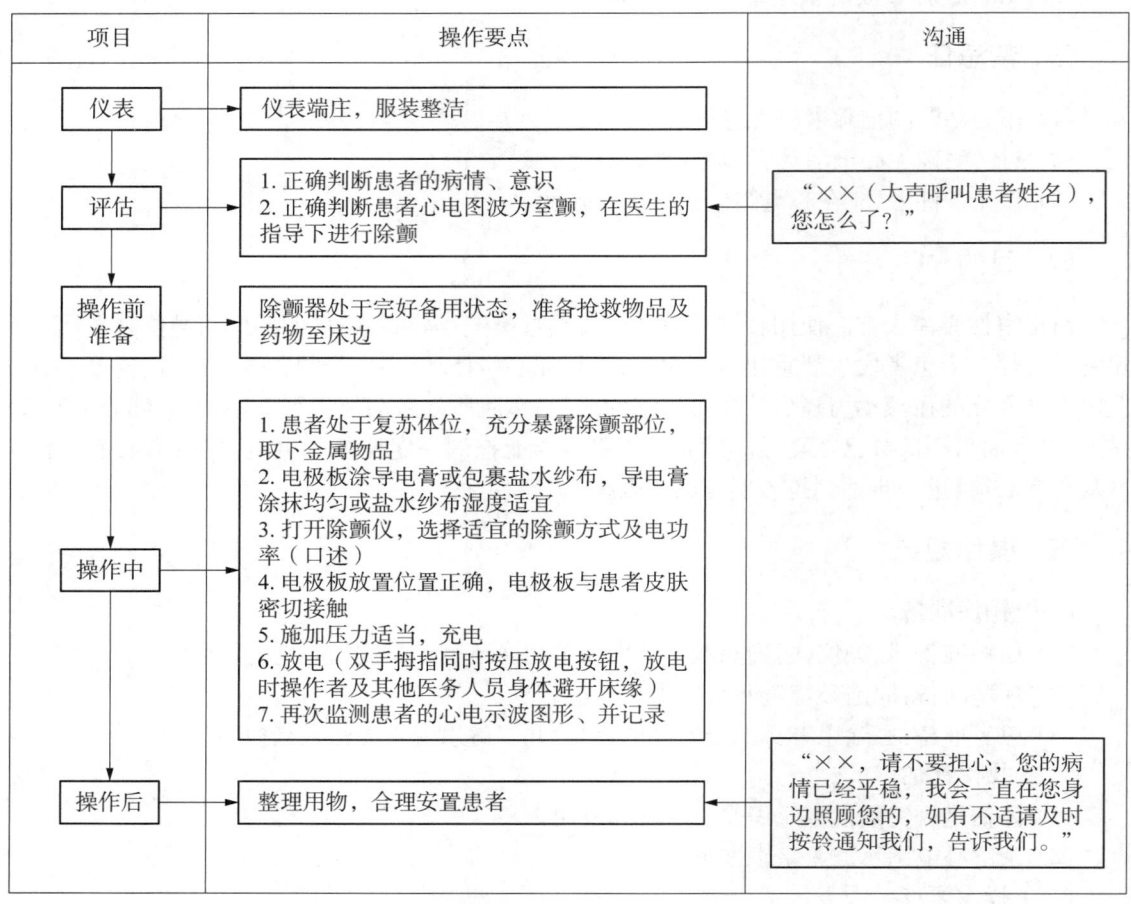

图 3-3 电除颤操作流程

(五) 电除颤操作评分标准

见表 3-7。

表 3-7 电除颤操作评分标准

科室：　　　　姓名：　　　　日期：　　　　成绩：

项目	考核操作要点	标准分	扣分说明
素质要求 （4分）	1. 服装整洁，举止端庄	2	
	2. 语言柔和恰当，态度和蔼可亲	2	
评估 （5分）	3. 正确判断患者的病情、意识	2	
	4. 正确判断患者心电图示波为室颤，在医生指导下进行除颤	3	
操作前 （4分）	5. 除颤仪处于完好的备用状态，准备抢救物品及药物至床边	4	

续　表

项目	考核操作要点	标准分	扣分说明
操作中 （60分）	6. 核对患者身份	4	
	7. 连接电源，打开开关	3	
	8. 检查机器性能完好	3	
	9. 正确连接导联线	4	
	10. 确认患者除颤	4	
	11. 去枕平卧，暴露患者前胸	4	
	12. 均匀、适量涂抹导电膏	4	
	13. 遵医嘱选择放电模式	2	
	14. 调节能量、充电	4	
	15. 电极板放置位置正确	5	
	16. 压力适当，紧贴皮肤	4	
	17. 嘱操作者及其他医务人员离开床边	4	
	18. 放电方法正确	4	
	19. 再次观察患者心电图波形，口述除颤成功	5	
	20. 协助患者取舒适体位保暖	3	
操作后 （14分）	21. 安抚患者	3	
	22. 密切观察患者生命体征的变化	3	
	23. 整理、处理用物，方法正确	2	
	24. 除颤仪充电备用	2	
	25. 洗手、记录	4	
评价 （5分）	26. 动作轻巧、熟练、正确	5	
理论提问 （8分）	27. 除颤的适应证	4	
	28. 除颤的注意事项	4	
总分		100	

（六）注意事项

（1）严格按照要求使用，保证操作安全有效。患者皮肤清洁，保持干燥。尽量避免在潮湿环境下操作。

（2）如患者有植入型起搏器，应注意避开起搏器部位至少10 cm。

（3）除颤前确定周围人员无直接或间接与患者接触。

（4）操作者身体不能与患者接触，不能与金属类物品接触。

（5）按要求放置除颤板，紧急情况下使用盐水纱布，以浸湿不滴水为宜。

（6）操作时除颤板要与患者胸壁紧密接触，操作者的双手同时按下放电按钮，在放电结束之前不能松动，以保证低阻抗。

（7）操作过程中严密监护和观察患者的生命体征，并给予氧气吸入。

（8）定期监测，保持仪器完好备用。

六、相关知识链接

（一）除颤仪工作原理

除颤仪是将几千伏的高压存储在高压除颤大电容中，由放电控制器控制，在几秒钟内通过电极板向胸壁或直接向心脏放电，使颤动的心脏全部除极。由于窦房结产生的信号最强，因此将重新支配心脏的收缩，从而将各种室上性或室性快速性心律失常转复为正常窦性心律。

（二）除颤设备与技术

（1）自动体外除颤器（automated external defibrillator，AED）：自动体外除颤器是一种便携式、电池供电的设备，带有粘合垫可以在心脏骤停后贴在患者胸前以检测心律。如果心律为室颤（或室性心动过速），则给予操作者视觉或声觉提示，进行直流电击。对于其他心律（包括停搏和正常心律），不建议进行电击。进一步的提示会告诉操作者何时开始和停止心肺复苏。AED 对心律的判读非常准确，非专业人员使用时安全有效。

（2）植入式心律转复除颤器（implantable cardioverter defibrillator，ICD）：心脏性猝死（sudden cardiac death，SCD）愈发成为临床和公共卫生问题。植入式心律转复除颤器是目前预防 SCD 最为有效的治疗措施。ICD 是一种放置在患者锁骨下的侵入性设备，在心律失常治疗中起着重要的作用。ICD 通过连接电极来监测心脏的电活动直接进入心肌，其目的是：①除颤-电击恢复正常窦性心律（normal sinus rhythm，NSR）；②心脏转复-通过一个或多个小电击恢复 NSR；③经静脉刺激-快速、低压脉冲纠正心慢心律；④经皮刺激-电脉冲刺激，以诱导深度心脏放电。

（3）除颤器背心：除颤器背心如果患者需要防范任何危及生命的快速心律失常的风险，例如在植入 ICD 之前，他们可以通过除颤器背心进行保护。当检测到恶性心律失常时，该设备会自动切换到治疗模式。这是通过视觉、声学和通过振动警报患者和其他附近的人。

（4）手动除颤器：手动除颤器用于治疗心脏发生心室颤动或心室扑动的紧急情况，它可以通过向心脏传递电能，将心脏的电活动重置为正常的节律，从而恢复心脏的正常收缩。手动除颤器通常由医疗专业人员操作，使用时需要放置电极在患者胸部，然后通过操作按钮逐步增加电能的强度，并在适当的时机触发电能输出。

（三）除颤治疗过程

（1）除颤能量：是指在进行除颤时所释放的电能量。根据患者的心律失常类型和病情严重程度，以及使用的除颤设备类型，可能需要选择不同的除颤能量。

（2）电极类型：根据具体情况可以选择不同类型的电极，如一次性贴片电极或插入式电极。一次性贴片电极便于使用，可以粘贴在胸部，双下肢或背部等位置，而插入式电极通常需要通过气管插管进行放置。

（3）电极板大小：电极板的大小和形状可能影响到除颤的效果。通常，较大的电极板可以提供更好的电流分布，增加除颤的成功率。

(4) 电极位置

1) 前尖位:A:胸骨右缘锁骨下方;B:乳头的左侧电极板的中心在锁中线上。

2) 前后位:A:右前壁锁骨下;B:背部左肩胛下。

3) 尖后位:A:心尖部;B:背后右肩胛角。

(5) 心律失常持续时间:通常情况下,室颤的除颤应尽快进行,每过一分钟,存活的机会就会减少。

(6) 室颤波形:室颤波形通常是一种高频、低幅度、无规律的心电活动。在除颤时,需要观察室颤波形的特征,以判断除颤的效果以及是否需要继续除颤。

(7) 同步与非同步的依据:在非同步模式下,电除颤器将以固定的能量水平传递电击到患者的心脏,无论患者心脏当前处于何种心律。这种模式适用于心脏骤停、心室颤动或心室扑动等紧急情况,其中心脏没有有效的搏动。在同步模式下,电除颤器可以检测到患者的心脏节律,并在特定的时间点传递电击。这种模式通常用于治疗心房颤动或某些心室心律失常。通过将电击与心脏的特定节律同步,可以最大限度地减少电击对患者的不良影响。

(8) 单向波和双向波的区别:单向波电除颤只发出一次电流,电流流经身体的时间由身体的电阻决定,由于是单向电流,因此除颤时所需能量较大(360 J)。双向波电除颤则在发出一次电流后,还可发出一次反向电流,而且能够控制电流流通的时间,由于电流两次流经人体,因此除颤时所需能量较小(150~200 J)。

(四) 除颤的应用注意事项

(1) 在女性中,电极不应放置在乳房组织上。

(2) 使用植入式医疗器械(如起搏器、植入式心律转复除颤器)的患者,电极不得直接放置在这些器械上。

(3) 建议在电极/衬垫与这些装置之间保持大约 4 指宽度的距离。

(4) 佩戴在胸前的给药贴片和个人首饰(特别是金属性质的首饰)必须取下,以避免电流在其上流过可能造成灼伤。

(5) 在使用除颤器之前,应用干毛巾清除胸壁上的水渍。

(五) 除颤后的护理与观察

(1) 监测心律和心电图:继续监测患者的心律和心电图,确保除颤治疗有效,并及时发现是否出现新的心律失常。

(2) 气道管理:确保患者的气道通畅,继续进行呼吸道的辅助,如气道吸引和人工通气等。观察呼吸频率、深度和是否有呼吸困难等。

(3) 病情监测

1) 血压和脉搏监测:持续记录患者的血压和脉搏情况,观察是否恢复正常和稳定。

2) 意识状态观察:观察患者的意识状态,包括清醒度、反应性和意识水平等。特别关注除颤后患者是否出现恢复意识的迹象。

3) 血氧饱和度监测:通过非侵入性监测方法,观察患者的血液氧含量和饱和度。确保患者的氧合状态良好。

(4) 输液和药物管理:根据患者的具体情况,继续给予液体支持和药物治疗,如静脉输液和心血管药物等。

（5）辅助检查：遵医嘱进行一些辅助检查，如血气分析、心肌酶测定等，以评估患者的心肺功能和器官损伤情况。

（6）并发症观察：除颤治疗可能引发一些并发症，如心律失常、呼吸困难、低血压等。及时发现并处理这些并发症是重要的护理工作。

第四节 徒手心肺复苏

一、名词定义

徒手心肺复苏是心肺脑复苏中的基础生命支持（basic life support，BLS）中的重要一步。主要是针对心脏、呼吸骤停所采取的人工徒手的方法尽快实施心肺复苏术（cardiopulmonary resuscitation，CPR）的抢救措施。通过胸部按压建立暂时的人工循环，促进心脏恢复自主搏动；采用人工呼吸纠正缺氧，恢复自主呼吸，从而确保心、肺、脑等重要脏器的血氧供给。

二、适应证

任何原因引起突发呼吸、心搏骤停的患者。

三、禁忌证

无。

四、目的

（1）尽快恢复心脏自主搏动及自主呼吸。
（2）确保重要脏器的血氧供给。
（3）为高级生命支持及延续生命支持的基础阶段。
（4）提高猝死患者的复苏成功率。

五、操作规范

（一）操作准备

（1）用物准备：急救情况下即刻实施心肺复苏。院内急救时可立即呼叫他人准备抢救物品如抢救车等。
（2）环境准备：评估救护环境是否安全，如存在危险应立即将患者转移至安全区域。

（二）操作评估

（1）评估现场环境。
（2）患者病情、生命体征、意识状态。
（3）判断患者颈动脉搏动的同时判断呼吸。

（三）操作要点

（1）判断患者意识，采取呼喊、轻摇患者肩部的方式。
（2）触摸颈动脉搏动的手法正确。

(3) 触摸颈动脉搏动的同时判断呼吸。
(4) 实施心肺复苏前,确保患者处于硬质地面或垫按压板。
(5) 胸外按压的部位、手法、频率、深度合适。
(6) 胸外按压过程中确保胸廓有充分的回弹。
(7) 按压过程中观察患者面色。
(8) 中断按压的时间不能查过 10 s。
(9) 连续按压 30 次,送气 2 次,5 个循环。
(10) 气道开放前检查口腔、去义齿、清除口鼻腔分泌物。
(11) 打开气道方法正确:取仰头抬颌法,注意保护颈椎。
(12) 固定面罩的手法:EC 手法,避免堵塞气道。
(13) 球囊挤压过程中注意观察胸廓起伏情况。

(四) 徒手心肺复苏操作流程

见图 3-4。

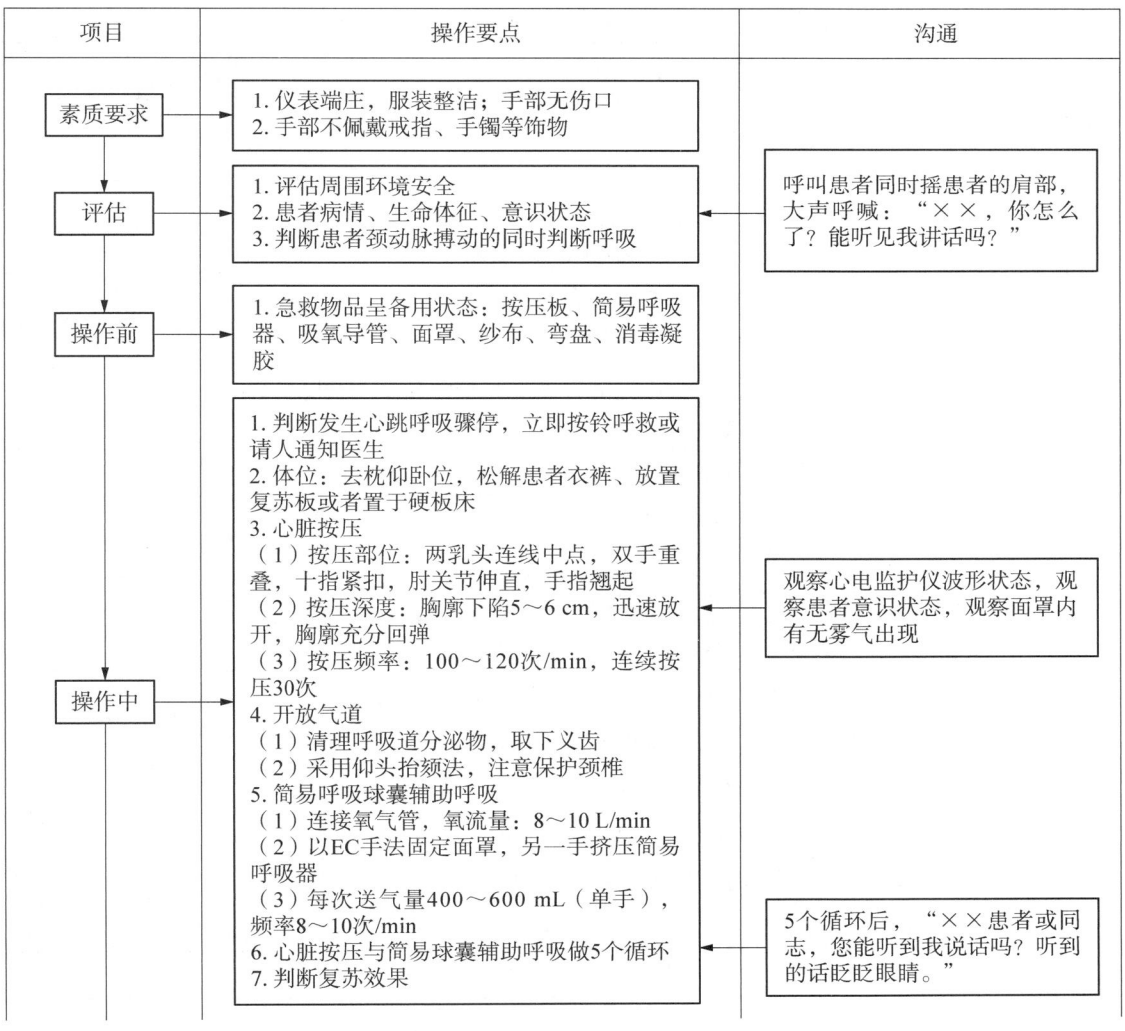

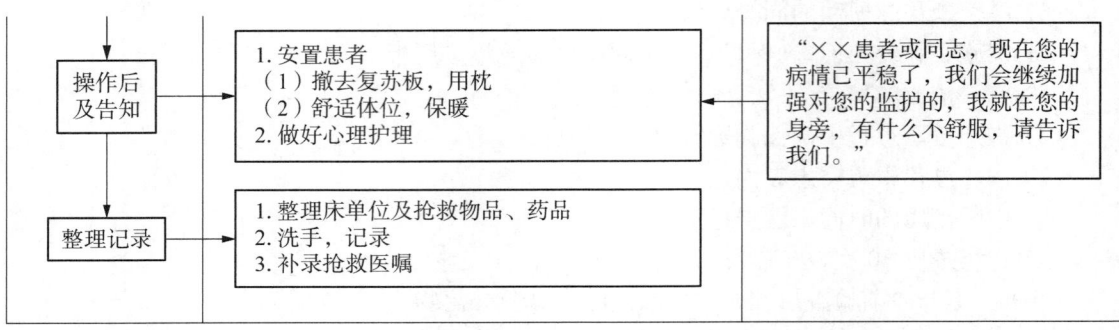

图3-4 徒手心肺复苏操作流程

(五) 徒手心肺复苏操作评分标准

见表3-8。

表3-8 徒手心肺复苏操作评分标准

科室：　　　　　姓名：　　　　　日期：　　　　　成绩：

项目	考核操作要点	标准分	扣分说明
素质要求 （3分）	1. 仪表端庄，着装整洁	3	
评估 （10分）	2. 评估现场环境	2	
	3. 评估患者病情、生命体征、意识状态	3	
	4. 判断患者颈动脉搏动的同时判断呼吸	5	
操作前 （7分）	5. 洗手、戴口罩	2	
	6. 抢救物品呈备用状态：按压板、简易呼吸器、吸氧导管、面罩、纱布、弯盘、消毒凝胶	5	
操作中 （60分）	7. 核对患者床号、姓名、住院号	3	
	8. 呼救，摆体位，去枕仰卧位，松解患者衣裤，放置复苏板或者置于硬板床	4	
	9. 胸外心脏按压定位：两乳头连线中点	3	
	10. 按压手法：双手重叠，十指紧扣，肘关节伸直，手指翘起	5	
	11. 按压深度：胸廓下陷5~6 cm，迅速放开，胸廓充分回弹	5	
	12. 按压频率：100~120次/min，连续按压30次	5	
	13. 清理口鼻腔分泌物，取下义齿	5	
	14. 开放气道：仰头抬颏法，注意保护颈椎	5	
	15. 简易呼吸球囊辅助呼吸：连接氧气管，氧流量8~10 L/min	5	
	16. 以EC手法固定面罩，另一手挤压简易呼吸球囊	5	
	17. 每次送气量400~600 mL，频率8~10次/min	5	

续 表

项目	考核操作要点	标准分	扣分说明
	18. 心脏按压与简易球囊辅助呼吸做5个循环	5	
	19. 判断效果 （1）颈动脉搏动恢复 （2）自主呼吸恢复 （3）面色、口唇、甲床转为红润 （4）双侧瞳孔等大等圆，对光反射灵敏	5	
操作后 （5分）	20. 安置患者，心理护理	3	
	21. 用物处理，洗手，记录	2	
评价 （10分）	22. 全过程操作熟练，顺序正确	10	
理论提问 （5分）	23. 心肺复苏注意事项	2	
	24. 心肺复苏有效的指征	3	
总分			

（六）注意事项

（1）发现患者心跳、呼吸停止，应立即进行心肺复苏。

（2）胸外心脏按压的位置必须准确，按压的力度要适宜。避免用力过度导致胸骨骨折，引起血胸、气胸等；也应避免按压力度不足，胸腔压力过小，复苏效果欠佳。

（3）实施心肺复苏时应将患者的衣扣及裤带解松，避免引起内脏损伤。

（4）口对口吹气量不宜过大，胸廓起伏即可。吹气时间过长会引起胃扩张、胃胀气和呕吐。吹气过程要注意观察患者气道是否通畅。

（5）胸外按压应与人工呼吸同时进行，严格按吹起和按压的比例操作，吹气和按压的次数过多和过少均会影响复苏的成败。

（6）胸外按压式双臂要绷直、肘关节伸直，肘部出现弯曲会导致按压力量不足、按压深度不够按压时要注意两手掌不要交叉放置位置，一定要重叠放置。

（7）可疑有颈椎骨折的患者不要使用仰头抬颏法开放气道。

（8）人工呼吸时吹气应慢，避免过快，每次吹气1s以上。

六、相关知识链接

（一）如何判断CPR有效

（1）脉搏恢复：患者双侧颈动脉的搏动恢复表明患者自主循环恢复。

（2）瞳孔反射正常：患者双侧瞳孔由大逐渐缩小，而且对光反射存在。

（3）口唇红润：患者口唇以及甲床的颜色由发绀逐渐转变为红润。

（4）测量血压：收缩压大于60 mmHg以上。

（5）神志恢复正常：发生呼吸心脏骤停后，处于昏迷状态，呼之不应、意识丧失，自主循环建立和恢复后,神志逐渐苏醒,四肢可指定活动。

(6) 恢复自主呼吸:患者恢复自主呼吸、胸廓有起伏,而且经鼻腔有气流呼出。

(二) 特殊情况下的 CPR

(1) 儿童心肺复苏:1岁以上儿童酌情采用双掌或单掌按压,其他同成人,注意不同年龄段按压力度,低龄儿童不要过度吹气,以免损伤肺脏。

(2) 1岁以下婴儿心肺复苏:采用无名指和中指"两指"按压,婴儿按压位置为"乳头连线的下方",按压幅度为4~5 cm,人工呼吸时施救者的嘴要同时包住婴儿口鼻,适当吹气不要过度,避免肺损伤。

(3) 溺水者心肺复苏:非专业人士在为溺水导致心脏骤停的成人和儿童提供复苏服务时采用按压优先的策略(C-A-B)。专业人员应对溺水事件的人员(如救生员)考虑在胸外按压之前提供救援呼吸/通气5次(A-B-C)。

(三) 不同年龄组的心肺复苏

见表3-9。

表3-9 不同年龄组的心肺复苏

心脏骤停CPR总结	成人和青少年(>12岁)	儿童(1~12岁)	婴儿(<1岁)
检查危险	确保救援现场安全		
检查患者的回应	轻拍伤者的肩膀以获得回应		轻拍伤者的肩膀和婴儿的脚以获得回应
大声呼救	大声呼救并拨打救护车,打开扬声器模式并按照调度员的指示和(或)启动设施内/医院内紧急响应系统		
取一台AED	如果60 s步行距离内有AED,就派人去取;但如果你是唯一的救援者,不要离开伤者		
检查呼吸(识别心脏骤停)	寻找正常的呼吸(如果没有呼吸,喘气或呼吸困难)—继续步骤C		
	检查脉搏:10 s内无明确脉搏—进行步骤C(成人/儿童:颈动脉)		检查脉搏:10 s内无明确脉搏或脉搏率<60/min—进行步骤C(婴儿:肱动脉)
压缩标志	胸骨下半部分		胸骨下半部分(乳间线下1指宽)
压缩方法	一只手的手掌跟放下面,另一只手放在上面		2个拇指环绕双手(或环指和中指)
压缩深度(胸壁回弹后再按压)	4~6 cm	4~5 cm	3~4 cm
压缩频率	100~120次/min		
按压与通气比	受过培训:30∶2(1名或≥2名救援人员)每次通气1 s—观察胸部是否上升		
	未经训练:不能或不愿进行呼吸,持续高质量胸外按压		

续　表

人工呼吸	每 5 s 换气 1 次(12 次/min)	每 3 s 换气 1 次(20 次/min)	每 2 s 换气 1 次(30 次/min)
AED 的使用	使用成人除颤垫	体重在 25 kg 以下,如果有,使用儿童除颤垫	首选手动除颤器,但如果没有,使用儿童护垫

注:AED,自动体外除颤器。

(四)心肺复苏后的护理

(1) 病情观察:密切监测患者的生命体征,包括心率、呼吸、血压、血氧饱和度、体温等。观察可能出现的意识、神经系统、呼吸道、循环系统和其他系统异常。

(2) 气道管理:清除分泌物,确保患者的气道通畅,维持呼吸道的通畅。需要关注可能的气管插管或气管切开的需求。

(3) 通气支持:根据患者的呼吸状况,提供适当的通气支持,包括自主呼吸、无创通气(如面罩或鼻咽通气)或有创通气(如气管插管或气管切开)。

(4) 血流支持:监测和维持患者的血压、心率和循环容量。

(5) 控制感染:采取适当的感染预防措施,如正确的手卫生、使用无菌技术、监测和管理使用导尿管和血管通路的感染风险等。

(6) 神经系统监测:监测患者的神经功能状态,以便及时发现并处理可能的神经系统并发症,例如脑缺血、脑水肿或中枢神经系统损伤。

(7) 心脏监测:对心脏监测和心电图监测进行持续评估,以便发现可能的心电异常或心律失常,并及时进行处理。

(8) 精神支持:提供情绪支持和心理支持,建立积极的护理环境,鼓励患者和家人参与康复计划。

第五节　动脉血气标本采集

一、名词定义

动脉血气分析是通过对人体动脉血液中的 pH 值、氧分压(partial pressure of oxygen,PO_2)和二氧化碳分压(partial pressure of carbon dioxide,PCO_2)等指标进行测量,从而对人体的呼吸功能和血液酸碱平衡状态作出评估的一种方法。

二、适应证

(1) 各种疾病、创伤、手术所导致的呼吸功能障碍者。
(2) 呼吸衰竭的患者,使用机械辅助呼吸治疗时。
(3) 抢救心肺复苏后,对患者的继续监测。

三、禁忌证

(1) 有出血倾向者,穿刺部位皮肤有炎症或股癣等。
(2) 动脉炎或血栓形成者。
(3) 有出血倾向,穿刺局部有感染。
(4) 桡动脉穿刺前应进行 Allen 试验,阳性者不应做穿刺。

四、目的

(1) 可以用来动态判断患者通气和氧合状态。判断有无呼吸衰竭及呼吸衰竭类型的最客观的指标。主要看两项即 PaO_2 和 $PaCO_2$,若仅 $PaO_2 < 60$ mmHg 为 Ⅰ 型呼吸衰竭,若 $PaO_2 < 60$ mmHg 且 $PaCO_2 > 50$ mmHg 为 Ⅱ 型呼吸衰竭。
(2) 了解机体的酸碱平衡情况。动态的动脉血气分析对于判断危重患者的呼吸功能和酸碱失衡类型,指导治疗,判断预后均有重要的作用。
(3) 是监测呼吸机治疗效果的重要指标之一。
(4) 为制定治疗方案和护理计划提供了依据。

五、操作规范

(一) 操作准备

(1) 用物准备:医嘱单、血气分析报告单、无菌治疗盘、血气分析专用套包 1 个、检查手套、安尔碘消毒液、棉签、利器盒、洗手液,检查用物的有效期,物品处于备用状态。
(2) 环境准备:同第三章第一节。
(3) 护士准备:同第三章第一节。
(4) 患者准备:同第三章第一节。

(二) 操作评估

(1) 评估体温、吸氧或者呼吸机参数的设置。
(2) 评估穿刺部位皮肤及动脉搏动情况。

(三) 操作要点

(1) 患者取卧位或坐位,暴露穿刺部位(成人可选择桡动脉或股动脉,新生儿宜选择桡动脉)。
(2) 宜选用血气专用注射器采集血标本。若使用常规注射器,应在穿刺前先抽取肝素钠 0.2 mL,转动注射器针栓使整个注射器内均匀附着肝素钠,针尖向上推出多余液体和注射器内残留的气泡。
(3) 选择并消毒患者穿刺部位,戴无菌手套,术者的食、中指固定动脉搏动最明显处,持注射器在两指间垂直或与动脉走向呈 40°角刺入动脉,若穿刺成功,可见血液自动流入注射器内。
(4) 拔针后立即将针尖斜面刺入无菌橡皮塞或专用凝胶针帽。
(5) 轻轻转动血气针,使血液与抗凝剂充分混匀。

(四) 动脉血气标本采集操作流程

见图 3-5。

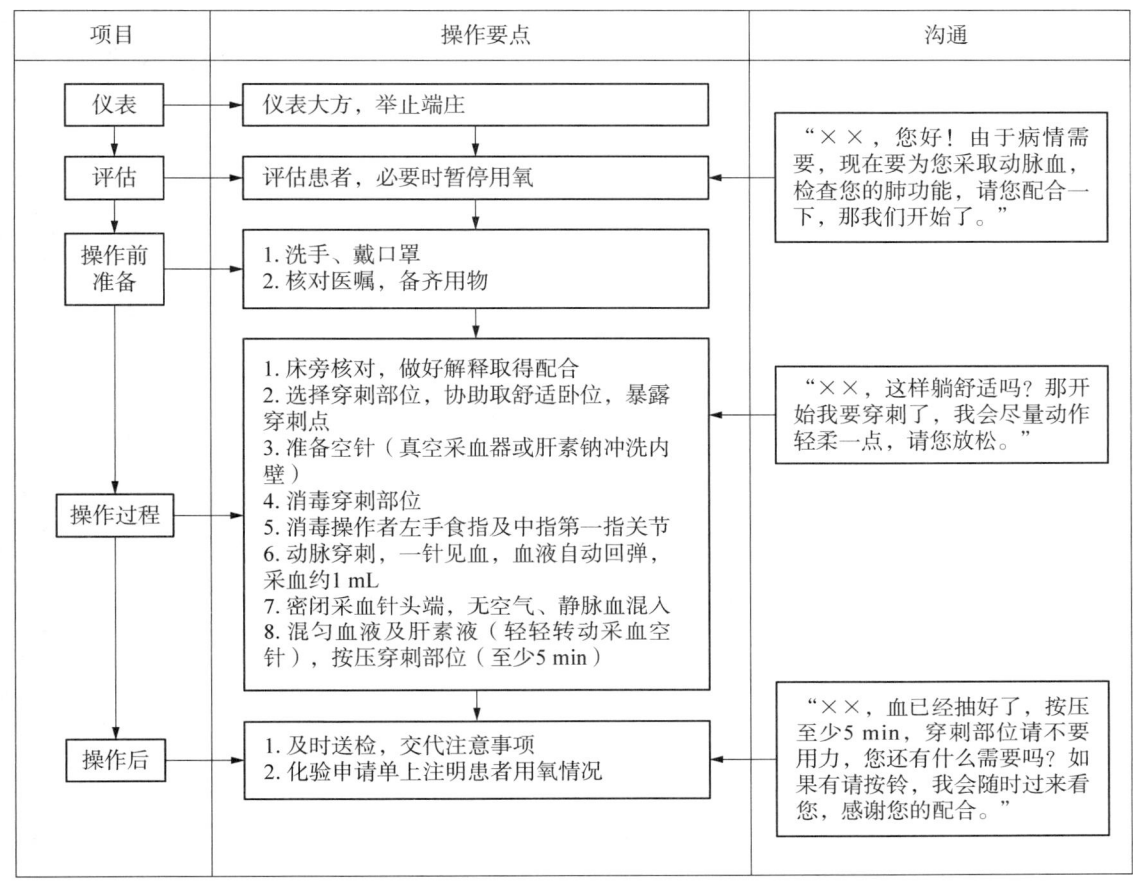

图 3-5 动脉血气标本采集操作流程

(五) 动脉血气标本采集操作评分标准

见表 3-10。

表 3-10 动脉血气标本采集操作评分标准

科室：　　　　姓名：　　　　日期：　　　　成绩：

项目	考核操作要点	标准分	扣分说明
素质要求 （10 分）	1. 服装整洁、仪表大方、举止端庄	5	
	2. 语言温柔、恰当、态度和蔼	5	
评估 （10 分）	3. 评估病情、体温、凝血、吸氧状况或者呼吸机参数的设置	5	
	4. 评估穿刺部位皮肤及动脉搏动情况，保护患者隐私	5	
操作前准备 （10 分）	5. 洗手、戴口罩	5	
	6. 核对医嘱，检查、备齐用物	5	

续 表

项目	考核操作要点	标准分	扣分说明
操作中 (45分)	7. 核对正确、解释得体	5	
	8. 协助患者取合适体位，暴露穿刺点	5	
	9. 准备空针	5	
	10. 穿刺肢体下垫巾，消毒穿刺部位直径大于 5 cm	5	
	11. 戴无菌手套，取按压棉签	5	
	12. 动脉穿刺、一针见血	5	
	13. 血液自动回弹，采血约 1 mL	5	
	14. 密闭采血针头端，无空气、静脉血混入，混匀血液及肝素液	5	
	15. 按压穿刺部位(至少 5 min)，脱手套	5	
操作后 (15分)	16. 及时送检，化验申请单上注明患者用氧情况	5	
	17. 交代注意事项	5	
	18. 处理用物、洗手、脱口罩、签医嘱	5	
评价 (5分)	19. 动作轻巧、稳重、准确、安全	5	
理论提问 (5分)	20. 常用穿刺部位，注意事项	5	
总分		100	

（六）注意事项

（1）告知患者家属采血前应嘱患者平卧或静坐 5 min，帮助患者缓解紧张情绪，防止过度通气或屏气；如患者给氧方式发生改变，应在采血前等待至少 20～30 min，以达到稳定状态，保证检测结果的准确性。

（2）严格无菌操作，预防感染。

（3）采血后穿刺部位按压 5～10 min，如有出血倾向患者则延长按压时间，防止血肿发生。

（4）标本应隔绝空气，避免混入气泡或静脉血。

（5）为避免细胞代谢造成的错误检测结果，采血后应立即送检，并在 30 min 内完成检测；如进行乳酸检测，须在 15 min 内完成检测。

（6）标本在运送过程中，应避免使用气动传送装置，避免由于剧烈震荡导致血标本溶血，以及 PO_2 等检测值的不准确。

（7）下肢静脉血栓患者，避免从股动脉及下肢动脉采血。

（8）填写血气分析申请单时注明采血时间、患者体温、吸氧方法及氧浓度及呼吸机各参数等。

六、相关知识链接

(一) 动脉采血操作流程

(1) 侧支循环检查:桡动脉穿刺采血前应进行改良 Allen 试验检查(图 3-6),嘱患者握紧双手抬高双臂,同时操作者压迫患者桡动脉和尺动脉以阻断血流,30 s 后患者保持抬手姿势,张开手掌,此时正常情况下患者仍发白。在保持桡动脉受压阻断状态同时放开尺动脉,手掌颜色应在 5～15 s 内恢复正常。若超过此时间手掌颜色仍不能恢复正常,则认为改良 Allen 试验结果异常,提示尺动脉供血不足。如图 3-6 所示。

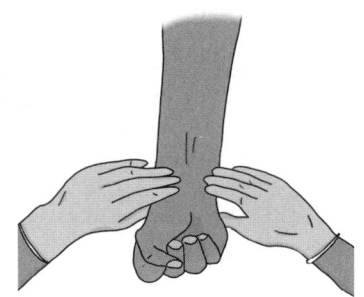
抬高被检查侧手,握紧拳约 30 s,检查者同时压迫该侧桡动脉和尺动脉将其阻断

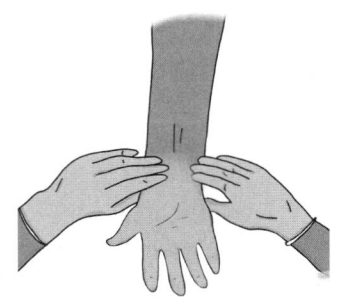
同时张开双手,比较双手的颜色变化

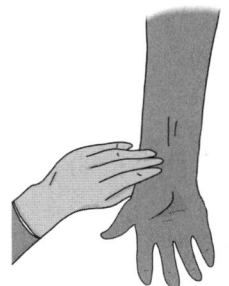
正常情况发白的手掌迅速充血变红

图 3-6 改良 Allen 试验

(2) 消毒:采血前需要注意消毒操作者示指及中指,范围为第 1、2 指节掌面及双侧面。消毒剂需要与皮肤保持接触至少 30 s,待自然干燥后方可穿刺,此更新主要是为确保消毒剂的作用时间;同时,建议股动脉消毒必要时"剪除"穿刺部位阴毛,而不是"剃除",以避免感染。

(3) 穿刺采血

1) 桡动脉穿刺手法:即操作者以左手示指或示指、中指固定搏动最强处血管,右手以持笔姿势持动脉采血器,距离定位示指 5～10 mm,针头斜面向上逆血流方向进行穿刺。此手法便于操作者在穿刺采血过程中易于定位。

2) 穿刺角度:足背动脉穿刺角度为 15°～30°;桡动脉穿刺角度为 30°～45°;肱动脉穿刺角度为 45°;股动脉穿刺角度为 90°。除股动脉采血需要在示指与中指之间垂直穿刺,足背动脉、肱动脉穿刺手法与桡动脉一致。见血后停止进针,待动脉血自动充盈采血器至预设位置后拔针。

(4) 超声辅助:超声可以实时显示靶血管和周围组织情况,有利于血管筛查,缩短操作时间,减少并发症的发生。故对于血管穿刺困难的成人患者,可以在床旁超声引导下穿刺,提升一次性穿刺成功率。

(5) 按压止血:采血完成后,立刻用棉球或纱布按压 3～5 min,对高血压、凝血时间延长或应用抗凝药物患者应延长按压时间。如未能止血或开始形成血肿,应重新按压直至完全止血,不可使用加压包扎替代按压止血。

(二) 不同采血部位穿刺点、血管特点、选用建议

见表 3-11。

表 3-11 不同采血部位穿刺点、血管特点、选用建议

部位	建议	穿刺点	注意事项
桡动脉	推荐作为动脉采血的首选穿刺部位	距腕横纹一横指（1~2 cm）、距手臂外侧 0.5~1 cm，动脉搏动最强处，或以桡骨茎突为基点，向尺侧移动 1 cm，再向肘部方向移动 0.5 cm，动脉搏动最强处	部分患者桡尺动脉之间可能缺乏侧支循环，需要做改良 Allen 试验判断侧支循环是否通畅
肱动脉	1. 不宜作为动脉采血的首选部位 2. 当桡动脉因畸形、瘢痕等不能穿刺时，可选用	肱二头肌内侧沟动脉搏动最明显处（肘窝上 2 cm 靠内侧）或以肘横纹为横轴，肱动脉搏动处为纵轴，交叉点周围 0.5 cm 范围内	动脉缺乏有效的侧支循环，若动脉栓塞，可造成前臂血运障碍
足背动脉	一般只作为以上 2 种动脉不能穿刺或穿刺失败时的选择	足背内、外踝连线中点至第一跖骨间隙的中点，动脉搏动最明显处	—
股动脉	动脉穿刺采血的最后选择，适用于血容量不足、血压偏低、动脉搏动不明显的患者	腹股沟韧带中点下方 1~2 cm；或耻骨结节与髂前上棘连线的中点，股动脉搏动最明显处	1. 周围有股静脉和股神经，穿刺时可能会引起股神经损伤或误采静脉血 2. 长期反复穿刺股动脉，可导致血管内壁瘢痕组织增生，影响下肢血液循环
导管采血	留置动脉导管的患者可通过导管采集动脉血标本	—	—

第六节 有创动脉血压监测

一、名词定义

有创血压监测（invasive blood pressure monitoring，IBPM）是将穿刺管直接插入动脉内，通过测压管连接换能器，利用监护仪进行直接测压的监测方法。能够连续、准确提供动脉收缩压、舒张压以及平均动脉压的数据，是危重患者监测的重要方法。

二、适应证

（1）存在或者潜在血流动力学不稳定患者。
（2）重症患者、复杂大手术的术中和术后监测。

(3) 需低温或控制性降压时。
(4) 需反复取动脉血样的患者。
(5) 需用血管活性药进行调控的患者。
(6) 特殊治疗需要开放动脉通路。

三、禁忌证

(1) 相对禁忌证为严重凝血功能障碍和穿刺部位血管病变。
(2) 动脉炎或动脉血栓形成者。
(3) 穿刺局部有感染。
(4) 桡动脉穿刺前应进行 Allen 试验,阳性者不应做穿刺。

四、目的

(1) 实时监测血压变化。直接动脉压力监测为持续的动态变化过程,不受人工加压、袖带宽度及松紧度影响,准确可靠,随时取值。可以精确调整血管活性药物剂量。
(2) 通过动脉压力波形的变化来评估心肌收缩力、预测液体反应性等。
(3) 用于采集动脉血标本,避免反复动脉穿刺,减少患者痛苦。

五、操作规范

(一) 操作准备

(1) 用物准备:治疗车、穿刺针、无菌治疗巾、安尔碘、棉签、250 mL 生理盐水、输液卡、加压装置、压力传感器、压力监测模块及导线。
(2) 环境准备:同第三章第一节。
(3) 护士准备:同第三章第一节。
(4) 患者准备:清醒患者在操作前需向患者解释监测动脉血压的必要性、以取得患者配合,消除恐惧,并协助患者平卧位。

(二) 操作评估

(1) 了解患病情况及合作程度。
(2) 评估穿刺部位动脉搏动、侧支循环(Allen 试验)情况及意识状态。
(3) 检查确认有创血压监测插件功能处于完好状态。

(三) 操作要点

(1) 动脉测压管的各个接头连接处要旋紧,防止脱开或渗漏,并置于无菌治疗巾内。
(2) 换能器零点校正,应保证换能器与心脏水平位置一致,以保证测定数值的准确,交换患者体位时始终保持换能器与心脏水平一致。
(3) 为保证动脉测压管的通畅应用 1% 肝素盐水定时冲洗,加压气袋的压力要大于 300 mmHg。
(4) 当动脉波形出现异常、低钝、消失时,考虑动脉穿刺针处有打折或血栓堵塞现象。处理:揭开皮肤保护膜,若有打折调至正常;若有堵塞应先抽回血再进行冲洗,防止凝血块冲入动脉内,并用酒精消毒,待干后贴上皮肤保护膜。

(5) 动脉测压管内严禁进气,应定时检查管道内有无气泡。

(6) 定时观察穿刺肢体的血运情况(肢体有无肿胀、颜色、温度异常、局部不宜包扎过紧,以免发生肢端坏死)。

(7) 为了防止感染,每次抽血标本时,严格无菌操作。

(8) 保证动脉穿刺点的局部干燥,若有渗血应及时更换皮肤保护膜,消毒穿刺点,范围应大于皮肤保护膜的范围。

(9) 当患者病情平稳后,不需要测压时应及早拔除测压管,拔管时局部压迫 10 min,观察无渗血时,用无菌纱布及弹力绷带加压包扎。

(10) 拔除的动脉测压管应放入医疗垃圾袋内。

(四) 有创动脉血压监测技术操作流程

见图 3-7。

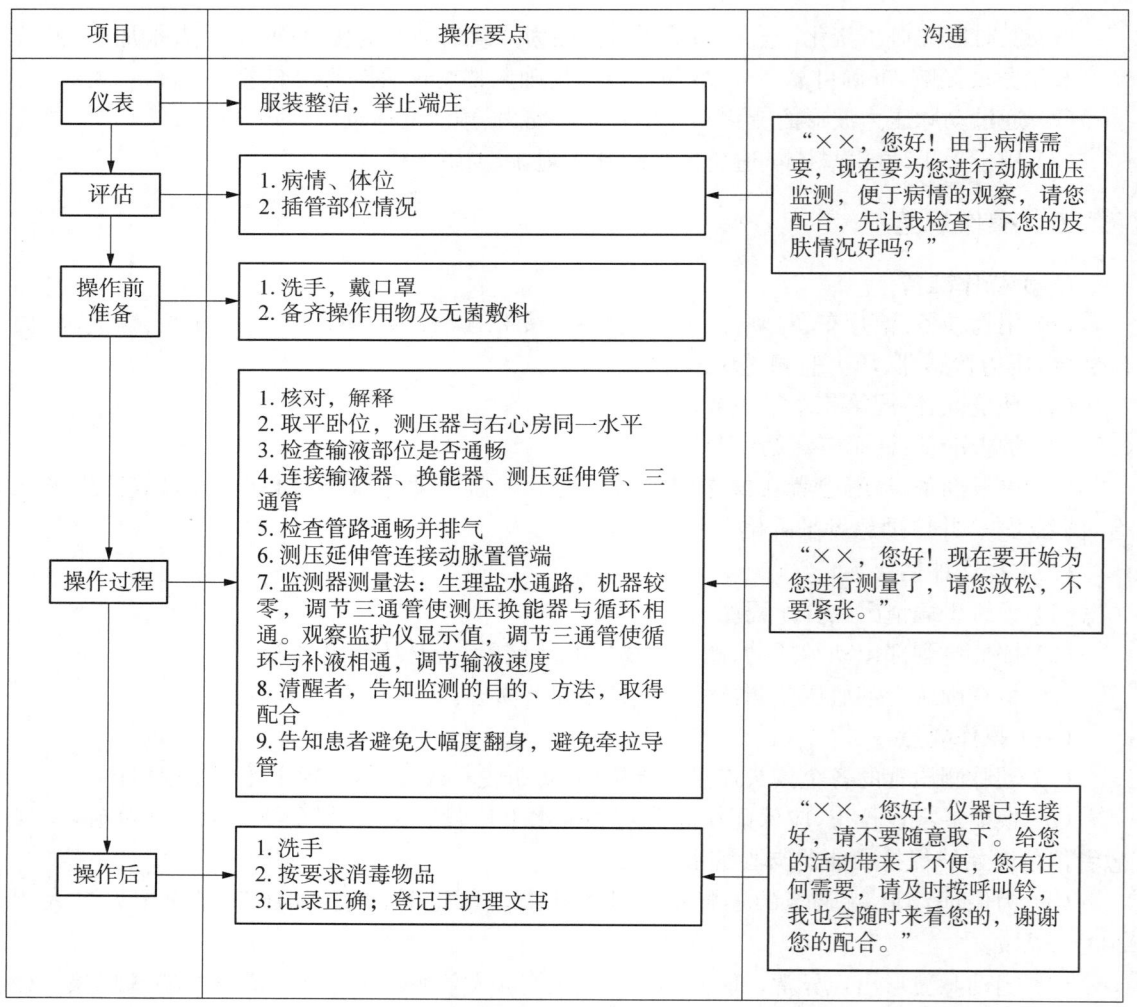

图 3-7 有创动脉血压监测技术操作流程

(五) 有创动脉血压监测技术操作评分标准

见表 3-12。

表 3-12 有创动脉血压监测技术操作评分标准

项目	要 求	标准分	扣分说明
素质要求 (5分)	1. 服装整洁,举止端庄	3	
	2. 语言柔和恰当,态度和蔼可亲	2	
操作前准备 (15分)	3. 评估	6	
	4. 洗手,戴口罩	2	
	5. 备齐用物	7	
操作过程 (50分)	6. 解释,核对,取平卧位,测压器与右心房同一水平	5	
	7. 检查动脉置管及管路是否通畅	5	
	8. 连接肺动脉压测压装置	5	
	9. 检查各管路连接是否紧密通畅	10	
	10. 各连接处用无菌纱布包裹	5	
	11. 与动脉置管导管端正确连接	5	
	12. 测量肺动脉压顺序正确	15	
健康教育 (10分)	13. 清醒者,告知监测的目的及注意事项	5	
	14. 避免大幅度翻身,避免牵拉导管	5	
操作后处理 (10分)	15. 观察,记录正确	4	
	16. 患者体位合适	3	
	17. 用物处理正确	3	
熟练程度 (10分)	18. 动作轻巧、敏捷、准确,无菌观念强	5	
	19. 顺序正确,各管路通畅	5	
总分		100	

(六) 注意事项

(1) 保持管路系统连接正确、紧密、通畅,妥善管道与穿刺侧肢体,避免受压/打折扭曲。

(2) 监测时注意压力及波形变化,发现异常及时排查干扰因素,正确判断患者病情变化,及时报告医生进行处理并记录。

(3) 管路系统长度适宜,管腔内无气泡,避免增加不必要的三通开关,以最大限度减少管路对测量的影响。

(4) 传感器位置与有创血压测量的准确度密切相关,应随测量需要和体位变换而调整。测量外周动脉血压时,仰卧位时传感器固定于第四肋腋中线水平或胸骨角垂直向下 5 cm 平面处;侧卧位时应固定于胸骨中段水平。

（5）当怀疑管道通畅有问题时，采用方波试验来进行判断。

（6）传感器位置改变、管道连续性断开、重新连接监护导线等情况，或任何情况下质疑测量准确性时，均应将传感器重新调零。

（7）拔管护理：拔除动脉插管后，应按压穿刺点 5 min，有出血倾向的患者适当延长按压时间，如遇出血应继续按压或加压包扎。

六、相关知识链接

（一）穿刺部位

通过比较不同穿刺部位各有其优缺点，如表 3-13 所示。

表 3-13 不同部位动脉置管的优缺点比较

穿刺部位	优点	缺点
桡动脉	易定位，侧支丰富，为首选部位	穿刺前必须做 Allen 试验
股动脉	搏动清晰，易于穿刺	不便管理，易感染，保留时间短
尺动脉	易定位，保留方便	穿刺成功率不及桡动脉及肱动脉
肱动脉	并发症少，数值可靠	出血概率大
颞浅动脉	小儿置管	血管扭曲，置管困难
腋动脉	易于定位，并发症少，可长期使用	
足背动脉	极少栓塞，保留方便	

（二）临床护理要点

1. 严防动脉内血栓形成

（1）每次经测压管抽取动脉血后，均应立即用肝素盐水进行快速冲洗，以防凝血。

（2）管道内如有血块堵塞时应及时予以抽出，切勿将血块推入，以防发生动脉栓塞。

（3）动脉置管时间长短也与血栓形成呈正相关，在患者循环功能稳定后，应及早拔出。

（4）防止管道漏液，如测压管道的各个接头应连接紧密，压力袋内肝素生理盐水袋漏液时应及时更换，各个三通应保持良好性能等，以确保肝素盐水的滴入。

2. 保持测压管道通畅

（1）妥善固定套管、延长管及测压肢体，防止导管受压或扭曲。

（2）应使三通开关保持在正确的方向。

3. 严格执行无菌技术操作

（1）穿刺部位每 24 h 用安尔碘消毒及更换敷料 1 次，并用无菌透明贴膜覆盖，防止污染。局部污染时应按上述方法及时处理。

（2）自动脉测压管内抽血化验时，导管接头处应用安尔碘严密消毒，不得污染。

（3）测压管道系统应始终保持无菌状态。

4. 防止气栓发生 取血等操作过程中严防气体进入桡动脉内造成气栓形成。

5. 防止穿刺针及测压管脱落 穿刺针与测压管均应固定牢固，尤其是患者躁动时，应严防被其自行拔出。

第七节　中心静脉压监测

一、名词定义

中心静脉压（CVP）是指右心房或靠近右心房的上下腔静脉的压力，主要用于评估血容量、前负荷和右心功能，一般通过中心静脉穿刺插管来测量。

二、适应证

（1）急性循环衰竭患者，监测中心静脉压借以鉴别是否血容量不足或心功能不全。
（2）需要大量补液、输血时，借以监测血容量的变化，防止发生循环负荷超重的危险。
（3）拟行大手术的危重患者借以监测血容量维持在最适水平，更好地耐受手术。
（4）血压正常而伴少尿或无尿时，借以将鉴别少尿为肾前性因素（脱水）或肾性因素（肾功能衰竭）。

三、禁忌证

相对禁忌证：可以进行测 CVP 用中心静脉穿刺的部位疑有感染或者已经有感染，有血栓形成，凝血功能障碍等。

四、目的

（1）可以预测有效循环血容量和心功能。CVP 是临床观察血流动力学的主要指标之一，它受心功能、循环血容量及血管张力三个因素影响。
（2）可以指导临床治疗。CVP 正常值为 $5\sim12\ cmH_2O$，如 CVP 呈明显升高态势或由低值升至明显高值，提示循环容量有可能已经补足且心功能处于代偿状态，应停止或暂缓输液（输血）。尽管已输注大量液体，CVP 仍然处于正常值时，则提示输入的液体并不过量。CVP 变化一般较动脉压变化早。

五、操作规范

（一）操作准备
（1）用物准备：治疗车、无菌治疗巾、酒精、安尔碘、棉签、5 mL 注射器、10 mL 生理盐水、250 mL 生理盐水、输液卡、加压装置、压力传感器、压力监测模块及导线。
（2）环境准备：同第三章第一节。
（3）护士准备：同第三章第一节。
（4）清醒患者在操作前需向患者解释监测中心静脉压的必要性、体位及操作过程，以取得患者配合，消除恐惧，并协助患者平卧位。

（二）操作评估
（1）用两种身份识别方法核对患者的住院号、姓名，向患者解释。

(2) 评估管路连接是否通畅。

(三) 操作要点

(1) 患者无反指征(操作禁忌证)时,给予仰面平卧位。
(2) 操作过程中要注意患者是否处于平静状态。
(3) 操作中保持测压管路通畅。
(4) 告知患者测量 CVP 的目的及配合方法。
(5) 告知患者及家属,仪器界面不宜随意调节。

(四) 中心静脉压监测技术流程

见图 3-8。

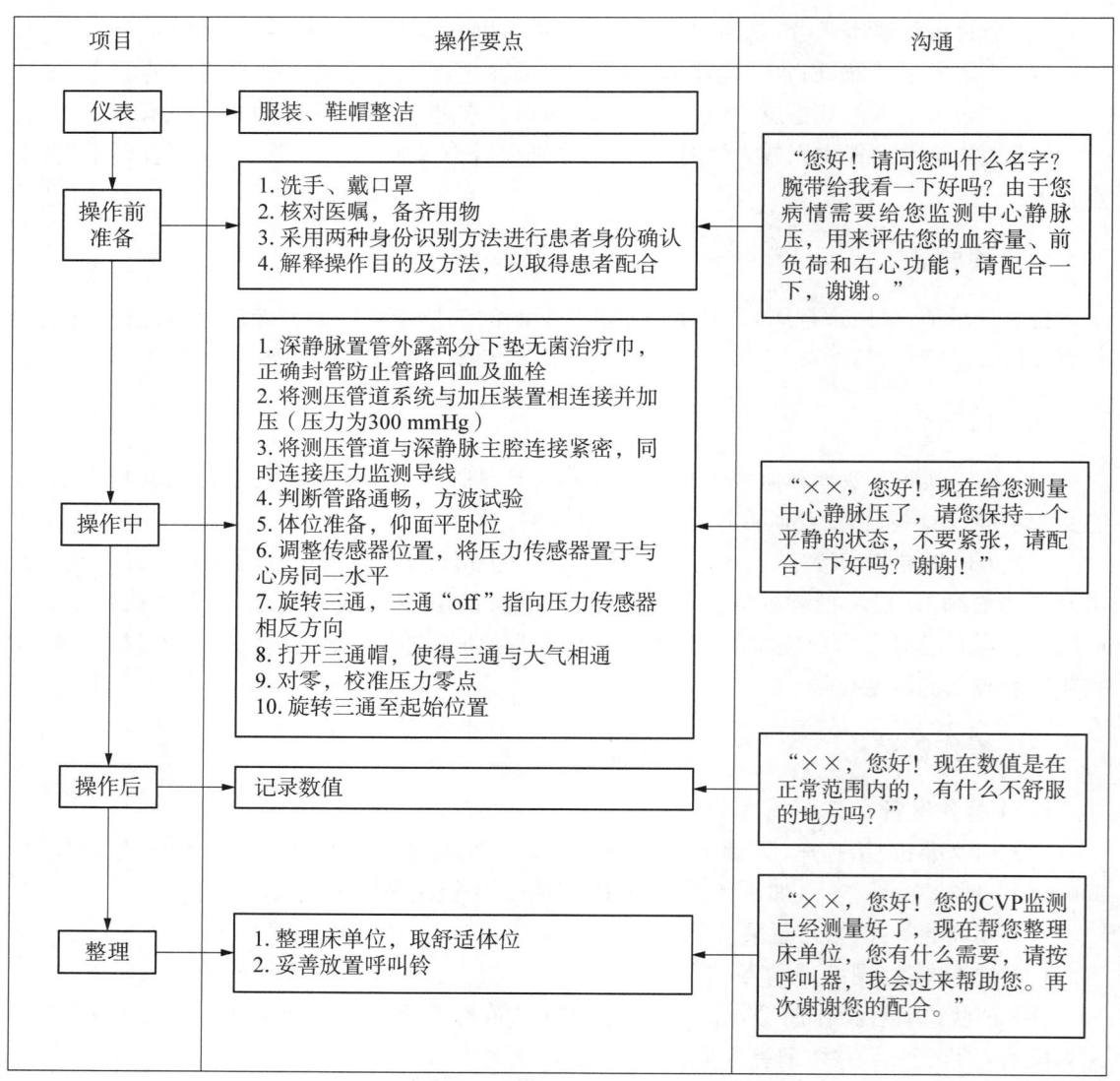

图 3-8 中心静脉压监测技术流程

(五) 中心静脉压监测技术操作评分标准

见表 3-14。

表 3-14　中心静脉压监测技术操作评分标准

科室：　　　　　姓名：　　　　　日期：　　　　　成绩：

项目		考核操作要点	标准分	扣分说明
操作前 (10分)		1. 服装、鞋帽整洁	5	
		2. 备齐用物,洗手、戴口罩	5	
操作中 (70分)	解释 核对	3. 采用两种身份识别方法进行患者身份确认	5	
		4. 解释操作目的及方法,以取得患者配合	5	
	管路 连接	5. 深静脉置管外露部分下垫无菌治疗巾,正确封管防止管路回血及血栓	5	
		6. 将测压管道系统与加压装置相连接并加压（压力为300 mmHg）	5	
		7. 将测压管道与深静脉主腔连接紧密,同时连接压力监测导线	5	
	调整卧 位校零	8. 判断管路通畅,方波试验	5	
		9. 体位准备,仰面平卧位	5	
		10. 调整传感器位置,将压力传感器置于与心房同一水平	5	
		11. 旋转三通,三通"off"指向压力传感器相反方向	5	
		12. 打开三通帽,使得三通与大气相通	5	
		13. 对零,校准压力零点	5	
		14. 旋转三通至起始位置	5	
	读数	15. 呼气末读数	5	
		16. 正常 CVP 波形	5	
操作后 (10分)		17. 记录数值	5	
		18. 整理床单位,取舒适体位,妥善放置呼叫铃	5	
评价(5分)		19. 操作轻柔稳重、安全准确	5	
理论提问 (5分)		20. 测量管路的选择	5	
总分			100	

(六) 注意事项

(1) 保持管路系统连接正确、通畅,维持输液加压袋 300 mmHg 的压力,使压力传感器内的液体 3~15 mL/h 的速度持续冲洗导管。

(2) 间断测量 CVP 时则需在每次测量前后按照深静脉置管规范要求进行冲封管。

(3) 测量管路选择：管路系统长度适宜，管腔内无气泡，避免不必要的三通开关，以最大限度减少管路对测量的影响；选择与中心静脉导管尖端开口相连接的腔进行测量；连接时注意不可选择血管活性药物所在管路，避免因测量影响给药。

(4) 传感器位置：一般将平卧位时第4肋间与腋中线交点定为零点，此定位要求在每次测量中心静脉压时均应使患者仰卧，床头摇平，并将压力传感器置于与零点同一水平处；也可定位于胸骨角垂直向下5 cm处，此定位在半卧位(60°)时同样适用。

(5) 判断管道通畅程度：每次测量前均应判断管道通畅程度；测量前进行方波试验，出现正确的衰减波形则表示导管通畅；测量时，观察是否出现正确的CVP波形；如波形不满意，可先检查导管回血情况，并用生理盐水进行脉冲式冲洗后再次测量。

(6) 数值读取选择：应选择患者平静时测量，躁动患者应待其平静10~15 min后再次测量；在平静呼气末进行读数，因呼气末时呼吸肌松弛且胸腔内压稳定于静息水平，CVP(胸腔内的大血管内压力)等于跨膜压，测量结果更为准确。

六、相关知识链接

(一) CVP的基本知识

1959年，Hughes和Magov-ern在开胸术后患者监测有心房压的研究中发现失血会引起CVP下降，首次描述了CVP和容量的关系。1968年，English等第一次全面阐述了CVP监测在心血管手术、低血容量性休克、心力衰竭和心脏骤停中应用的重要性。

CVP由四部分组成：①心室充盈压；②静脉内血容量产生的压力(即静脉内壁压)；③静脉收缩压和张力(即静脉外壁压)；④静脉(端)毛细血管压。CVP受心功能、循环血容量及血管张力三个因素的影响。

CVP监测是以特定患者的特定问题为导向，对了解患者的有效循环血容量和心功能状态有重要意义。例如，如果针对一位骨盆骨折合并休克的患者，除了动态监测血红蛋白外，当然可以利用CVP的变化来预知其持续性的血容量丢失；当发现一位已经完成液体复苏的脓毒性休克患者血压仍不理想而CVP还在持续增高时，会意识到患者的肺水肿风险正在增高；为危重症患者输液或改变呼吸机设置或调整血管活性药物的使用时，这些干预措施都将使静脉回流和心脏功能发生改变，从而改变CVP。

CVP的正常值范围于20世纪60年代末达成共识，为5~10 cmH$_2$O，早先主要被当作是评估心脏前负荷的指标，常用于临床上指导液体治疗的补液速度和补液量，CVP<5 cmH$_2$O表示血容量不足；>15 cmH$_2$O提示心功能不全、静脉血管床过度收缩或肺循环阻力增高；若CVP超过20 cmH$_2$O时，则表示存在充血性心力衰竭，见表3-15。

表3-15 CVP与补液的关系

CVP	血压	原因	处理原则
低	低	血容量严重不足	充分补液
低	正常	血容量不足	适当补液
高	低	心功能不全或血容量相对过多	给强心药，纠正酸中毒，舒张血管

续 表

CVP	血压	原因	处理原则
高	正常	容量血管过度收缩	舒张血管
正常	低	心功能不全或血容量不足	补液试验*

注：CVP 为中心静脉压；* 晶体液 250 mL（5～10 min 经静脉输入）。

（二）CVP 与其他血流动力学监测参数的联合应用

由于平均动脉压（MAP）变化并不能准确反映心排血量（CO）的变化，传统的通过 CVP 结合 MAP 来判断患者容量状态的策略并不可靠。随着床旁血流动力学监测技术的不断发展和推广，若条件允许，将 CVP 与其他血流动力学指标如 CO 等结合进行联合评估，可对患者循环状态进行更全面深入地了解。

CVP 与 CO 联合评估循环状态变化，在持续监测 CVP 与 CO 数值变化，除外其他因素影响后，结合临床施加的干预措施，将 CVP 与 CO 各自的变化趋势联合进行评估，可大致推断患者对所施加治疗的反应及血流动力学状态变化的趋势（见表 3-16）。总体而言，若 CVP 与 CO 发生反向变化则反映患者心脏功能（泵）状态发生变化；若 CVP 与 CO 发生同向变化，则主要反映患者静脉回流状态（血容量/血管张力）发生改变。近期一项回顾性队列研究表明，在施加临床干预 24 h 后，"CVP 降低＋CO 升高"组患者的 28 d 病死率明显低于其他各组，详见表 3-16。

表 3-16 血流动力学变化及其可能原因

CVP	CO	可能原因
降低	升高	心功能增强
升高	降低	心功能恶化
升高	升高	回心血量增加
降低	降低	回心血流减少
不变	升高	心功能和回心血流均增加
不变	降低	心功能和回心血流均减少

CVP 与 CO 监测下的补液试验：对于不明原因初始 CO 降低的患者，可在连续 CVP 与 CO 监测下进行补液试验，若 CO 增加超过 10%～15%，表明患者存在容量反应性。若 CO 未明显增加，则可能有以下两种原因：①患者存在心功能不全，补液前患者心功能状态已处于 Frank-Starling 曲线的平台期因而无容量反应性；②初次给予的液体量未能增加足够的回心血量以达到增加前负荷的目的。这两种情况可根据 CVP 的变化来鉴别，前者可出现 CVP 明显增高，此时应立即停止补液；而如果是后者，则 CVP 变化不明显，可追加补液后再行评估。

（三）CVP 的影响因素

CVP 的测量误差　由于重力作用的影响，测量装置底部的零点必须设定为与体内生理参考水平一致。在生理学研究中，体内的参考水平是右心房中点，可在体格检查中通过识别胸骨角下方5cm的水平来近似于该水平,但当患者体位发生改变时,其误差会显著增加。

也有人认为,仰卧患者胸部垂直距离的1/3比其他方法(包括使用胸骨角下方5cm)能更准确地估计零参考线,需注意的是,该研究是在最大胸壁直径而不是在胸骨角进行测量的,这一测量方法也适用于仰卧位严重肥胖患者的CVP测量。临床上最常见的测量方法是将换能器调平到腋中线位置。具体详见表3-17。

表3-17　血流动力学变化及其可能原因

CVP读数下降	CVP读数上升
零点上移	零点下移
CVC插管过深	CVC插管过浅
床头抬高	床头降低
管路漏液	管路阻塞
增加三通接头	未用等渗冲管测量

注:CVC:中心静脉导管。

第八节　经鼻高流量吸氧

一、名词定义

经鼻高流量吸氧(high-flow nasal cannula oxygen therapy,HFNC)是指一种通过高流量鼻塞持续为患者提供可以调控并相对恒定吸氧浓度(21%～100%)、温度(31～37℃)和湿度的高流量(8～80 L/min)吸入气体的治疗方式。

二、适应证

(1) 轻、中度Ⅰ型呼吸衰竭[100 mmHg≤氧合指数(PaO_2/FiO_2)<30 mmHg]。
(2) 轻度呼吸窘迫(呼吸频率>24次/min)。
(3) 人工气道建立前及拔除后应用。
(4) 急性心力衰竭。
(5) 阻塞性睡眠呼吸暂停综合征(obstructive sleep apnea syndrome,OSAS)。
(6) 纤维支气管镜检查。
(7) 在急救中的应用。
(8) 拒绝建立人工气道,姑息治疗者。

三、禁忌证

(一) 绝对禁忌证

(1) 心跳呼吸骤停,需建立人工气道者。
(2) 自主呼吸弱、意识障碍者。

(3) 极重度Ⅰ型呼吸衰竭(氧合指数<60 mmHg)。
(4) 通气功能障碍患者(pH<7.25)。

(二) 相对禁忌证

(1) 重度Ⅰ型呼吸衰竭(氧合指数<100 mmHg)。
(2) 通气功能障碍患者(pH<7.30)。
(3) 反常呼吸患者。
(4) 气道防御能力差,存在误吸高风险。
(5) 循环不稳定,需要使用血管活性药。
(6) 上呼吸道或面部手术无法佩戴HFNC者。
(7) 上气道严重堵塞。
(8) 无法耐受HFNC。

四、目的

(1) 增加肺泡通气量,纠正急性呼吸酸中毒。
(2) 治疗低氧血症,改善氧合。
(3) 降低呼吸做功,缓解呼吸肌疲劳。
(4) 利于痰液引流,预防肺不张。
(5) 增加患者舒适性。

五、操作规范

(一) 操作准备

(1) 用物准备:高流量氧疗仪、一次性内置加热管路的呼吸管、与患者连接的鼻塞、灭菌注射用水、医嘱单、血气分析报告单、洗手液,检查用物的有效期,物品处于备用状态。
(2) 环境准备:同第三章第一节。
(3) 护士准备:同第三章第一节。
(4) 患者准备:同第三章第一节。

(二) 操作评估

(1) 评估患者意识状态,是否留置人工气道,选择合适的连接接头。
(2) 观察患者生命体征,符合高流量氧疗仪的使用指征。
(3) 鼻导管连接的患者观察松紧度是否适宜,预防压力性损伤的发生。
(4) 检查机器的氧源、电源及管路连接口是否连接紧密,查看机器是否正常运行。
(5) 接患者后1 h内注意观察患者生命体征变化,如有异常及时汇报。

(三) 操作要点

(1) 监测患者生命体征变化,特别是呼吸及血氧饱和度。
(2) 清醒患者取得配合,做好及时有效沟通。
(3) 熟练掌握每个按键的功能,调节所需的参数。
(4) 使用过程中应及时处理报警,若无法处理应记录报错代码以便告知工程师并及时更换备用仪器。

(5) 撤机消毒后，待管路稍凉后再取下管路，以免损伤机器。
(6) 做好各项基础护理及管道护理。

（四）经鼻高流量吸氧的应用技术操作流程

见图3-9。

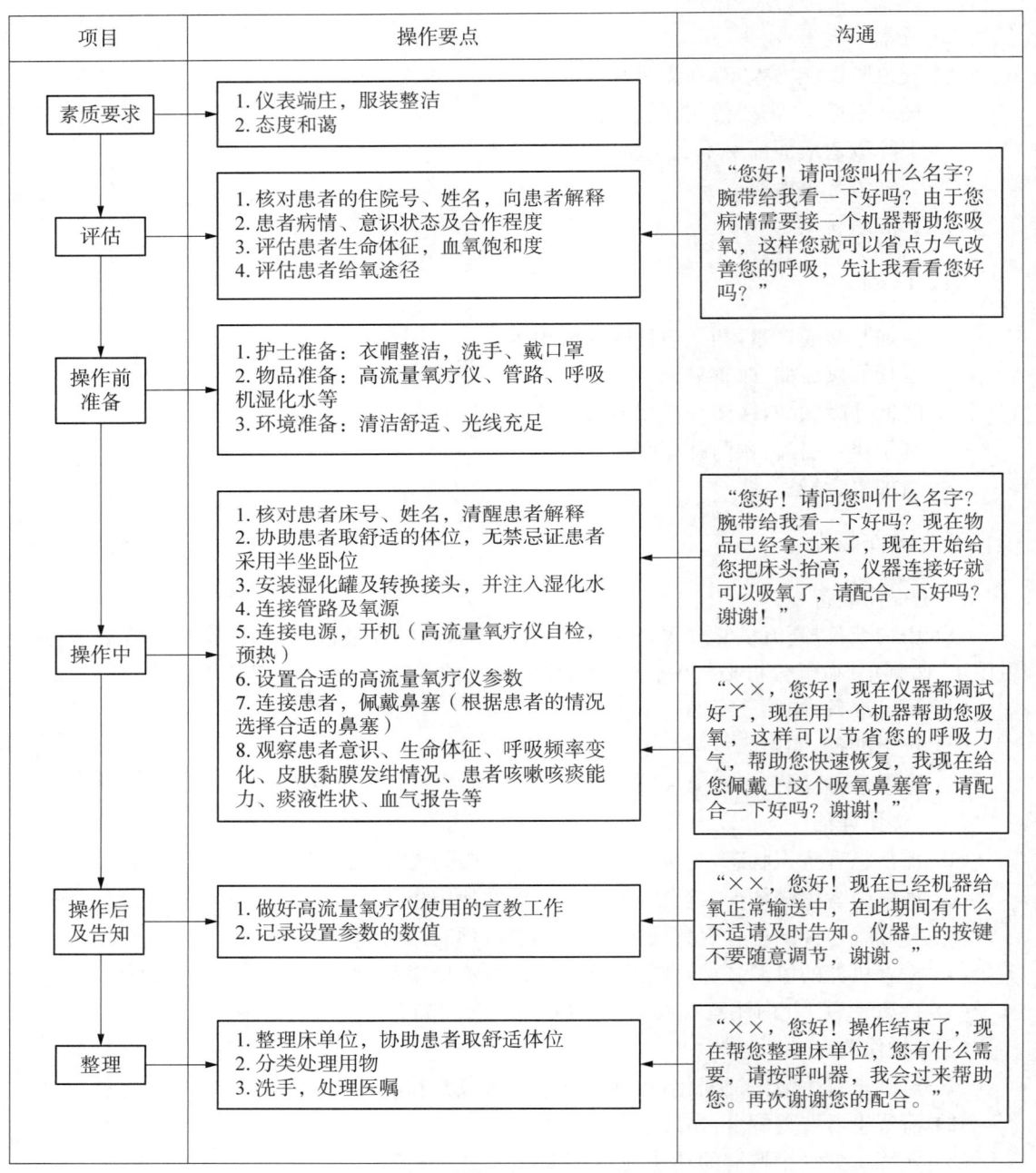

图3-9 经鼻高流量吸氧的应用技术操作流程

（五）经鼻高流量吸氧的应用技术操作评分标准

见表 3-18。

表 3-18　经鼻高流量吸氧的应用技术操作评分标准

科室：　　　　　姓名：　　　　　日期：　　　　　成绩：

项目	考核操作要点	标准分	扣分说明
素质要求 （5分）	1. 仪表端庄，着装整洁	3	
	2. 举止端庄，语言柔和恰当	2	
评估 （10分）	3. 患者病情、意识状态及合作程度	3	
	4. 患者生命体征，血氧饱和度	3	
	5. 评估患者给氧途径	4	
操作前 （10分）	6. 洗手、戴口罩	5	
	7. 准备并检查用物：高流量氧疗仪、管路、呼吸机湿化水	5	
操作中 （45分）	8. 核对患者床号、姓名，清醒患者解释目的及意义	5	
	9. 协助患者取舒适的体位，无禁忌患者采用半坐卧位	2	
	10. 安装湿化罐及转换接头，并注入湿化水	3	
	11. 连接管路及氧源	5	
	12. 连接电源，开机（高流量氧疗仪自检，预热）	5	
	13. 熟练掌握每个按键的功能，能够准确地按照要求设置参数，氧浓度（21%～100%）、氧流量（20～70 L/min）、温度（31～37℃）	10	
	14. 听到治疗仪就绪声音后，可以连接患者	5	
	15. 鼻导管连接患者时，松紧适宜，以两指为宜，管路应在患者面部右侧位置	5	
	16. 观察患者意识、生命体征、呼吸频率变化、皮肤黏膜发绀情况、患者咳嗽咳痰能力、痰液性状、血气报告等	5	
操作后 （10分）	17. 整理床单位，协助患者取舒适卧位	5	
	18. 记录设置参数的数值、知识宣教	5	
评价 （10分）	19. 全过程动作熟练、规范、符合操作原则	5	
	20. 语言通俗易懂、态度和蔼，沟通有效	5	
理论提问 （10分）	21. 适应证及禁忌证	5	
	22. 使用注意事项	5	
总分		100	

(六) 注意事项

(1) 使用前应和患者及家属充分沟通,解释治疗目的、方法和注意事项同时取得合作,建议床头抬高>20°。

(2) 严密监测患者主诉、生命体征、血气分析及呼吸形态的变化,及时调整 HFNC 参数。

(3) 张口呼吸者需嘱其闭口呼吸,若无法配合者且无 CO_2 潴留,可将鼻塞更换为鼻/面罩进行氧疗。

(4) 舌后坠患者,应先用口咽通气道开放上气道,然后将鼻塞与口咽通气道开口处连通,若效果不佳,可考虑其他呼吸支持方式。

(5) 保证充分的湿化效果,密切关注气道分泌物性状的改变,按需吸痰,预防气道堵塞等紧急事件的发生。

(6) 患者鼻塞位置高度应高于机器和管路水平,及时倾倒管路冷凝水,避免冷凝水逆流导致患者呛咳及感染。

(7) 如若出现气体温度异常升高,应立即停用,避免灼伤气道。

(8) 为克服管路阻力,建议最低流量最好≥15 L/min。

(9) 注意鼻塞固定带松紧适宜,避免因固定带过紧引起皮肤损伤,必要时可以使用皮肤保护装置。

(10) 预防感染,一次性呼吸管路、鼻塞等专人专用,呼吸管路如有污染时及时更换,高流量氧疗仪使用后消毒。

(11) 床旁备有急救设备,HFNC 效果不佳或治疗后病情加重者应配合医生采用其他呼吸支持方式。

(12) 空气过滤片 3 个月或使用 1 000 h 更换一次。

(13) 每日评估撤机指征,逐渐降低气体流速(Flow)和氧浓度(FiO_2),争取早日撤机。

六、相关知识链接

(一) HFNC 基本知识及参数设置(图 3 - 10)

HFNC 是指一种通过高流量鼻塞持续为患者提供可以调控并相对恒定吸氧浓度(21%~100%)、温度(31~37 ℃)和湿度的高流量(8~80 L/min)吸入气体的治疗方式。该治疗设备主要包括空氧混合装置、湿化治疗仪、高流量鼻塞以及连接呼吸管路。HFNC 需要设置的参数较少,主要包括温度、气体流量和氧浓度。温度的设置范围一般为 31~37 ℃,主要根据患者舒适性和耐受度进行调节,同时保持一定的痰液黏稠度,使痰液易于咳出。气体流量的设置范围一般为 8~80 L/min,氧浓度最高可以达到 100%,这两者主要根据患者的呼吸衰竭类型进行设置。

Ⅰ型呼吸衰竭:气体流量初始设置为 30~40 L/min;滴定吸入氧浓度(fraction of inspiration oxygen,FiO_2)维持经皮血氧饱和度(saturation of peripheral oxygen,SpO_2)在 92%~96%,结合血气分析动态调整,若没有达到氧合目标,可以逐渐增加氧流量以提高 FiO_2 最高至 100%。

Ⅱ型呼吸衰竭:气体流量初始设置为 20~30 L/min,根据患者耐受性和依从性调节,如果 CO_2 潴留明显,流量可设置为 45~55 L/min 甚至更高,达到患者能耐受的最大流量;滴定

FiO_2 维持 SpO_2 在 88%～92%，结合血气分析动态调整。2021 版专家共识指出（图 3-10）：在 HFNC 开始的 1～2 h 内应密切观察，如果出现任何一个失败预测指标［呼吸频率＞35 次/min，$SpO_2 \leqslant 88\%$，SpO_2/FiO_2 与呼吸频率的比值（ROX 指数）＜2.85，胸腹部矛盾运动或使用辅助呼吸肌等］，应及时进行呼吸支持升级［无创正压通气（noninvasive positive pressure ventilation，NPPV）或有创通气］；若使用 HFNC 48 h 呼吸情况仍无改善，仍存在任何一个上述失败预测指标，或 ROX 指数进行性下降，或血流动力学不稳定，视为 HFNC 治疗失败，建议升级为有创通气。

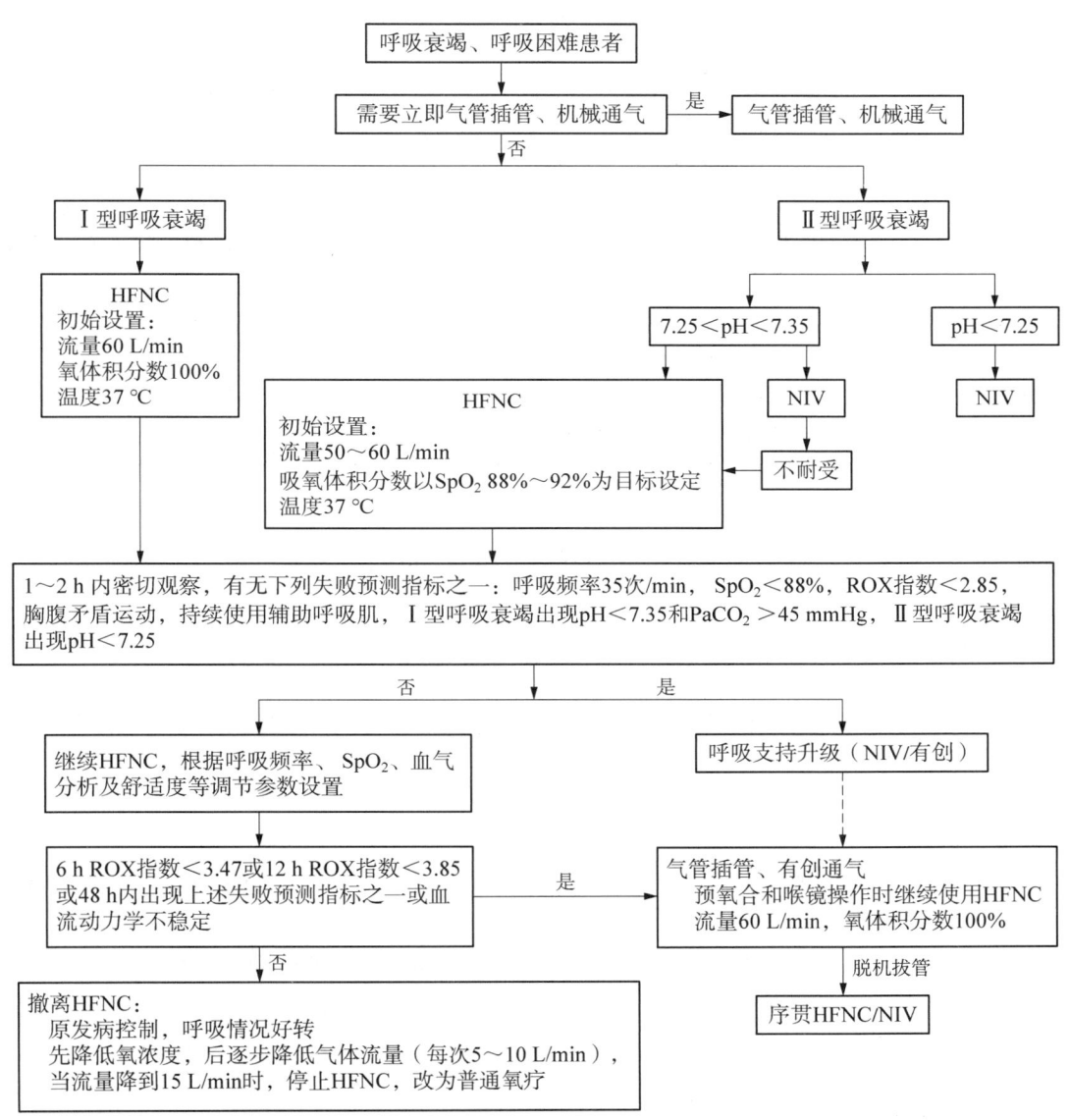

HFNC：经鼻高流量氧疗；ROX 指数：SpO_2/FiO_2 与呼吸频率的比值；SpO_2：经皮血氧饱和度；NIV：无创通气。

图 3-10　HFNC 启动流程图

(二) HFNC 的常见报警信息及处理措施

在临床使用过程中，HFNC 仪器也存在报警，因此本文进行临床报警信息及相应处理措施的临床汇总，以供后续参考。内容详见表 3-19。

表 3-19　HFNC 常见报警信息及处理措施

报警	含义	措施
检查呼吸机管路	未检测到呼吸管路；可能呼吸管路损坏或插入不正确	检查并确保呼吸管路没有损坏，再次插入；如报警仍然存在，请更换新的呼吸管路
检查泄露	设备检查发现系统存在漏气；可能加湿器安装不到位	检查并确保加湿器安装到位，接口处没有漏气；更换为合适型号的鼻导管
检查堵塞	设备检查发现系统存在堵塞；可能呼吸管路或患者接口堵塞；可能鼻导管型号过小	检查呼吸管路或患者接口是否堵塞；更换为合适型号的鼻导管
氧浓度低	设备监测数值低于设置值-满量程的 6%，并持续 30 s	检查氧气源是否连接正确；检查氧气源压力并根据需要调节氧气流量；修改氧浓度设置值至当前监测值
氧浓度高	设备监测数值高于设置值+满量程的 6%，并持续 30 s	检查氧气源压力并根据需要调节氧气流量；修改氧浓度设置值至当前监测值
加湿器水位低	加湿器中的水用尽；可能水袋中的水用尽或加湿器故障	更换新水袋；更换加湿器

第九节　有创机械通气

一、名词定义

有创机械通气是指应用有创的方法（建立有创人工气道，如气管插管及气管切开套管），通过呼吸机进行辅助呼吸的方法。

二、适应证

(1) 通气异常：①呼吸肌功能障碍或衰竭；②通气驱动降低；③气道阻力增加和（或）阻塞。

(2) 氧合异常：①顽固性低氧血症；②需要呼气末气道正压；③呼吸做功明显增加。

(3) 需要使用镇静剂和（或）肌松剂。

(4) 需要降低全身或心肌氧耗。

(5) 需要适当过度通气降低颅内压。

(6) 需要肺复张，防止肺不张。

三、禁忌证

机械通气没有绝对禁忌证,相对禁忌证包括一些特殊疾病,如气胸及纵隔气肿未行引流、肺大疱和肺囊肿、低血容量性休克未补充血容量、严重肺出血、气管食管瘘等。

(1) 张力性气胸或气胸。

(2) 大咯血或严重误吸引起的窒息性呼吸衰竭。

(3) 伴肺大疱的呼吸衰竭。

(4) 严重的心力衰竭。

四、目的

(1) 生理目标:①改善或维持动脉氧合;②支持肺泡通气;③维持或增加肺容积;④减少呼吸功。

(2) 临床目标:①纠正低氧血症;②纠正急性呼吸性酸中毒;③缓解呼吸窘迫;④防止或改善肺不张;⑤防止或改善呼吸肌疲劳;⑥保证镇静和肌松剂使用的安全性;⑦减少全身和心肌氧耗;⑧降低颅内压,通过控制性的过度通气,降低颅内压;⑨促进胸壁的稳定。

五、操作规范

(一) 操作准备

(1) 用物准备:呼吸机、消毒好的管路或一次性呼吸回路、湿化罐、湿化灌温度表、灭菌蒸馏水、一次性可吸痰延长管、流量传感器、模拟肺、听诊器、简易呼吸器、护理记录单。

(2) 环境准备:同第三章第一节。

(3) 护士准备:同第三章第一节。

(4) 患者准备:患者已经建立人工气道(维持气囊内压力 25~30 cmH_2O)。

(二) 操作评估

(1) 评估患者病情、意识状态、合作程度。

(2) 评估呼吸机参数设定,报警设定;观察自主呼吸与呼吸机是否同步,呼吸机转运情况。

(3) 观察患者的氧合情况,包括血氧饱和度水平,血气分析的指标变化等。

(三) 操作要点

(1) 连接好呼吸机,接模拟肺试机,试机正常方可与患者连接。

(2) 调节呼吸机参数,设置报警限。

(3) 加湿装置工作正常,温度适宜。

(4) 监测患者生命体征、血氧饱和度及呼吸机实际检测值的变化。

(5) 听诊双肺呼吸音,检查通气效果。

(四) 呼吸机应用技术操作流程

见图 3-11。

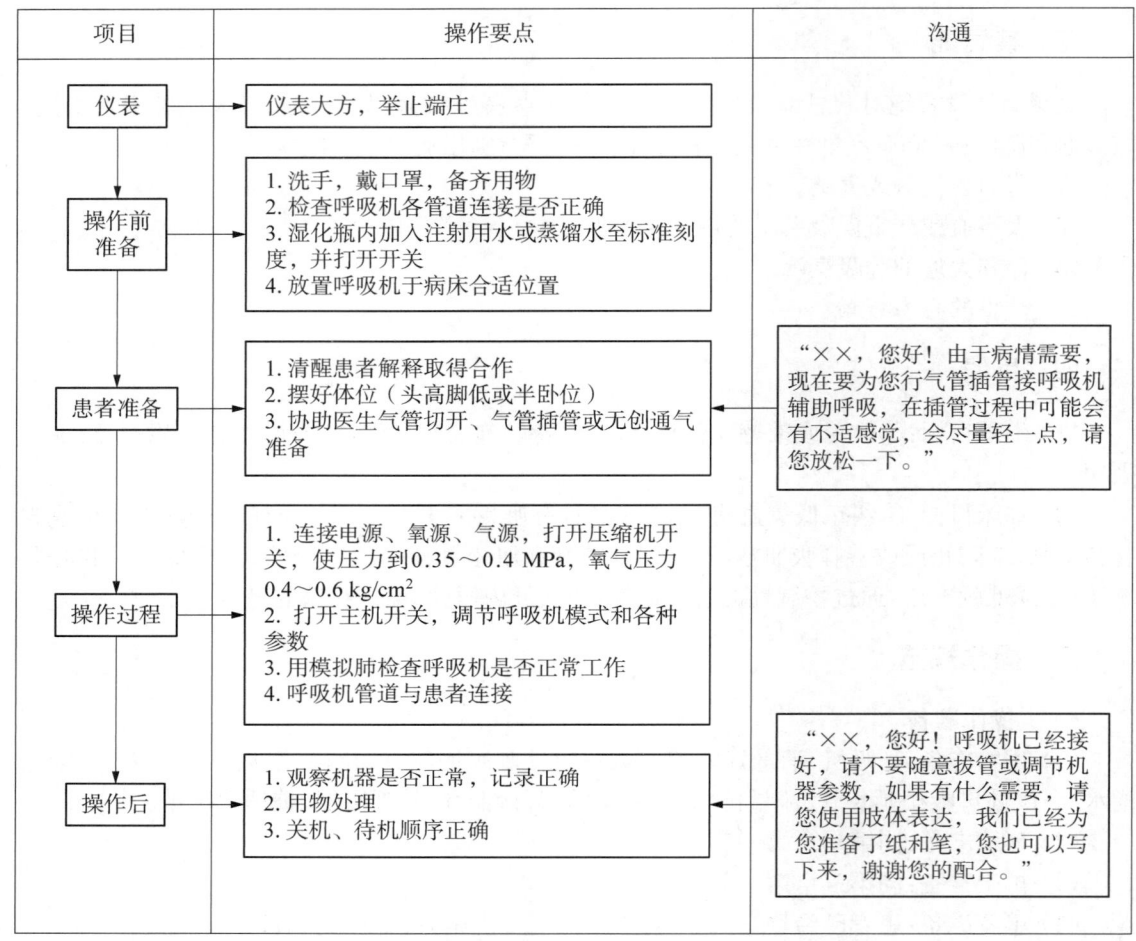

图 3-11 呼吸机应用技术操作流程

(五) 呼吸机应用技术操作评分标准

见表 3-20。

表 3-20 呼吸机应用技术操作评分标准

科室：　　　　姓名：　　　　日期：　　　　成绩：

项目	考核操作要点	标准分	扣分说明
素质要求 （6分）	1. 服装整洁、仪表大方、举止端庄	3	
	2. 语言温柔、恰当，态度和蔼	3	
评估 （10分）	3. 评估病情、意识状态、合作程度及缺氧状况	5	
	4. 评估呼吸机参数设定，报警设定	5	
操作前准备 （25分）	5. 洗手、戴口罩	5	
	6. 备齐用物	5	

续　表

项目		考核操作要点	标准分	扣分说明
		7. 检查各管道连接是否正确	5	
		8. 湿化瓶内加入呼吸机专用湿化水至标准刻度,并打开开关	5	
		9. 呼吸机放置病床合适位置	5	
操作过程(40分)	患者准备	10. 清醒患者解释、取得合作	3	
		11. 协助患者取合适体位	2	
		12. 协助医生气管切开、气管插管或无创通气准备	5	
	操作要点	13. 连接电源、氧源、气源,打开压缩机开关,使压力到0.35～0.4 MPa,氧气压力0.4～0.6 kg/cm²	10	
		14. 打开主机开关,调节呼吸机模式和各种参数	10	
		15. 用模拟肺检查呼吸机是否正常工作	5	
		16. 呼吸机管道与患者连接	5	
操作后(14分)		17. 观察机器是否正常,记录正确	4	
		18. 协助取舒适体位,交代注意事项	4	
		19. 关机、待机顺序正确,机器正常工作	3	
		20. 处理用物,洗手、脱口罩	3	
理论提问(5分)		21. 呼吸机高压报警原因及处理	5	
总分			100	

(六) 注意事项

(1) 使用呼吸机期间,床边简易呼吸器、吸引器、吸氧装置,始终处于备用状态。

(2) 颈部舒展,头颈与躯干一直线,管道避免牵拉受压。

(3) 保证有效半卧位30°～45°。

(4) 注意患者有无义齿或牙齿松动。

(5) 加强气道护理:定时翻身、拍背、吸痰、湿化。

(6) 使用呼吸机期间,严密观察生命体征的变化,保持呼吸道通畅,遵医嘱定时做血气分析,防止机械通气并发症的发生。

(7) 及时正确处理呼吸机报警。

(8) 加强呼吸机管理:调节呼吸机悬臂(支架)或给患者翻身时,应妥善固定好人工气道,防止因管道牵拉造成人工气道脱出,导致患者窒息;长期使用呼吸机的患者,应每日更换湿化液,每日用消毒湿巾擦拭呼吸机外壳,有可见污染时及时更换呼吸机管路(或遵照医院感管科要求定期更换呼吸机管路);保持集水杯在管道的最低位,及时倾倒集水杯和管道内的冷凝水,按照呼吸机使用频率和呼吸机说明书要求清洗空气过滤网。

六、相关知识链接

重症医学是研究危重病发生发展的规律,对危重病进行预防和治疗的临床学科。器官功能支持是重症医学临床实践的重要内容之一。机械通气从仅作为肺脏通气功能的支持治疗开始,经过多年来医学理论的发展及呼吸机技术的进步,已经成为涉及气体交换、呼吸做功、肺损伤、胸腔内器官压力及容积环境、循环功能等,可产生多方面影响的重要干预措施,并主要通过提高氧输送、肺脏保护、改善内环境等途径成为治疗多器官功能不全综合征的重要治疗手段。

(一) 机械通气参数的调整(结合血流动力学与通气、氧合监护)

见表 3-21。

表 3-21 呼吸机机械通气参数设置

参数	设 置
潮气量	体重选择 5～12 mL/kg
呼吸频率	成人通常设定为 12～20 次/min
流速调节	成人常用的流速设置在 40～60 L/min
吸气时间/I∶E 设置	机械通气患者通常设置吸气时间为 0.8～1.2 s 或吸呼比为 1∶(1.5～2);控制通气患者
触发灵敏度调节	压力触发常为 -0.5～-1.5 cmH_2O,流速触发常为 2～5 L/min
吸入氧浓度	初始阶段,可给高 FiO_2(100%)以迅速纠正严重缺氧,以后依据目标,酌情降低 FiO_2 至 50% 以下
PEEP 的设定	PEEP 设置的上限没有共识,但下限通常在 P-V 曲线的 LIP 或 LIP 之上 2 cmH_2O

注:PEEP:呼气末正压;LIP:低拐点。

(二) 呼吸机常见报警及处理

在呼吸机的临床应用中,由于患者或机械的原因,常常听到或看到声或光的报警,这些信号是提醒在场的人员必须对患者或机器进行检查和处理,如果处理不当,可导致患者的呼吸困难加重,病情恶化,甚至患者死亡。因此,正确处理好呼吸机报警,是呼吸机使用中不可缺少的环节。因此本文汇总常见呼吸机报警及处理,具体内容详见表 3-22。

表 3-22 呼吸机常见呼吸机报警及处理

报警	原因	处理
高压报警	痰液增加	湿化吸痰
	形成痰痂	加强湿化吸痰无效予更换导管
	气囊破裂堵塞管口	更换管路
	气管套管滑脱皮下	放掉气囊套管重新插入

续　表

报警	原因	处理
低每分钟通气量、潮气量	气管套管完全滑脱在外面	重新插管
	气囊破裂或充气不足	更换导管或充气
	气管套管与旋转接头拖开	连接好管路
	螺纹管漏气或破裂	更换管路
	贮水罐衔接不紧	重新衔接
	湿化罐注水口未密封	密封注水口
低呼吸频率	自主呼吸减弱	更换模式
高呼吸频率	自主呼吸增强	更换模式必要时药物治疗
	触发灵敏度太灵敏	调节合适的灵敏度

第十节　俯卧位通气

一、名词定义

俯卧位通气是肺复张技术之一，它是利用翻身床、翻身器或人工徒手操作，使患者在俯卧位进行机械通气。

二、适应证

（1）无论任何原因的肺水肿，合理使用呼气末正压（positive end expiratory pressure，PEEP）仍不能将 FiO_2 降至60%以下。

（2）改善急性呼吸窘迫综合征（acute respiratory distress syndrome，ARDS）患者的氧合指标。

（3）在急性肺损伤（acute lung injury，ALI）/ARDS早期，即使没有严重的氧合障碍，也可以使用。

三、禁忌证

（1）血流动力学不稳定。
（2）颅内高压。
（3）急性出血。
（4）脊柱损伤。
（5）骨科手术。
（6）近期腹部手术。

(7) 妊娠。

四、目的

使用俯卧位通气治疗改善 ARDS 患者氧合。

五、操作规范

(一) 操作准备

(1) 用物准备：软枕、脂肪垫、泡沫敷料、水胶体敷料、清洁手套、电极贴，需要时可以准备约束装置，检查用物的有效期，物品处于备用状态。

(2) 环境准备：同第三章第一节。

(3) 医护人员准备：同第三章第一节。

(4) 患者准备：同第三章第一节。

(二) 操作评估

(1) 评估患者生命体征状态（是否存在血流动力学不稳定的情况）。

(2) 评估患者耐受情况（有无躁动，能否配合操作）。

(3) 评估患者导管情况（是否够长能满足翻身要求）。

(4) 评估患者皮肤情况（是否需要使用敷料保护）。

(三) 操作要点

(1) 密切观察患者生命体征变化，气管插管的患者病情变化快，在整个操作过程中要紧密观察患者的呼吸、心率、血压、血氧饱和度的变化；若有变化，及时处理，严重时暂停操作。

(2) 告知患者或家属护理操作的必要性、重要性和配合方法等。

(3) 合理安排操作人员床旁站位（根据患者病情需求安排至少5人操作）。

(4) 根据患者的俯卧位时所受压部位给予保护性预防（头面部、躯体、上肢、膝关节、足部等部位贴水胶体敷料）。

(5) 移动过程：①平移：将患者移至呼吸机对侧床边，呼吸机侧手臂尽量往患者身下安置；②立位：固定导管并保持患者垂直立位，整理导管；③翻转：翻转患者至俯卧位，妥善固定导管。

(6) 合理放置软枕及水枕。3个软枕分别置于患者胸部、髋部及小腿部。13个水枕放置部位：1个头部减压（上面铺卫生垫）、2个胸部两侧减压、2个髋部两侧减压、2个膝盖两侧减压、2个脚踝两侧减压、2个手肘部两侧减压、2个前臂及手腕两侧减压。

(7) 俯卧位后肢体摆放（双上肢自然上举，肘关节内角小于90°，双下肢摆放功能位，避免膝关节过伸）。

(8) 俯卧位后根据患者情况给予适当约束并进行镇静镇痛，保持深镇静。

(9) 俯卧位后保持人工气道通畅并有效固定，防止意外脱管。

(四) 俯卧位通气技术操作流程

见图 3-12。

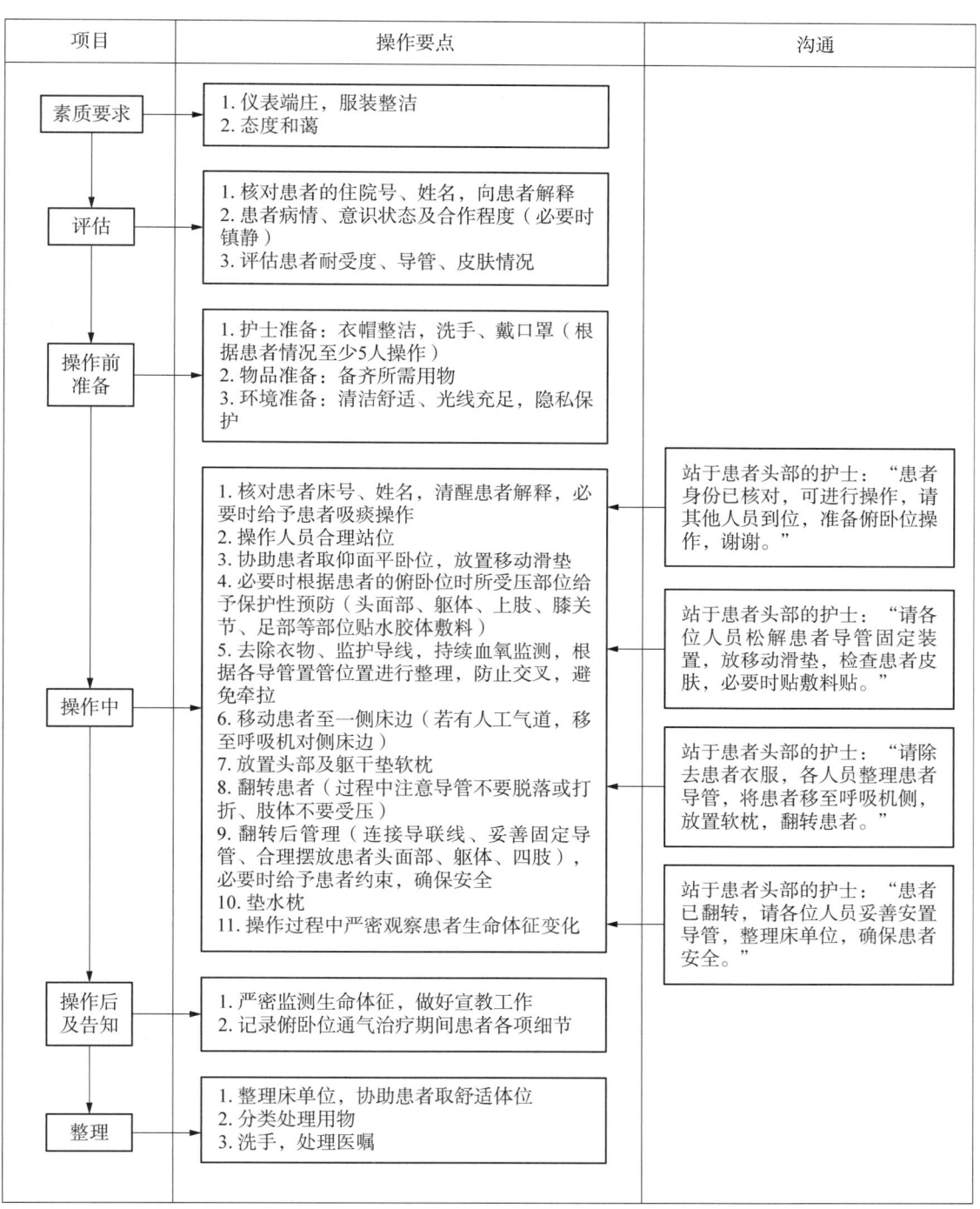

图 3-12 俯卧位通气技术操作流程

(五) 俯卧位通气技术操作评分标准

见表 3-23。

表 3-23 俯卧位通气技术操作评分标准

科室：　　　　姓名：　　　　日期：　　　　成绩：

项目	考核操作要点	标准分	扣分说明
素质要求 （5分）	1. 仪表端庄，着装整洁	3	
	2. 举止端庄，语言柔和恰当	2	
评估 （10分）	3. 核对患者的住院号、姓名，向患者解释	3	
	4. 患者病情、意识状态及合作程度（必要时镇静）	3	
	5. 评估患者耐受度、导管、皮肤情况	4	
操作前 （10分）	6. 洗手、戴口罩	5	
	7. 准备并检查用物，放置合理	5	
操作中 （55分）	8. 核对患者床号、姓名，清醒患者解释，必要时给予患者吸痰操作	5	
	9. 操作人员合理站位	5	
	10. 协助患者取仰面平卧位，放置翻身垫	5	
	11. 必要时根据患者的俯卧位受压部位给予保护性预防（头面部、躯体、上肢、膝关节、足部等部位贴水胶体敷料）	5	
	12. 去除衣物、监护导线，持续血氧监测，根据各导管置管位置进行整理，防止交叉，避免牵拉	5	
	13. 移动患者至一侧床边（若有人工气道，移至呼吸机对侧床边）	5	
	14. 放置头部及躯干垫软枕	5	
	15. 翻转患者（过程中注意导管不要脱落或打折，肢体不要受压）	5	
	16. 翻转后管理（连接导联线、妥善固定导管、合理摆放患者头面部、躯体、四肢），必要时给予患者约束，确保安全	5	
	17. 给予患者垫水枕	5	
	18. 操作过程中严密观察患者生命体征变化	5	
操作后 （10分）	19. 严密监测生命体征，整理床单位，做好宣教工作	5	
	20. 记录俯卧位通气治疗期间患者各项细节	5	
评价 （5分）	21. 全过程动作熟练、规范、符合操作原则	3	
	22. 语言通俗易懂，态度和蔼，沟通有效	2	
理论提问 （5分）	23. 使用注意事项	5	
总分		100	

（六）注意事项

（1）俯卧位治疗前后，负责操作的人员需要经过专业的培训。

(2) 操作人员熟练掌握操作过程中可能出现的突发状况的应急处理。

(3) 俯卧位操作过程中患者身上所有管路都需要放置在可视的范围内,患者人工气道的安全是第一要位。

(4) 患者在俯卧位治疗期间可能出现的并发症护理人员需要充分知晓,在操作和治疗期间采用相应的预防措施预防、减少如压力性损伤、脱管滑脱等并发症的出现。

(5) 操作前给与患者家属充分的健康宣教和告知,必要时签署知情同意书。

(6) 操作前经胃喂养患者暂停肠内营养泵入 30 min,同时回抽胃残余量,防止胃潴留。

(7) 操作过程中注意隐私保护。

(8) 俯卧位翻转后患者出现异常生命体征变化,遵医嘱及时停止治疗。

(9) 俯卧位治疗期间保持患者肢体的功能位,防止脱臼等意外事件的发生。

(10) 俯卧位不是禁止翻身,压力性损伤的预防是关键。

六、相关知识链接

急性呼吸窘迫综合征是常见的重症疾病之一,其原发疾病多样、机制复杂、致病环节多,病死率高达 40%~50%。机械通气是救治 ARDS 患者的关键医疗措施,如何促进机械通气策略的实施成为重点。随着对 ARDS 病理生理的认识,俯卧位通气治疗作为机械通气治疗的一个环节越来越受重视。2017 年欧洲重症医学会和美国胸科协会强烈推荐严重 ARDS 患者行俯卧位通气治疗,其具有改善氧合、改善高碳酸血症、利于肺保护性通气策略的实施及改善右心功能等作用,并降低病死率。

然而由于俯卧位通气实施时需要多人协助,并且患者需要处于非生理性体位时间≥12 h,若护理不当容易出现并发症。规范谨慎的操作及娴熟的团队合作对避免致命性并发症(如各种血管通路意外拔管和撕脱、气管导管移位和阻塞)的发生至关重要(表 3 - 24)。

表 3 - 24 俯卧位通气并发症的预防及处置

并发症	并发症预防及处置
非计划性拔管	翻身前,应检查管路固定情况
	管路应预留足够长度,必要时使用延长管
	翻身过程中,操作者应同步,避免不必要的管路牵扯
	翻身结束后,应立即检查所有管路是否固定且通畅
	俯卧位通气期间,应每 2 h 检查管路固定情况
反流与误吸	宜使用幽门后喂养
	使用肠内营养的患者,翻转俯卧位前,应暂停肠内营养并监测胃残余量
	俯卧位通气期间,应避免腹部受压,每次调整体位后均需检查腹部受压情况
压力性损伤	应每 2 h 观察压力性损伤高风险部位皮肤受压情况,检查受压部位保护措施是否有效
	应 2 h 进行左右侧卧位翻身,角度为 15°~30°,躯干朝向应与头部朝向保持一致
	应悬空鼻尖、腹部、女性胸部、男性生殖器等易受压部位

续 表

并发症	并发症预防及处置
血流动力学紊乱	应持续心电监护、血氧饱和度和血压的监测
	应及时调整血管活性药物的剂量
	避免在血流动力学不稳定时进行俯卧位通气
	俯卧位通气期间,若患者出现恶性心律失常、严重血流动力学不稳定、心搏骤停及气管移位,应立即停止俯卧位通气

【参考文献】

[1] 中华医学会重症医学分会重症呼吸学组.急性呼吸窘迫综合征患者俯卧位通气治疗规范化流程[J].中华内科杂志,2020,59(10):781-787.

[2] 林菁,陈巧玲.俯卧位通气规范化流程建立及临床应用[J].中国卫生标准管理,2017,8(9):160-161.

[3] 李静怡,张玉侠,蒋进军,等.有创机械通气患者俯卧位实施方案的构建[J].中国护理管理,2022,22(1):52-57.

[4] 蒋燕,陆叶,蒋旭琴,等.成人急性呼吸窘迫综合征患者俯卧位通气管理的最佳证据总结[J].中华护理杂志,2022,57(15):1878-1885.

[5] 张丽,杨婷婷,史丽萍,等.俯卧位通气患者肠内营养管理的最佳证据总结[J].中华急危重症护理杂志,2023,(2):112-118.

[6] 常规心电图检查操作指南编写专家组.常规心电图检查操作指南[J].实用心电学杂志,2019,28(1):1-6.

[7] Bhatia R S, Bouck Z, Ivers N M, et al. Electrocardiograms in low-risk patients under goingan annual health examination [J]. JAMA Intern Med, 2017,177(9):1326-1333.

[8] Framingham Heart Study. Cardiovascular disease (10-year risk) calculator [EB/OL]. http://www.franingham heart study.org, 2018-04-24/2024-04-08.

[9] 中国心电学会危急值专家工作组.心电图危急值 2017 中国专家共识[J].临床心电学杂志,2017,28(6):401-403.

[10] 陈漠水,张忆雪.常见心电图危急值的识别与诊断[J].海南医学,2014,25(6):781-784.

[11] 岳丽青,李幸,刘鹏,等.多参数监护仪临床警报管理实践指南(2020 版)简版[J].中国护理管理,2021,21(5):758-765.

[12] 王新.心电监护仪常见故障及日常管理进展分析[J].中国医疗器械信息,2012,27(12):22-23,26.

[13] 任真.心电监护仪在临床应用过程中常出现的故障以及产生的原因分析[J].中国医疗器械信息,2022,28(10):177-179.

[14] 王蕾,宋彩萍.重症监护病房心电监护仪临床警报管理的研究进展[J].中国护理管理,2022,22(2):223-227.

[15] 张红艳.ICU 心电监护仪器误报警问题及医务人员解决对策的研究进展[J].中国医疗器械信息,2022,28(14):29-31.

[16] 纪澄,杨在军.浅析心电监护仪的日常维护及常见故障维修[J].中国设备工程,2023,9:77-79.

[17] Lee C Y, Anantharaman V, Lim S H, et al. Singapore Defibrillation Guidelines 2016 [J]. Singapore Med J, 2017,58(7):354-359.

[18] 王伟,张华伟.除颤仪的原理与维护及故障排除[C]//中国医学装备协会.中国医学装备大会暨 2020 医学装备展览会论文汇编,2020:4.

[19] Lim S H, Chee T S, Wee F C, et al. Singapore Basic Cardiac Life Support and Automated External

Defibrillation Guidelines 2021[J]. Singapore Med J,2021,62(8):415-423.

[20] 中华医学会心电生理和起搏分会,中国医师协会心律学专业委员会.植入型心律转复除颤器临床应用中国专家共识(2021)[J].中华心律失常学杂志,2021,25(4):280-299.

[21] 金艳鸿,孙红,李春燕,等.《成人动脉血气分析临床操作实践标准(第二版)》解读[J].中国护理管理,2022,22(11):1601-1606.

[22] 张琳琪.《儿童动脉血气分析临床操作实践标准》要点解读[J].中国护理管理,2021,21(4):592-595.

[23] 梁玉瑛,裴炜娜,曹娥英,等.不同部位有创动脉血压监测在危重患儿中的效果观察[J].护士进修杂志,2018,33(12):1132-1134.

[24] 邵瑜.ICU危重患者实施有创动脉血压监测的护理体会[J].临床医药文献电子杂志,2018,5(98):101.

[25] 黄海霞.重症患者有创动脉血压监测的护理[J].外科研究与新技术,2019,8(1):70-72.

[26] 胡莹莹,李晨,李艳玲.中心静脉压急诊临床应用中国专家共识(2020)[J].临床急诊杂志,2020,21(6):421-428.

[27] Black I H, Blosser S A, Murray W B. Central venous pressure measurements: peripherally inserted catheters versus centrally inserted catheters[J]. Critical Care Medicine, 2000,28(12):3833-3836.

[28] Sanfilippo F, Noto A, Martucci G, et al. Central venous pressure monitoring via peripherally or centrally inserted central catheters: a systematic review and meta-analysis[J]. The Journal of Vascular Access, 2017,18(4):273-278.

[29] 邢宝坤,绳宇,夏莹,等.两种中心静脉压测量途径在老年重症患者中应用比较[J].中华现代护理杂志,2017,23(17):2270-2275.

[30] Kuo W, Huang C, Yu C, et al. Totally implanted port may be an alternative to centrally inserted central catheter for measurement of central venous pressure[J]. Journal of Healthcare Engineering, 2020:9180856.

[31] 严红岭.基于Delphi的呼吸机质量控制管理系统的建立与实现[J].中国医疗设备,2020,35(8):97-100.

[32] 江明尹,孙冬杰,李强,等.基于灰色关联的呼吸机人因不良事件数据挖掘分析[J].医疗卫生装备,2020,41(9):65-71.

[33] 万晟霞,石斌,王晶,等.呼吸机报警的临床分析[J].临床肺科杂志,2013,18(9):1724-1725.

[34] 孙龙凤,谭伟.加强机械通气管理对呼吸机报警的影响[J].护理研究,2013,27(35):4032-4033.

[35] 李小燕,秦雪琴,陈雪萍.二级甲等以上医院ICU护士呼吸机技术掌握现状调查分析[J].国际护理学杂志,2015,(17):2325-2329.

[36] 李学勤,孟维哲.气管切开患者呼吸机紧急通气报警特征及危险因素[J].国际护理学杂志,2015,34(24):3366-3369.

[37] 张冬冬,李宏元.呼吸机的常见故障分析及处理方法探析[J].中国急救医学.2015(2):403-404.

[38] 郭茂菊,雷贵梅,张国秋.浅析呼吸机的保养与维护[J].医药前沿.2016(16):389-390.

[39] 中华医学会呼吸病学分会呼吸危重症医学学组,中国医师协会呼吸医师分会危重症医学工作委员会.成人经鼻高流量湿化氧疗临床规范应用专家共识[J].中华结核和呼吸杂志,2019,42(2):83-91.

[40] 倪忠,秦浩,李洁,等.新型冠状病毒肺炎患者经鼻高流量氧疗使用管理专家共识[J].中国呼吸与危重监护杂志,2020,19(2):110-115.

[41] 中国医师协会急诊医师分会,中华医学会急诊医学分会,中国急诊专科医联体,等.急诊成人经鼻高流量氧疗临床应用专家共识[J].中国急救医学,2021,41(9):739-749.

第四章
心血管专科疾病的护理常规及健康管理

第一节　心力衰竭

一、概述

心力衰竭（heart failure，HF），简称心衰，是由于任何心脏结构或功能异常导致心室充盈和（或）射血能力受损而引起的一组临床综合征，其主要临床表现是呼吸困难、乏力和液体潴留。根据心衰发生的速度、时间、严重程度分为慢性心衰和急性心衰，以慢性心衰居多。按心衰发生的部位可分为左心衰、右心衰和全心衰。根据左心室射血分数（LVEF）分为 4 类：即射血分数降低的心衰（HF with reduced EF，HFrEF），LVEF≤40%；射血分数保留的心衰（HF with preserved EF，HFpEF），LVEF≥50%；射血分数中间值的心衰（HF with mid-range EF，HFmrEF），LVEF 41%～49%；射血分数改善的心衰（HF with improved EF，HFimpEF），基线 LVEF≤40%，第二次测量时比基线增加≥10%且＞40%。本节主要介绍慢性心衰和急性心衰。

心衰始于心肌损伤，导致病理性重塑，从而出现左心室扩大和（或）肥大。起初，以肾素-血管紧张素-醛固酮系统（RAAS）、抗利尿激素激活和交感神经兴奋为主的代偿机制尚能通过水钠潴留、外周血管收缩及增强心肌收缩等维持正常的心脏输出；但这些神经体液机制最终将导致直接细胞毒性，引起心肌纤维化，导致心律失常及泵衰竭。

二、慢性心力衰竭的护理常规及健康管理

（一）定义

慢性心力衰竭（chronic heart failure，CHF）是指持续存在的心力衰竭状态，可以稳定、恶化或失代偿，是心血管疾病的终末期表现和最主要死亡原因，是 21 世纪心血管领域的两大挑战之一。在我国，引起慢性心衰的病因以冠心病居首，其次为高血压，而风湿性心脏瓣膜病比例则下降。

（二）护理常规

（1）休息与运动：根据患者呼吸困难程度采取适当的体位，有明显呼吸困难者给予高枕卧位或半卧位；端坐呼吸者可以使用床上小桌，让患者扶桌休息，必要时双腿下垂。伴腹水或胸腔积液者宜采取半卧位。下肢水肿者如无明显呼吸困难，可以抬高下肢，以利于静脉回流，增加回心血量，从而增加肾血流量，提高肾小球滤过率，促进水钠排出。注意患者体位的安全与

舒适,必要时加用床栏防止坠床。心衰急性加重期应卧床休息;恢复期循序渐进增加活动量,患者活动中出现胸痛、呼吸困难、心悸、低血压、头晕、疲劳、大汗等情况时应停止活动。如患者经休息后症状仍持续不缓解,应及时通知医生。美国心脏病学会/美国心脏协会(American College of Cardiology/American Heart Association,ACC/AHA)指出,运动治疗中需要进行心电监护的指征包括:LVEF<30%;运动或安静时出现室性心律失常;运动时收缩压降低;心肌梗死、心脏性猝死、心源性休克的幸存者等。

(2) 病情监测:每天用同一体重计、在同一时间、着同类服装测量体重,时间安排在患者晨起排便后、早餐前最为适宜。准确记录24 h出入量,若患者尿量<30 mL/h,应报告医生及时处理。有腹水者应每天测量腹围。严重心衰患者液量限制在1.5~2.0 L/d,有利于减轻症状和充血,避免输注氯化钠溶液。

(3) 用药护理:指导患者遵医嘱服药,密切观察药物的作用和不良反应,详见第二章第四节。

(4) 饮食护理:给予易消化、低盐、低脂饮食,少食多餐,伴有低蛋白血症者可静脉补充白蛋白。钠摄入量<2 g/d,告诉患者及家属低盐饮食的重要性并督促执行,限制含钠量高的食品如腌或熏制品、海产品、罐头食品等。注意烹饪技巧,可用糖、代糖、醋等调味品以增进食欲。心衰伴有营养不良风险者应给予营养支持。

(5) 排便护理:保持大便通畅,嘱患者避免用力排便,必要时使用缓泻药或开塞露纳肛。

(6) 心理护理:抑郁、焦虑和孤独在心衰恶化中发挥重要作用,心理疏导可以改善心功能,必要时请心理科会诊,酌情应用抗抑郁或抗焦虑药物。

(三) 健康管理

(1) 疾病预防指导:积极干预各种高危因素,包括控制血糖、血压、血脂,积极治疗原发病;避免吸烟、饮酒等;避免感染(尤其是呼吸道感染)、情绪激动、过度劳累、输液过快过多等;育龄妇女应在医生指导下决定是否可以妊娠与自然分娩。

(2) 疾病知识指导:饮食宜易消化、富营养、低盐、低脂,少食多餐,每餐不宜过饱。消瘦者应增强营养支持,肥胖者应控制体重。

(3) 用药指导与病情监测:坚持遵医嘱服药,告知患者药物的名称、用法、剂量、作用与不良反应。掌握自我调整基本治疗药物的方法:每天测量体重并做好记录,若3 d内体重增加2 kg以上,应考虑已有水钠潴留(隐性水肿),需要利尿或加大利尿剂量;根据心率和血压调整β受体阻滞剂、血管紧张素受体脑啡肽酶抑制剂(ARNI)或血管紧张素转换酶抑制剂/血管紧张素Ⅱ受体拮抗剂(ACEI/ARB)的剂量。患者一般1~2个月随访1次,病情加重时(如水肿再现或加重、活动后气急加重、疲乏加重、静息心率增加≥15~20次/min等)及时就诊。

(4) 照顾者指导:教育家属给予患者积极的支持,树立战胜疾病的信心,积极配合治疗,保持稳定的情绪;必要时教会主要照顾者掌握心肺复苏(CPR)技术。

三、急性心力衰竭的护理常规及健康管理

(一) 定义

急性心力衰竭(acute heart failure,AHF)是指心衰的症状和体征急性发作或急性加重的一种临床综合征。可表现为心脏急性病变导致的新发心衰或慢性心衰急性失代偿。临床上以急性左心衰竭较为常见,多表现为急性肺水肿或心源性休克,是严重的急危重症,本节将重点讨论。

(二) 护理常规

(1) 体位

1) 出现突发性端坐呼吸、夜间阵发性呼吸困难时,提示肺水肿,需要提供高背、高枕等支托物协助患者取端坐位,双腿下垂,以减少静脉回流,从而减轻心脏负荷,但需注意安全,谨防跌倒/坠床。

2) 出现持续性低血压,伴皮肤湿冷、发绀和苍白,尿量减少,意识障碍,口干、口渴等低血容量表现时,应迅速采取平卧位或休克卧位,抬高头部及下肢,以增加回心血量,并注意保暖。

3) 端坐位易导致心排血量减少,患者病情相对平稳时,应采取自我感觉舒适的体位,以半卧位角度<30°为宜。

(2) 氧疗:适用于低氧血症患者,首先应保证有开放的气道,立即给予鼻导管高流量吸氧;面罩吸氧适用于伴有呼吸性碱中毒者以及未合并二氧化碳潴留、需高流量给氧的患者;病情严重者应采用面罩呼吸机持续加压(continuous positive airway pressure,CPAP)或双水平气道正压(bi-level positive airway pressure,BiPAP)给氧。

(3) 迅速开放两条静脉通道,遵医嘱正确使用药物,观察疗效与不良反应。

1) 镇静:吗啡 3~5 mg 静脉注射不仅可以使患者镇静,减少躁动所带来的额外的心脏负担,同时也具有舒张小血管的功能从而减轻心脏负荷。必要时可每间隔 15 min 重复 1 次,共 2~3 次。老年患者可减量或改为肌内注射。吗啡的护理要点参见第二章第一节。

2) 快速利尿剂:呋塞米 20~40 mg 于 2 min 内静脉注射,4 h 后可重复 1 次。除利尿外,还有静脉扩张作用,有利于肺水肿缓解。呋塞米的护理要点参见第二章第一节。

3) 血管扩张剂:可选用硝普钠、硝酸甘油静滴,严格按医嘱定时监测血压,用输液泵控制滴速,根据血压调整剂量,维持收缩压在 90~100 mmHg。

 a. 硝普钠:参见第二章第一节。

 b. 硝酸甘油:参见第二章第一节。

 c. 重组人脑钠肽(recombined human BNP,rhBNP):新活素或奈西立肽,属内源性激素物质,具有扩张静脉和动脉、利尿、抑制 RAAS 和交感神经作用;疗程一般为 3 d。

4) 正性肌力药物

 a. 洋地黄制剂:尤其适用于快速心房颤动或已知有心脏增大伴左心室收缩功能不全的患者。

 b. 非洋地黄类:米力农、左西孟旦、多巴胺、多巴酚丁胺等,适用于低心排血量综合征,可有效缓解组织低灌注所致的症状,保证重要脏器的血液供应。

5) 氨茶碱:解除支气管痉挛,并有一定的增强心肌收缩、扩张外周血管作用。

(4) 非药物治疗:主动脉内球囊反搏(intra-aortic balloon pump,IABP)可用于冠心病急性左心衰竭患者,可有效改善心肌灌注,降低心肌耗氧量和增加心排血量;其他包括心室机械辅助装置、血液净化治疗等。

(5) 出入量管理:无明显导致低血容量的因素(严重脱水、大出血、大汗淋漓等)每天液体入量一般宜在 1500 mL 以内,不超过 2000 mL;保持每天出入量负平衡约 500 mL,严重肺水肿者水负平衡为 1000~2000 mL/d,甚至可达 3000~5000 mL/d,以减少水钠潴留,缓解患者症状。如肺淤血、水肿明显消退,应减少水负平衡量,逐步过渡到出入量大体平衡。在负平衡下应注意防止低血钾、低血钠和低血容量等。

（6）病情监测：严密监测心率、呼吸、血压、血氧饱和度、心电图；观察患者意识、精神状态、皮肤颜色、温度及出汗情况，颈静脉充盈程度，肺部啰音或哮鸣音的变化，监测出入量和体重；对安置漂浮导管者，严密监测血流动力学指标的变化。

（7）心理护理：焦虑或恐惧可导致交感神经系统兴奋性增高，使患者呼吸困难加重。医护人员在抢救时必须操作熟练、保持镇静、忙而不乱，使患者产生信任与安全感。避免在患者面前讨论病情，以减少不必要的误解。护士应与患者及家属保持密切接触，并向其解释病情以及救治情况，提供情感支持。

（8）做好日常生活护理与基础护理。

（三）健康管理

除参见"慢性心力衰竭"患者的健康管理外，还应注意：向患者及家属介绍急性心力衰竭的病因，指导其继续针对基本病因和诱因进行治疗。指导患者在静脉输液前应主动向医护人员说明病情，便于在输液时控制输液量及速度，防止诱发急性肺水肿。

第二节　心律失常

一、概述

心律失常（cardiac arrhythmia）是指心脏冲动的频率、节律、起源部位、传导速度或激动次序的异常。其可见于生理情况，更多见于病理性状态，包括心脏本身疾病和非心脏疾病。

心律失常按发生时心率的快慢，分为快速型与缓慢型心律失常两大类；按发生部位分为室上性（包括窦性、房性、房室交界性）和室性心律失常两大类；按发生机制分为冲动形成异常和冲动传导异常两大类。本节主要依据心律失常发生部位与机制以及心率快慢进行综合分类。

（一）冲动形成异常

1. 窦性心律失常

（1）窦性心动过速。

（2）窦性心动过缓。

（3）窦性心律不齐。

（4）窦性停搏。

2. 异位心律

（1）被动性异位心律：逸搏及逸搏心律（房性、房室交界区性、室性）。

（2）主动性异位心律：①期前收缩（房性、房室交界区性、室性）。②阵发性心动过速（房性、房室交界区性、房室折返性、室性）与非阵发性心动过速。③心房扑动、心房颤动。④心室扑动、心室颤动。

（二）冲动传导异常

1. 干扰及干扰性房室分离　常为生理性。

2. 心脏传导阻滞

（1）窦房阻滞。

(2) 房内阻滞。

(3) 房室阻滞（Ⅰ度、Ⅱ度和Ⅲ度房室阻滞）。

(4) 室内阻滞（左束支、右束支和分支阻滞）。

3. 折返性心律　阵发性心动过速（常见房室结折返、房室折返和心室内折返）。

4. 房室间传导途径异常　预激综合征。

(三) 冲动形成异常与冲动传导异常并存

反复心律和并行心律等。

(四) 人工心脏起搏参与的心律

包括DDD(R)和VVI(R)起搏器所具有的时间周期、起搏、感知与自身心律的相互影响等。心律失常的发生机制包括冲动形成异常、冲动传导异常或两者并存。

二、护理常规及健康管理

(一) 护理常规

(1) 休息与运动：保证患者充分的睡眠与休息，保持情绪稳定、心情舒畅，做好心理护理，必要时遵医嘱给予镇静药。嘱患者当心律失常发作导致心悸、胸闷、头晕等不适时采取半卧位、高枕卧位或其他舒适体位，尽量避免左侧卧位，因左侧卧位时患者常能感觉到心脏的搏动而使不适感加重。心律失常频繁发作，伴有晕厥、头晕或曾有跌倒病史者应卧床休息，协助做好生活护理。嘱患者避免单独外出，防止意外。评估患者心律失常的类型及临床表现，与患者及家属共同制订活动计划。对无器质性心脏病的良性心律失常患者，鼓励正常生活和工作，建立健康的生活方式，避免过度劳累。持续性室速、窦性停搏、Ⅱ度Ⅱ型或Ⅲ度房室传导阻滞等严重心律失常患者或快速心室率引起血压下降者，应卧床休息，以减少心肌耗氧量；卧床期间加强生活护理。

(2) 病情监测：伴呼吸困难、发绀等缺氧表现时，给予氧气吸入，根据缺氧程度调整氧流量。对于严重心律失常患者，应持续心电监护，严密监测心律、心率、心电图、生命体征、血氧饱和度等变化。发现频发（每分钟在5次以上）、多源性、成对的或呈RonT现象的室性期前收缩，室速，窦性停搏，Ⅱ度Ⅱ型或Ⅲ度房室传导阻滞，预激伴发房颤等，立即报告医生，给予对症处理。对于高危患者，应留置静脉导管，备好抗心律失常药物及其他抢救药品、临时起搏器、除颤仪等，一旦发生猝死立即配合抢救。

(3) 用药护理

1) 抗心律失常药物用药护理：应遵医嘱严格按时按量给予抗心律失常药物治疗，静注时速度宜慢（腺苷除外），一般5~15 min内注完，静滴药物时尽量用输液泵控制速度。胺碘酮静脉用药易引起静脉炎，应选择大血管，配制药物浓度不宜过高，严密观察穿刺部位情况，谨防药物外渗。观察患者生命体征和意识，必要时监测心电图，注意用药前、用药过程中及用药后的心律、心率、P-R间期、Q-T间期等变化，以判断疗效和有无不良反应。常用抗心律失常药物的不良反应详见第二章第五节表2-6。

2) 抗凝药物用药护理：应遵医嘱严格按时按量给予抗凝药物治疗，严密观察疗效及不良反应。两类口服抗凝药物的用药注意事项如下：

a. 华法林：华法林的药物动力学、吸收及药效学受遗传和环境因素（例如饮食、药物、各种疾病状态）的影响。在饮食、合并用药或疾病变化时，应及时监测国际标准化比值

(international normalized ratio，INR)指标并调整剂量。华法林的最佳抗凝强度为INR 2.0～3.0，此时出血和血栓栓塞的危险均最低。患者口服华法林2～3 d后开始每天或隔天监测INR，直到INR达到治疗目标并维持至少2 d。此后，根据INR结果的稳定性数天至1周监测1次，出院后稳定的患者可以每月监测1次。

b. 新型口服抗凝药(new oral anticoagulant，NOAC)：NOAC的半衰期短，用药后的12～24 h作用即可消失，因此必须保证患者服药的依从性，以免因为药效下降而发生血栓栓塞。如果患者发生漏服，每天2次用药的药物漏服6 h以内，应该补服前次漏服的药物剂量；每天1次用药的药物漏服12 h以内，应该补服前次漏服的药物剂量。超过此期限，不再补服，而且下一次仍使用原来剂量，不要加倍。

(4) 饮食护理：合理膳食，建议"少食多餐、荤素搭配、粗细搭配"，以低盐、低脂、易消化饮食为主，避免暴饮暴食。控制盐的摄入可减轻心血管负担，避免心律失常的发生；增加纤维素的摄入，纤维素可刺激胃肠蠕动，加快胆固醇的排泄，还可吸附胆固醇，使胆固醇不易被肠黏膜吸收，从而降低血中胆固醇含量，降低心脏病发病率，防治心律失常。

(5) 排便护理：同第四章第一节。

(6) 心理护理：做好心理护理，保持情绪稳定，心律失常难以彻底治愈，且会反复发作易造成患者心理负担，患者家庭成员应给予患者心理支持，同时鼓励患者参加各种娱乐活动，调动生活情趣，使其思想放松，从而减少复发。

(二) 健康管理

(1) 疾病知识指导：向患者及家属讲解心律失常的常见病因、诱因及防治知识。嘱患者生活规律、注意劳逸结合，保证充足的睡眠与休息；保持稳定、乐观的情绪；戒烟酒，避免摄入刺激性食物如浓茶、咖啡、芥末等；避免饱餐、暴饮暴食；避免感染、发热；低钾血症易诱发室性期前收缩或室速，应注意预防、监测与纠正。心动过缓患者应避免排便时过度屏气，以免兴奋迷走神经而加重心动过缓。

(2) 用药指导与病情监测：向患者说明按医嘱服用抗心律失常药物、抗凝药物的重要性，不可自行停药、减量或擅自改用其他药物。告知患者药物可能出现的不良反应；教给患者自测脉搏的方法以利于自我监测病情；服用抗凝药物期间使用软毛牙刷刷牙，尽量避免可能产生激烈碰撞的运动，观察有无皮肤瘀斑、牙龈渗血，注意大小便颜色的变化；嘱有异常情况时及时就诊。

(3) 运动指导：严重心律失常、心功能极差的患者，应卧床休息，限制活动；无器质性心脏病的良性心律失常患者，应该积极参加体育锻炼，调整自主神经功能，可以选择活动量较小的有氧运动，如太极拳、散步、慢跑、骑自行车等；运动过程中应随时做好监测，以便调整运动量。

(4) 照顾者指导：针对室颤和室速的高危人群，教会其家属初级心肺复苏以备应急使用。

第三节　高血压

一、概述

高血压是以动脉血压持续升高为特征的心血管综合征，可分为原发性高血压(primary hypertension)和继发性高血压(secondary hypertension)，前者病因不明(通常简称为高血压)，后者是由某些确定疾病或病因引起的血压升高,占高血压病患者的 5%～10%。原发性高血压是在一定的遗传背景下由多种环境因素的交互作用,使正常血压调节机制失代偿所致。因此,高血压是多环节、多因素、多阶段和个体差异性较大的疾病。

高血压定义为:在未使用降压药物的情况下,非同日 3 次测量诊室血压,收缩压(SBP)≥140 mmHg 和(或)舒张压(DBP)≥90 mmHg;既往有高血压史,目前正在使用降压药物,血压虽然<140/90 mmHg,仍应诊断为高血压,详见表 4-1。

表 4-1 血压水平分类和定义(中国高血压防治指南,2018)

分类	收缩压(mmHg)	舒张压(mmHg)
正常血压	<120 和	<80
正常高值	120～139 和(或)	80～89
高血压	≥140 和(或)	≥90
1 级高血压(轻度)	140～159 和(或)	90～99
2 级高血压(中度)	160～179 和(或)	100～109
3 级高血压(轻重度)	≥180 和(或)	≥110
单纯收缩期高血压	≥140 和	<90

注:以上标准适用于≥18 岁成人,当收缩压和舒张压分属于不同分级时,以较高的级别作为标准。

虽然高血压是影响心血管事件发生和预后的独立危险因素,但并非是唯一的决定因素,大部分高血压患者还有血压升高以外的心血管危险因素。因此,高血压患者的诊断和治疗不能只根据血压水平,还必须对患者进行心血管综合风险评估并分层。根据血压水平、其他心血管危险因素、靶器官损害、临床并发症和糖尿病进行心血管风险分层,分为低危、中危、高危和很高危 4 个层次,见表 4-2。用于分层的其他心血管危险因素、靶器官损害和临床并发症见表 4-3。高血压患者的心血管综合风险分层,有利于确定启动降压治疗的时机,优化降压的治疗方案,确立更合适的血压控制目标和进行患者的综合管理。

表 4-2 血压升高患者心血管风险水平分层

其他心血管危险因素和疾病史	血压(mmHg)			
	SBP 130～139 和(或)DBP 85～89	SBP 140～159 和(或)DBP 90～99	SBP 160～179 和(或)DBP 100～109	SBP≥180 和(或)DBP≥110
无		低危	中危	高危
1～2 个其他危险因素	低危	中危	中/高危	很高危
≥3 个其他危险因素,靶器官损害,或 CKD 3 期,无并发症的糖尿病	中/高危	高危	高危	很高危
临床并发症,或 CKD≥4 期,有并发症的糖尿病	高/很高危	很高危	很高危	很高危

注:CKD:慢性肾脏疾病;SBP:收缩压;DBP:舒张压。

表 4-3　影响高血压患者心血管预后的重要因素

心血管危险因素	靶器官损害	伴发临床疾病
1. 高血压(1～3级) 2. 男性>55岁,女性>65岁 3. 吸烟或被动吸烟 4. 糖耐量受损(2小时血糖 7.8～11.0 mmol/L)和(或)空腹血糖异常(6.1～6.9 mmol/L) 5. 血脂异常:TC≥5.2 mmol/L(200 mg/dl)或 LDL-C≥3.4 mmol/L(130 mg/dl)或 HDL-C<1.0 mmol/L(40 mg/dl) 6. 早发心血管病家族史(一级亲属发病年龄<50岁) 7. 腹型肥胖(腰围:男性≥90 cm,女性≥85 cm)或肥胖(BMI≥28 kg/m^2) 8. 高同型半胱氨酸血症(≥15 μmol/L)	1. 左心室肥厚(心电图:Sokolow-Lyon电压>3.8 mV或Cornell乘积>244 mV·ms,超声心动图 LVMI:男≥115 g/m^2,女≥95 g/m^2) 2. 颈动脉超声 IMT≥0.9 mm 或动脉粥样斑块 3. 颈-股动脉脉搏波速度≥12 m/s(*选择使用) 4. 踝/臂血压指数<0.9(*选择使用) 5. 估算的肾小球滤过率降低[eGFR 30～59 mL/(min·1.73 m^2)]或血清肌酐轻度升高:男性 115～133 μmol/L(1.3～1.5 mg/dl),女性 107～124 μmol/L(1.2～1.4 mg/dl) 6. 微量白蛋白尿:30～300 mg/24 h或白蛋白/肌酐比:≥30 mg/g(3.5 mg/mmol)	1. 脑血管病(脑出血,缺血性脑卒中,短暂性脑缺血发作) 2. 心脏疾病(心肌梗死史,心绞痛,冠状动脉血运重建,慢性心力衰竭,心房颤动) 3. 肾脏疾病[糖尿病肾病、肾功能受损、血肌酐升高(男性≥133 μmol/L,女性≥124 μmol/L)、蛋白尿≥300 mg/24 h] 4. 外周血管疾病 5. 视网膜病变(出血或渗出,视乳头水肿) 6. 糖尿病[新诊断:空腹血糖:≥7.0 mmol/L(126 mg/dl),餐后血糖:≥11.1 mmol/L(200 mg/dl),已治疗但未控制:HbA1c:≥6.5%]

注:TC:总胆固醇;LDL-C:低密度脂蛋白胆固醇;HDL-C:高密度脂蛋白胆固醇;LVMI:左心室重量指数;IMT:颈动脉内膜中层厚度;BMI:体质指数;eGFR:肾小球滤过率;HbA1c:糖化血红蛋白。

二、护理常规及健康管理

(一)护理常规

(1)休息与运动:为患者提供安静、舒适、温暖的环境,减少探视。护士操作应相对集中,动作轻巧,防止过多干扰患者。有头痛、头晕、视力模糊、耳鸣等不适症状时应嘱患者卧床休息,可抬高床头,改变体位时动作运动要缓慢。避免精神紧张、情绪激动、劳累、环境嘈杂等不良因素。根据患者病情合理安排休息和活动,保证充足的睡眠;在血压得到控制之前建议多休息,血压控制后要多做舒缓的有氧运动。

(2)病情监测:严密监测患者血压并做好记录。伴有恶心、呕吐的患者,应将痰盂放在患者伸手可及之处,呼叫器也应该放在患者手边,防止取物时跌倒/坠床。活动场所应设有相关的安全设施,必要时加用床栏。避免迅速改变体位,避免长时间的站立,尤其是在服药后的最初几小时;改变姿势,特别是从卧位、坐位起立时动作宜缓慢;选择在平静休息时服药,且服药后应休息一段时间再进行活动;避免用过热的水洗澡或洗蒸汽浴。

(3)用药护理:遵医嘱应用降压药物治疗,密切监测血压变化以判断疗效,并注意观察药物的不良反应,详见第二章第二节。

(4) 饮食护理：给予低盐、低脂肪、低胆固醇、低热量、适量纤维素的饮食，进食不宜过饱，避免暴饮暴食，戒烟限酒，避免浓茶、咖啡、辣椒等刺激性食物的摄入。

(5) 排便护理：同第四章第一节。

(6) 心理护理：保持平静心境，避免情绪激动及过度紧张、焦虑，遇事冷静，善于释放较大的精神压力，多与他人交流，维持血压稳定。

(二) 健康管理

(1) 疾病知识指导：让患者了解病情，包括高血压分级、危险因素、同时存在的临床疾患情况以及危害，了解控制血压以及终身治疗的必要性。向患者说明改变生活方式的重要性，使之理解其治疗意义，自觉的付诸行动，并且长期坚持。

(2) 生活方式指导：向患者解释改变不良的生活习惯，不仅可以预防或延迟高血压的发生，还可以降低血压，提高降压药物的疗效，从而降低心血管风险。

1) 饮食指导：①减少钠盐摄入，告知患者钠盐可显著升高血压以及高血压的发病风险，每天钠盐摄入量应低于 6 g，可增加钾盐摄入，建议使用可定量的盐勺。减少酱油、味精等调味品的使用，减少腌制、卤制、火腿等食品的摄入。②限制总热量，尤其要控制油脂类的摄入量。③均衡营养，适量补充蛋白质，增加新鲜蔬菜和水果，增加膳食中钙的摄入。

2) 控制体重：高血压患者应控制体重，使体质指数（body mass index，BMI）$<24 \text{ kg/m}^2$，女性腰围$<85 \text{ cm}$，男性腰围$<90 \text{ cm}$。告知患者肥胖与高血压密切相关，减轻体重可以改善降压药物的效果以及降低心血管事件的风险。最有效的减重措施是增加体力活动和控制能量摄入。

3) 戒烟限酒：吸烟是心血管事件的主要危险因素，被动吸烟也会显著增加心血管疾病的危险。指导患者戒烟，必要时可以药物干预。指导患者限酒，不提倡高血压患者饮酒，如需饮酒，应少量：白酒、葡萄酒（或米酒）与啤酒的量分别少于 50 mL、100 mL、300 mL。

4) 运动指导：定期的体育锻炼可以降低血压、增加能量消耗、改善糖代谢等。指导患者根据年龄和血压水平以及个人兴趣选择适宜的运动方式，合理的安排运动量。建议每周 4～7 d、每次累计 30～60 min 的中等强度运动，如慢跑、步行、游泳、骑自行车和跳舞等。运动形式可采取有氧、抗阻和伸展运动等，以有氧运动为主。运动强度因人而异，常用运动时最大心率来评估运动强度，中等强度运动为能达到最大心率[最大心率（次/min）＝220－年龄]的 60%～70%的运动量。高危患者在运动前必须进行评估。

(3) 用药指导

1) 向患者强调长期药物治疗的重要性，降压治疗的目的是使血压达到目标水平，从而降低脑卒中、肾脏疾病和急性心肌梗死等并发症发生和死亡的危险。

2) 遵医嘱按时按量服药，告知患者有关降压药物的名称、用法、剂量、作用及不良反应，并提供书面说明材料。

3) 切勿擅自突然停药，经治疗血压得到满意控制后，可以遵医嘱逐渐减少剂量。如果突然停药，可导致血压突然升高，特别是冠心病患者突然停用 β 受体阻滞剂可诱发心肌梗死、心绞痛等。

(4) 家庭血压监测指导：家庭血压可获取日常生活状态下患者的血压信息，可以帮助排除"白大衣高血压"，检测出隐蔽性高血压，在增强患者诊治的主动参与性、改善患者治疗依从性等方面具有优点。应教会患者及家属正确的家庭血压监测方法,使用合格的上臂式自动血压计自测血压。血压未达标者,建议每天早晚各测量血压1次,每次测量2~3遍,连续7d,以后6d血压平均值作为医生治疗的参考依据;血压达标者,建议每周测量1次。指导患者及家属掌握测量技术,规范操作,如实记录血压测量结果,随访时提供给医护人员作为治疗参考依据。

(5) 心理指导:应采取各种措施,帮助患者预防和缓解精神压力,纠正和治疗病态的心理,必要时可寻求专业心理辅导或治疗。

(6) 定期随访:经治疗后血压达标者,可每3个月随访1次;血压未达标者,建议每半个月~1个月随访1次;当患者出现血压异常波动或有症状时,应随时就诊。

第四节　心肌病

一、概述

心肌病是一组异质性心肌疾病,由不同病因(遗传性病因较多见)引起的心肌病变导致心肌机械和(或)心电功能障碍,常表现为心室肥厚或扩张。该病可局限于心脏本身,亦可为系统性疾病的部分表现,最终可导致心脏性死亡或进行性心力衰竭。目前心肌疾病的具体分类如下:①遗传性心肌病:肥厚型心肌病、左心室致密化不全、右心室发育不良心肌病、离子通道病(长Q-T间期综合征、短Q-T间期综合征、Brugada综合征、儿茶酚胺敏感性室速等)。②混合型心肌病:扩张型心肌病、限制型心肌病。③获得性心肌病:感染性心肌病、围生期心肌病、心动过速性心肌病、心脏气球样变。④由其他心血管疾病继发的心肌病理性改变不属于心肌病的范畴,如冠心病、心脏瓣膜病、先天性心脏病、高血压性心脏病等所致的心肌病变。本节重点阐述扩张型心肌病、肥厚型心肌病和心肌炎。

1. **扩张型心肌病**(dilated cardiomyopathy,DCM)　是一类以左心室或双心室扩大伴收缩功能障碍为特征的心肌病。临床表现为心脏扩大、心律失常、心力衰竭、血栓栓塞及猝死。该病较为常见,我国患病率为(13~84)/10万。多数DCM病例病因与发病机制未明,可能的病因包括遗传、感染、非感染性炎症、内分泌和代谢紊乱、中毒、精神创伤等。

2. **肥厚型心肌病**(hypertrophic cardiomyopathy,HCM)　是一种遗传性心肌病,以心室非对称性肥厚为解剖特征。根据有无左心室流出道梗阻分为梗阻性与非梗阻性HCM。国外报道人群患病率为200/10万,我国有调查显示HCM的患病率为180/10万,好发于男性。本病为常染色体显性遗传,具有遗传异质性。目前已发现至少18个疾病基因和500种以上变异,约占HCM病例的一半,其中最常见的基因突变是β-肌球蛋白重链与肌球蛋白结合蛋白C的编码基因。HCM表型呈多样性,与致病的突变基因、基因修饰及不同的环境因子有关。

3. **心肌炎**(myocarditis)　是心肌的炎症性疾病。最常见病因为病毒感染,细菌、真菌、立克次体、螺旋体、蠕虫、原虫等感染也可引起心肌炎。非感染性心肌炎的病因包括放射、药物、毒物、巨细胞心肌炎、结缔组织病、结节病等。起病急缓不一,病程多呈自限性,但也可进展为扩张型心肌病,少数呈暴发性导致急性泵衰竭或猝死。本节重点阐述病毒性心肌炎。病毒性心肌炎的发病机制包括:①病毒直接作用,造成心肌损害。②病毒介导的免疫损伤(主要是T淋巴细胞介导)。此外还有多种细胞因子和一氧化氮(NO)等介导的心肌损害和微血管损伤。

这些变化均可损害心脏组织结构和功能。

二、护理常规及健康管理

(一) 护理常规

(1) 休息与运动：急性期应以卧床休息为主，限制体力活动直至完全恢复。向患者解释急性期适当休息可以减轻心脏负荷，减少心肌耗氧，有利于心功能的恢复，防止病情加重或转为慢性病程。患者症状消失、血液学指标等恢复正常后方可逐渐增加活动量。协助患者满足生活需要。保持环境安静、舒适，限制探视时间，减少不必要的干扰，保证患者充分的睡眠和休息时间。病情稳定后，与患者及家属一起制订并实施每日活动计划，严密监测活动时心律、心率、血压变化。若活动后出现胸闷、呼吸困难、心悸、心律失常等，应立即停止活动，以此作为限制最大活动量的指征。

(2) 病情监测：严密监测患者病情变化并做好记录，对重症/暴发性病毒性心肌炎患者，急性期应严密心电监护直至病情平稳。注意心律、心率、心电图变化，密切观察患者有无心力衰竭的症状或体征，同时准备好抢救仪器及药物，一旦发生严重心律失常或急性心力衰竭，立即配合急救处理。

(3) 用药护理：指导患者遵医嘱服药，密切监测病情变化以判断疗效，并注意观察药物的不良反应。

1) β受体阻滞剂：同第二章第二节。

2) ACEI：同第二章第二节。

3) ARB：同第二章第二节。

4) 钙通道阻滞剂：同第二章第二节。

5) 抗凝药物常见不良反应有：①出血（最常见）：牙龈出血、皮肤黏膜出血、消化道出血（血便或黑便）、咯血、呕血、血尿等。②过敏：皮疹、皮炎等。③胃肠道不适：恶心、呕吐、腹胀、腹泻等。④肝胆疾病：肝炎、肝酶升高等。

(4) 疼痛：胸痛护理

1) 疼痛评估：评估疼痛的部位、性质、程度、持续时间、诱因及缓解方式，注意血压、心律、心率及心电图的变化。

2) 疼痛护理：胸痛发作时立即停止活动，卧床休息；安慰患者，解除其紧张情绪；遵医嘱使用β受体阻滞剂或钙通道阻滞剂，注意观察患者有无心动过缓等不良反应；不宜使用硝酸酯类药物。

3) 避免诱因：嘱患者避免激烈运动、情绪激动、持重、突然屏气或站立、饱餐、寒冷刺激，戒烟、戒酒，防止诱发心绞痛。

(5) 饮食护理：给予高维生素、高蛋白、清淡易消化的饮食，尤其是补充富含维生素C的食物如新鲜水果、蔬菜，以促进心肌代谢与修复。进食不宜过饱，少量多餐，避免暴饮暴食，避免辛辣刺激性强的食物（如芥末、辣椒、大蒜、浓茶、咖啡等）的摄入。心肌病患者一旦发生心力衰竭，应注意低盐饮食。

(6) 排便护理：同第四章第一节。

(7) 心理护理：患病常影响患者日常生活、学习或工作，从而易产生焦急、烦躁等情绪，应向患者说明本病的演变过程及预后,使患者安心休养,应给予心理疏导,必要时请心理科会诊,酌情应用抗焦虑药物。

(二)健康管理

(1)疾病预防指导:HCM患者的一级亲属应接受心电图、超声心动图检查和基因筛查,以协助早期诊断。教会患者自测脉率、节律,发现异常或有胸闷、心悸等不适及时就诊。加强营养,增强锻炼,提高体质,防治各种细菌病毒损伤。戒烟、戒酒,避免劳累、呼吸道感染等增加心脏负荷的因素。

(2)饮食管理:宜高维生素、高蛋白、富含维生素C的清淡易消化饮食,少食多餐,每餐不宜过饱;建议食用脱脂奶、鱼类、瘦肉、大豆及其制品、各种新鲜蔬菜水果等;常吃杂粮、杂豆,如小米、玉米、燕麦、红小豆、绿豆、芸豆等;减少含盐高的食品摄入,如腌或熏制品、酱菜、咸菜、咸肉、香肠、酱油、罐头食品、海产品、苏打饼干、含盐饮料等;少吃动物内脏、脂肪,如肥肉、猪油、牛油、黄油、蛋黄等;避免摄入浓茶、咖啡、芥末、辣椒、大蒜等辛辣刺激性强的食物。

(3)活动指导:DCM患者一般按心功能分级进行活动。HCM患者应避免竞技性运动或剧烈的体力活动,避免持重、情绪激动或屏气用力等,减少猝死和晕厥的危险。有猝死家族史或晕厥病史的患者应避免独自外出活动,以免发病时无人在场而发生意外。病毒性心肌炎患者急性期应限制体力活动直至完全恢复,一般为起病后至少半年;无并发症者可以考虑恢复学习或轻体力工作;适当锻炼身体,增强机体抵抗力,半年至1年内避免剧烈运动或重体力劳动、妊娠等。

(4)用药管理:DCM患者应遵医嘱服用β受体阻滞剂、ACEI或ARB类药物,以减缓心室重构及心肌的进一步损伤。HCM患者坚持服用β受体阻滞剂或钙通道阻滞剂,以提高存活年限。向患者及家属说明药物的名称、用法、剂量,教会患者及家属观察药物的疗效以及不良反应。

(5)病情监测指导:教会患者自测脉率、节律,发现异常或有胸痛、胸闷、心悸等不适时应及时就诊。定期门诊随访,复查心电图、超声心动图等。患者有猝死风险者,应教会家属CPR技术以备应急使用。

第五节　主动脉夹层

一、概述

主动脉夹层(aortic dissection,AD)是主动脉夹层动脉瘤的简称,指主动脉壁内膜与部分中层裂开,血液在主动脉压力作用下进入裂开间隙,形成血肿并主要向远端延伸扩大。主动脉夹层常发生于近端胸主动脉。该病凶险、隐匿、诊断率较低,易发生主动脉夹层破裂,死亡率极高。

目前发病机制仍不清楚。普遍认为主动脉壁中层结构的异常和(或)血压升高作用于主动脉壁是夹层发生的基础,在此基础上主动脉内膜撕裂,血液进入中层撕裂处,进一步发展为夹层;另外主动脉滋养血管不同程度的闭塞、破裂形成主动脉壁内血肿,当壁内血肿压力增加至一定程度,在主动脉中层也可发展为夹层。主动脉夹层的发病和以下因素有关:

(1) 遗传性疾病:遗传疾病如 Tumer 综合征、马方综合征是年轻的主动脉夹层患者常见的病因。

(2) 先天性心血管畸形:主动脉瓣畸形和先天性主动脉缩窄者易发生主动脉夹层。

(3) 主动脉壁中层退行性变:主动脉壁中层弹力纤维和胶原纤维退行性变或动脉硬化导致主动脉中层发生夹层。

(4) 高血压:血压增高使主动脉腔内压力过大,导致主动脉中层结构受破坏而裂开,发生夹层。

(5) 损伤:包括创伤性损伤和医源性损伤;医源性损伤如心血管介入诊断和治疗、心脏手术损伤主动脉壁的中层,产生夹层。

传统主动脉夹层分类方法中应用最为广泛的是 Stanford 分型和 De Bakey 分型。De Bakey 根据病变部位和扩展范围将本病分为 3 型:

Ⅰ型:内膜破口在升主动脉,主动脉夹层的范围可以延伸至腹主动脉,此型最为常见。

Ⅱ型:内膜破口在升主动脉,扩展范围局限于升主动脉或主动脉弓,常见于马方综合征。

Ⅲ型:内膜破口在主动脉峡部左锁骨下动脉处,扩展范围累及降主动脉和(或)延伸至腹主动脉末端。

目前临床上常用 Stanford 分型,将本病分为 2 型:

Stanford A 型:病变累及升主动脉(相当于 De Bakey Ⅰ型和Ⅱ型),夹层远端可以终止于不同部位,又称近端型,约占全部病例的 2/3。

Stanford B 型:病变始于降主动脉(相当于 De Bakey Ⅲ型),又称远端型,约占全部病例的 1/3。

主动脉夹层常根据发病时间进行分期。发病时间≤2 周为急性期,2 周~2 个月为亚急性期,>2 个月为慢性期。慢性期主动脉夹层的并发症发生率,特别是主动脉瘤破裂的发生率远低于急性期,但慢性主动脉夹层仍存在主动脉破裂、脏器衰竭等死亡风险。

二、护理常规及健康管理

(一) 护理常规

(1) 术前护理

1) 卧床休息:绝对卧床休息,保持环境安静、舒适,保证充足的睡眠与休息,避免情绪激动,严格控制活动量,必要时可使用镇静剂。

2) 病情观察:严密监测患者的生命体征和重要脏器的功能;严密观察主动脉夹层是否累及重要脏器导致供血障碍;观察患者神志改变,肢体运动情况,有无腹胀、腹痛,监测尿量。如有主动脉夹层破裂的先兆,立即通知医生,并做好抢救准备。

3) 疼痛管理:评估疼痛的部位、性质、程度、持续时间及诱因等;尽量集中护理操作,减少环境等外界刺激;指导患者放松,禁止用力、屏气;按医嘱给予吗啡等镇痛药物缓解疼痛。

4) 营养支持:嘱患者摄入高蛋白、丰富维生素、高纤维素、易消化的软食,纠正低蛋白血症、贫血,防止便秘发生。

5) 控制血压:监测血压,遵医嘱使用降压药物,严格控制血压。治疗目标是控制收缩压在 100~120 mmHg、心率在 60~80 次/min,或在保证心、脑、肾等重要生命器官灌注的前提下,控制动脉血压下降幅度不超过基础值的20%～30%。

6）预防感染：术前3周戒烟，严格无菌操作，彻底治疗潜在感染灶，术前预防性使用抗生素。

7）心理护理：由于发病急、病死率高，患者及家属会出现恐惧和焦虑心理，应及时向患者及家属介绍疾病和手术的相关知识，理解患者的异常心理反应，并耐心解答患者及家属的问题，以缓解其对手术的恐惧和焦虑。

(2) 术后护理

1）病情观察：①严密监测患者的生命体征，监测有创动脉压，及时了解血压变化并做好记录。②密切观察患者呼吸频率、节律、幅度和双肺呼吸音。③观察患者主动脉主要分支的供血情况，四肢动脉搏动情况，四肢皮肤温度、色泽，监测四肢血压，若与患者之前的血压差距很大，立即通知医生查找原因。④定期监测患者血电解质和血气分析，根据血气分析结果调节呼吸机参数。

2）维持血压稳定：患者术前常有高血压病史，手术低温、紧张、术后疼痛等因素可引起术后血压升高，导致吻合口渗血和缝线撕脱，因此，术后需要积极控制血压，控制标准同术前：①遵医嘱合理使用利尿剂和血管扩张剂等降压药，严格控制输液速度和量。②适量使用镇痛、镇静药物，防止因疼痛、紧张引起血压升高。③术后复温，注意保暖。④为防止吸痰刺激引起血压骤升，吸痰前，给予镇静降压药物，吸痰时动作应轻柔。

3）保持呼吸道通畅：按需吸痰，术后乏力患者不能有效咳痰，应积极雾化、体疗、应用排痰仪等肺部理疗，必要时可经鼻腔吸痰帮助患者有效清理呼吸道。

4）引流管的护理：术后随时观察胸腹腔引流液的性状及量，每30 min或1 h记录1次；间断挤压引流管，若引流出的血性液体持续2 h超过4 mL/(kg·h)，考虑有活动性出血，及时报告医生，并做好再次开胸止血的准备。术后遵医嘱使用巴曲酶、维生素K、酚磺乙胺等药物，以减少渗血。

5）纠正水、电解质、酸碱失衡：由于术中丢失大量液体，术后引流液多，组织灌注不足，可引起代谢性酸中毒；呼吸机辅助呼吸参数调节不当易出现呼吸性酸中毒或碱中毒；术中血液稀释出现低血钾等情况，因此术后应积极补液，适当补充钾、镁和钙。

6）并发症的护理

a. 急性呼吸功能不全：表现为严重低氧状态，氧合指数<150 mmHg，是Stanford A型主动脉夹层术后最为常见的并发症。术后早期采取肺保护性通气策略，保持适当的呼吸末正压（3～12 cmH$_2$O）；定期进行肺复张；加强体位的管理，采取30°～45°半卧位，每2 h翻身一次，必要时早期可行俯卧位通气；早期拔除气管插管，拔管后采用无创、高流量氧疗序贯通气，缩短有创机械通气的时间；为防止呼吸道感染，需及时清理呼吸道分泌物。

b. 肾功能不全：术后应加强肾功能监护，密切观察患者尿量，每小时记录一次；监测血清肌酐、尿比重和尿素氮等指标变化；疑为肾功能不全者，限制水和钠的摄入，控制高钾食物的摄入，并停止使用肾毒性药物；若证实为急性肾衰竭，应遵医嘱做透析治疗。

c. 神经系统功能障碍：包括脊髓损伤和脑部并发症，主要表现为双下肢肌力障碍、偏瘫、苏醒延迟、昏迷、躁动、癫痫发作等症状。术后应严密观察患者的意识、瞳孔、肢体活动情况；对于苏醒延迟、神志不清的患者，遵医嘱给予营养神经和脱水药物；保证充分供氧，防止脑部缺血、缺氧；对于脊髓损伤导致的截瘫，应提高灌注压，维持平均动脉压在 90 mmHg 以上，并尽早行脑脊液引流，将脑脊液压力控制在 10 mmHg 以下，以改善预后。

（二）健康管理

（1）健康生活方式指导

1) 养成良好的生活作息习惯，早睡早起，戒烟、少量饮酒。

2) 均衡合理膳食，可进食低盐、低脂和优质蛋白质的饮食，多吃蔬菜、水果；少食多餐，避免暴饮暴食。

3) 适当运动，控制体重，术后按照个体耐受逐渐增加运动量。

4) 保持情绪稳定。

（2）预防感染：注意个人卫生；天气变化时注意防寒保暖，防止呼吸道感染；勿在人多、湿热或寒冷的地方活动，以免加重心脏负担。

（3）自我血压管理

1) 指导患者及家属学会血压测量的方法，测量血压需要做到"四定"：定时间、定部位、定体位、定血压计。

2) 遵医嘱服用降压药，向患者介绍用药的目的、药物名称、用法、剂量，观察药物常见副作用。

3) 指导患者外出时务必随身携带降压药物和硝酸甘油类药物，以备应急使用。

4) 了解急救医疗服务体系，出现严重并发症时，应及时呼救。

（4）复诊指导：定期复查，若患者出现胸背部疼痛、心悸等不适时，应及时就诊。

第六节 冠状动脉粥样硬化性心脏病

一、概述

冠状动脉粥样硬化性心脏病（coronary atherosclerotic heart disease）指冠状动脉粥样硬化使血管腔狭窄或阻塞和（或）因冠状动脉功能性改变（痉挛）导致心肌缺血缺氧或坏死而引起的心脏病，统称冠状动脉性心脏病，简称冠心病，亦称缺血性心脏病。冠心病是动脉粥样硬化导致器官病变的最常见类型，随着我国社会经济的发展，冠心病患者逐年增加并有年轻化的趋势，现阶段冠心病患者约 1 139 万。冠心病的病因尚未完全明确，与其相关危险因素有关：年龄、性别，多见于 40 岁以上人群，男性发病多于女性；血脂异常；高血压；吸烟；糖尿病和糖耐量异常。其他危险因素包括：肥胖；缺少体力活动；进食过多的动物脂肪、胆固醇、糖和钠盐；遗传因素；A 型性格等。

根据病理生理的变化，将冠心病分为慢性冠状动脉综合征（chronic coronary syndrome）和急性冠状动脉综合征（acute coronary syndrome）两大类。慢性冠状动脉综合征包括隐匿型冠心病、稳定型心绞痛和缺血性心肌病。急性冠状动脉综合征包括不稳定型心绞痛、急性心肌梗死非 ST 段抬高型心肌梗死、ST 段抬高型急性心肌梗死和冠心病猝死。本节主要介绍稳定型心绞痛和 ST 段抬高型急性心肌梗死两个类型。

二、稳定型心绞痛护理常规及健康管理

稳定型心绞痛(stable angina pectoris)亦称稳定型劳力性心绞痛,其特点为阵发性的前胸压榨性疼痛或憋闷感觉,主要位于胸骨后部,可放射至心前区和左上肢尺侧,常发生于劳力负荷增加时,持续数分钟,休息或用硝酸酯制剂后症状消失。疼痛发作的程度、频率、持续时间、性质及诱发因素等在短时间内无明显变化。

(一) 护理常规

(1) 休息与运动:根据患者病情合理安排休息和活动,保证足够的睡眠。心绞痛发作时,应立即停止活动,就地休息,保持环境安静,限制探视。

(2) 病情监测

1) 进行持续心电监护,严密观察心率、心律、血压、血氧饱和度的变化。保证患者血氧饱和度在95%以上,必要时给予氧疗。

2) 观察患者疼痛的性质、部位、程度、发作频率、持续时间及用药后的反应。

3) 观察患者有无面色苍白、大汗、恶心、呕吐等伴随症状。

4) 疼痛发作时测血压、心率,做心电图,为判断病情提供依据。

5) 注意患者是否有心律失常发生,尤其是室性心律失常。

(3) 用药护理

1) 应用硝酸甘油时,应注意用法是否正确、胸痛症状是否改善;使用静脉制剂时,应遵医嘱严格控制输液速度,观察用药后反应,同时告知患者由于药物扩张血管会导致面部潮红、头部胀痛、心悸等不适,以解除患者顾虑。

2) 应用他汀类药物时,定期监测血清氨基转移酶及肌酸激酶等生化指标。

3) 应用阿司匹林时,建议饭后服用,以减少恶心、呕吐、上腹部不适或疼痛等胃肠道症状。观察患者是否出现皮疹、皮肤黏膜出血等不良反应,如发生及时通知医生。

4) 应用β受体拮抗剂时,监测患者心率、心律、血压变化。嘱患者在改变体位时动作应缓慢。

5) 应用低分子肝素等抗凝药物时,注意口腔、黏膜、皮肤、消化道等部位出血情况。

(4) 疼痛护理:心绞痛剧烈疼痛可增加心肌耗氧量,若患者疼痛剧烈难以忍受时遵医嘱给予镇痛药物吗啡止痛,用量为3~5 mg静脉注射。在使用过程中,要密切观察患者胸痛缓解情况,是否有呼吸抑制及血压下降等情况的发生。

(5) 饮食护理:给予低脂肪、低胆固醇、低热量、适量纤维素的饮食。进食不宜过饱,避免暴饮暴食,戒烟酒,不饮浓茶和咖啡。

(6) 排便护理:保持患者大便通畅,嘱患者避免用力排便,必要时使用缓泻药或开塞露纳肛。

(7) 心理护理:给予患者安抚和心理支持,指导患者放松、缓解和消除紧张情绪以减少心肌耗氧量。

(二) 健康管理

(1) 疾病知识指导:①合理膳食。宜摄入低热量、低脂、低胆固醇、低盐饮食,多食蔬菜、水果和含粗纤维素的食物,避免暴饮暴食,注意少食多餐。②戒烟限酒。③保持情绪稳定,减轻

心理压力,避免情绪激动、紧张、急躁、暴怒等。

(2) 避免诱发因素:告知患者及家属劳累、情绪激动、饱餐、用力排便、寒冷刺激等都是心绞痛发作的诱因,应注意尽量避免。若患有高血压、糖尿病、高脂血症应积极治疗。

(3) 病情监测指导:教会患者及家属心绞痛发作时的缓解方法,胸痛发作时应立即停止活动或舌下含服硝酸甘油。如服用硝酸甘油不缓解,或心绞痛发作比以往频繁、程度加重、疼痛时间延长,应立即到医院就诊,警惕心肌梗死的发生。不典型心绞痛发作时可能表现为牙痛、上腹痛等,为防止误诊,可先按心绞痛发作处理并及时就医。

(4) 活动指导:告知患者心绞痛发作时应立即停止活动,缓解期的患者一般不需要卧床休息。根据患者的活动能力进行适当运动,以有氧运动为主,运动应循序渐进,最大活动量以不发生心绞痛症状为宜。监测患者活动过程中有无胸痛、呼吸困难、脉搏增快等反应,出现异常情况应立即停止活动,给予含服硝酸甘油等处置。

(5) 用药指导:遵医嘱按时用药,不能擅自增减药量,自我监测药物的不良反应。患者外出时应随身携带硝酸甘油以备急需。硝酸甘油应置于棕色瓶内存放于干燥处,药瓶开封后每6个月更换1次,以确保疗效。如服硝酸甘油片后持续症状不缓解或近期心绞痛发作频繁,应警惕近期内发生心肌梗死的可能,及时就诊治疗。

三、ST 段抬高型急性心肌梗死护理常规及健康管理

急性心肌梗死(AMI)是在冠状动脉病变的基础上,发生冠状动脉血供急剧减少或中断,使相应心肌严重而持久的急性缺血导致心肌坏死。临床上表现为持久的胸骨后剧烈疼痛、发热、白细胞计数和血清心肌坏死标记物增高及心电图进行性改变,可发生心律失常、休克或心力衰竭,属急性冠状动脉综合征的严重类型。

(一) 护理常规

(1) 休息与运动:发病后 12 h 内绝对卧床休息,限制探视,协助所有生活护理,若病情稳定无并发症,24 h 后可允许患者床上活动、坐床旁椅,逐渐过渡到床边活动。3~5 d 后可室内行走、室外走廊散步。若有并发症,则应适当延长卧床时间。

(2) 病情监测

1) 遵医嘱每日检查心电图,标记胸前导联位置观察心电图的动态变化。患者出现症状时随时行心电图检查。

2) 给予持续心电监护,密切观察患者生命体征、末梢及神志变化情况,并做好记录。如发现频发室性期前收缩、严重的房室传导阻滞时,应立即通知医师,遵医嘱使用利多卡因等药物,警惕心室颤动或心脏停搏的发生。

3) 保证输液通路通畅,观察输液速度,定时观察输液泵工作状态,确保药液准确输注,观察穿刺部位,预防静脉炎及药物渗出。

4) 严格记录患者出入量,防止患者体液过多增加心脏负荷。

5) 嘱患者呕吐时将头偏向一侧,防止发生误吸。

(3) 饮食护理:患者发病后 4~12 h 内给予流食,以减轻胃扩张。随后过渡到低脂、低胆固醇、高维生素、清淡、易消化的治疗饮食,提倡少量多餐。

(4) 用药护理:同稳定型心绞痛患者用药护理。

（5）心理护理：同稳定型心绞痛患者心理护理。

（6）基础护理：间断吸氧以增加心肌缺氧的供应，减轻缺血和疼痛。氧流量 2~5 L/min，吸氧 6h，如有合并症可延长吸氧时间；协助患者进食、排便、洗漱、翻身等活动，注意口腔和皮肤清洁卫生；预防便秘，避免用力排便，必要时使用缓泻药或开塞露纳肛。

（二）健康管理

除参见稳定型心绞痛患者的健康指导外，还应注意：

（1）疾病知识指导：告知患者急性心肌梗死的疾病特点，做好相关危险因素的控制有利于延缓疾病进展，改善预后。饮食原则是低饱和脂肪及低胆固醇饮食。

（2）心理指导：应予以患者充分理解并指导其保持乐观、平和的心情，正确对待自己的病情。告知家属对患者要积极配合和支持，并创造一个良好的身心修养环境，避免出现紧张、焦虑或烦躁等不良情绪影响患者恢复进程。

（3）康复指导：患者进行康复运动前，应进行医学评估和运动评估，确定康复运动的指征。心肺运动实验是测定运动耐力的重要标准，以患者为中心制订个体化运动处方，指导患者出院后的运动康复训练。患者康复分为住院期间康复、门诊康复、家庭持续康复几个阶段。

（4）用药指导：急性心肌梗死后患者因用药久、药品多且价格贵，导致服药依从性低。需要采取形式多样的健康教育途径，指导患者遵医嘱服药，告知患者药物的用法、作用和不良反应，教会患者定时测脉搏、血压，提高用药的依从性。若胸痛发作频繁、程度较重、时间较长，服用硝酸酯制剂疗效较差时，提示发生急性心血管事件，应及时就医。

（5）照顾者指导：急性心肌梗死是心脏猝死的高危因素，应教会家属心肺复苏的基本技术以备急用。

（6）二级预防指导：发生心肌梗死后必须做好二级预防，以预防心肌梗死再发。嘱患者合理膳食，戒烟、限酒，适度运动，保持心态平和，坚持服用抗血小板药物、β受体阻断剂、他汀类调脂药及 ACEI，控制高血压及糖尿病等危险因素，并定期复查。

第七节　先天性心脏病

一、概述

先天性心脏病（congenital heart diease）是指小儿在胚胎发育过程中，由于受某些因素（如病毒感染、放射性核素、某些药物）、严重营养不良及遗传因素的影响，心脏及大血管形成障碍而引起的局部解剖结构异常，或出生后应自动关闭的通道未能闭合的心脏病。据流行病学统计，我国先心病发病率约 9‰，每年新增患儿超过 13 万例。先天性心脏病的种类很多，可表现为心脏及血管的单一畸形或合并多重畸形。畸形越多越复杂，病情越重。常见的有室间隔缺损、房间隔缺损、动脉导管未闭、肺动脉狭窄、法洛四联症、完全性大血管转位等。根据先天畸形的种类、复杂程度及危重程度的不同，决定不同的手术方式和手术时机。

先天性心脏病治疗的最终目的是尽可能地修复心脏及血管解剖结构的畸形，实现解剖或生理根治。心脏条件较好的先天畸形可通过介入治疗纠正，其他需要进行外科手术治疗。部分复杂畸形无法一次性外科根治者，需要经过多次姑息手术，缓解症状，延长生存期限，为最后的根治手术做准备。因手术是目前最主要的治疗方式,本节主要介绍确诊为先天性心脏病患者术前护理常规、术后护理常规及患者的健康管理。

二、护理常规

(一) 术前护理常规

(1) 病情监测

1) 测量体温、脉搏、呼吸、体重:若患者为婴幼儿,测量腋温和肛温时,要有专人看护,以免发生意外。每日测量4次体温、脉搏、呼吸并记录。每周测量1次体重,新生儿每日测量1次体重。

2) 观察患者生命体征:有呼吸困难、心慌气短、心力衰竭征象者,及时报告医生,给予处理并严密观察。

3) 预防呼吸道感染:注意保持病室内温度24~27℃,保持室内空气新鲜,定时开窗通风。冬天开窗通风时,注意保暖,避免患者因受凉发生感冒。

4) 发绀型患者:为防止缺氧发作应减少不必要的刺激,避免剧烈活动、情绪激动及哭闹。给予患者足够的饮水量,适当控制每日进食量,防止过饱而增加心脏负担。静脉穿刺留取血标本或进行特殊治疗时,应在治疗室进行,一旦出现缺氧发作便于抢救。

(2) 饮食护理:加强营养,给予高蛋白、高热量、含多种维生素的饮食。

(3) 排便护理:每日应诱导患者坐便盆解大便,必要时可用开塞露或灌肠。

(4) 安全护理:防止意外事故发生,如烫伤、坠床等。剪刀等利器及玻璃用品应妥善保管。

(5) 心理护理:应用交谈、抚摸等方式关爱患者,增强患者对疾病治疗的信心,减少恐惧心理。

(二) 术后护理常规

(1) 重症监护病房(intensive care unit,ICU)常规准备工作:包括床单位、心电监护仪、呼吸机、除颤仪、推注泵、滴注泵、右心功能监护仪等的准备,根据病情备好各种抢救仪器及药品。手术结束返回监护室前30 min,应调试好呼吸机、心电监护仪。患者手术后返回监护室时监护室医生及护士应与手术医生、麻醉医生及手术室护士了解手术过程及有无特殊情况。

(2) 体位管理:全麻未清醒患者取去枕平卧位,头偏向一侧。气管插管期间,头颈保持平直位,防止气管插管扭曲影响通气。患者清醒及循环稳定后,将床头抬高30°~45°,有利于静脉血液回流,血液顺利由腔静脉回流至右心,从而使肺血流增多,改善循环,促进氧合,同时也利于胸腔积液引流。

(3) 各种管路管理

1) 气管插管:患者返回ICU后护士需与麻醉师共同检查气管插管的位置是否正确,听诊双肺部呼吸音是否对称,判断气管插管是否在气道内。测量气管插管距门齿的距离,便于及时发现气管插管脱位。必要时拍X线胸片,了解气管插管在气道内的位置。婴幼儿上呼吸道较短,气管插管过深可因刺激隆突,诱发急性呼吸、循环衰竭,必要时重新调整气管插管位置。气管插管要妥善固定,松紧要适度,过紧可造成人为的气道梗阻,过松则起不到固定的作用。

2) 其他管路如输液管、胸引管、深静脉置管、引流管、尿管、胃管、桡动脉置管、漂浮导管等应保持通畅,勿打折、扭曲、脱出、受压,严密观察各引流液的颜色、性质和量,如有病情变化,及时报告医生。患者术前有低氧血症、侧支循环丰富以及术中抗凝等，容易造成凝血功能紊乱，术后 4 h 内每 15～30 min 挤压引流管 1 次，如发现血性引流液 2～4 mL/(kg·h)，连续 2 h 以上，应警惕是否有活动性出血，立即报告医生并做好二次开胸准备。

(4) 呼吸道管理：良好的呼吸支持是术后顺利恢复、减少各类并发症的关键环节，应做好以下呼吸道管理。

1) 气管插管呼吸道管理：当呼吸机与患者连接后，需观察胸廓起伏的幅度、节律及双侧是否对称，密切观察呼吸的频率，有无鼻翼扇动、口唇发绀等。通过观察末梢皮肤、黏膜的色泽和温度，了解是否存在末梢循环障碍。注意呼吸机的湿化，及时清除呼吸道分泌物。同时应该给予患者良好的镇痛、镇静治疗，使患者保持镇静，必要时可间断使用镇痛、镇静剂和肌肉松弛剂，避免因躁动损伤气管黏膜，减少拔管后的喉头水肿。

2) 撤离气管插管时机的选择：术后在心、肺功能及体液平衡调整满意的基础上考虑拔管，拔管前要先停用各种镇静、镇痛、肌肉松弛药物，使患者恢复正常的呼吸和肌力，重点观察心率(律)变化，左、右心房压，尿量及呼吸机参数变化。若出现心率增快或左房压的明显增高，提示心、肺储备功能尚不足，需要延迟脱机，再评估。

3) 拔除气管插管后呼吸道管理：气管插管拔除后应用鼻导管或面罩吸氧，密切观察患者有无呼吸困难的表现和缺氧征象。嘱患者做深呼吸和有效咳嗽，同时配合体位引流、胸背部叩击和震动排痰，预防肺不张。不会咳嗽的婴幼儿可按压胸骨上凹刺激咳嗽。清理呼吸道时间应选择在餐前或餐后 2 h 为宜，以免引起患者呕吐误吸。

(5) 循环功能监测

1) 维持有效的循环血量：持续监测中心静脉压(CVP)、有创动脉压和尿量。在术后早期，有效血容量减少、前负荷降低是低心排血量综合征最常见的原因，为预防或纠正低心排血量综合征，应适当补充胶体液，以提高胶体渗透压，输入白蛋白或血浆，以利于循环稳定和减轻组织水肿。常规使用降低心脏前、后负荷药物及正性肌力药物，改善心功能，如硝普钠、多巴胺、多巴酚丁胺、米力农。在循环稳定的情况下，补充晶体液。开胸体外循环手术当天液量为 2 mL/(kg·h)，以免液体输入过多而增加心脏负担。

2) 维持水、电解质、酸碱平衡：婴幼儿应观察囟门、眼睑、球结膜、皮肤皱褶，判断婴幼儿体内水分分布情况。输入液体应用微量输液泵输入，严格控制输液量。根据病情监测血气，根据血气结果调整呼吸机参数，纠正电解质紊乱，维持酸碱平衡。防止因电解质紊乱导致心律失常。

(6) 中枢神经系统监测

1) 瞳孔：观察和记录患者双侧瞳孔的大小，是否对称，对光反射是否存在。

2) 意识：观察和记录患者清醒的时间，清醒后对周围事物、时间、人物、位置的反应，表现。是否有头痛、头晕。注意检查患者有无肌张力减退、肢体运动功能障碍、抽搐、惊厥等临床表现。

(7) 消化系统监测：应用呼吸机期间持续胃肠减压，注意观察胃液的色、质、量。术后第 2 d 开始保证患者每天大便通畅，必要时遵医嘱给予灌肠，观察大便性状，如发现黑便则提示发生消化道出血，需及时处理。拔除胃管后 4 h 可给予患者温水，观察是否有呛咳，若无呛咳、无呕吐，鼓励患者经口进食。

(8) 尿量监测:尿量是反映循环功能是否良好的指标之一。观察尿量、尿色、尿比重和血钾的变化。

1) 术后维持尿量 1~2 mL/(kg·h),若持续 2 h 尿量<1 mL/(kg·h),及时报告医生给予治疗。

2) 若出现严重的血红蛋白尿或肉眼血尿,应报告医生处理,用 5% 碳酸氢钠碱化尿液,防止酸性血红蛋白尿阻塞肾小管。

3) 若尿量少而且尿比重低,可能是急性肾衰竭的表现,应提高警惕。准确记录 24 小时出入量,注意出入量是否平衡。

(9) 体温监测:防止体温过高或过低,小儿的体温调节中枢发育不成熟,对外界环境的适应能力差,监护室应保持室内恒温(24~27 ℃)、湿度 55%~65%。患者回监护室后,要注意盖好被子,特别是四肢末端,可用变温毯进行升温保暖。进行各种护理操作时应尽量减少暴露时间。当肛温<36 ℃要积极复温,当肛温>39 ℃时应采取降温措施,应采用物理降温或遵医嘱应用药物进行降温。

(10) 口腔护理:患者气管插管时间较长,同时为预防细菌感染而应用大剂量的抗生素,故患者极易患口腔真菌感染,需进行口腔护理,每 4~6 h/次。

(11) 皮肤护理:术后要约束四肢,以防气管插管被患者拔出。需做好皮肤护理,尤其发育较差、瘦弱者,平卧位易出现压力性损伤,应保护受压皮肤,并在肩胛骨、臀部、足跟等处垫以常温水垫。

(12) 疼痛护理:疼痛使呼吸急促、心动过速、肺膨胀不全、活动减弱以及组织缺血。充分的止痛是必要的,可使患者舒适和防止有害的机体反应,加快患者康复进程。当患者术后麻醉清醒后开始评估,有疼痛变化时,根据评估结果给予药物治疗,30~60 min 后进行再次评估,直至患者达到舒适目标。

(13) 术后并发症的观察与护理

1) 低心排血量综合征:是复杂先心病术后常见的并发症,是术后死亡的高危因素之一。术前应积极改善心肌功能,术中尽量缩短心肌缺血时间。低心排血量综合征的治疗:优化心肌收缩力,改善舒张功能,维持足够的心脏前负荷,减轻后负荷;应用正性肌力药物和扩血管药物来重建适宜的心肌功能,增加心排血量,降低体循环血管、肺循环血管的阻力,改善心室舒张功能。在护理工作中要严密监测各项指标,如体温、心率、心律、血压、四肢末梢温度、尿量、血气分析值和电解质,及时纠正酸碱平衡失调。

2) 心律失常:注意观察心律变化,连续应用心电监测,严密观察,及时识别恶性心律失常。保证正确、及时应用抗心律失常药物。

3) 乳糜胸:发生率约为 5%,术后 2~3 d 出现。动脉导管未闭的患者术中损伤胸导管可产生乳糜胸,胸腔积液呈典型的乳白色乳糜样。为减少乳糜的产生,应禁食或进低脂饮食。胸腔积液引流<20 mL/(kg·d),采取非手术治疗,保持胸腔闭式引流通畅,提供良好的营养支持,维持电解质酸碱平衡。如胸腔积液引流>20 mL/(kg·d),可考虑开胸结扎胸管。

三、健康管理

(1) 疾病知识指导:指导家属掌握先天性心脏病的日常护理,宣传有关疾病的防治及急救知识。

（2）用药指导：指导患者及其家属具备"安全用药"的意识，掌握日常用药的相关知识，严格按医嘱服用强心利尿药，不可随意停药或增减药物剂量，注意观察药物疗效及不良反应，并注意观察尿量，以免发生危险。

（3）饮食指导：应加强营养的供给，饮食以高蛋白质、高纤维素饮食为主，少食多餐，避免暴饮暴食，提供合理的膳食结构，保证蛋白质、钾、铁、维生素及微量元素的摄入。对于发绀的患者，因缺氧、血黏稠度高，平时适当多饮水，避免过分激动和长时间哭闹，保持大便通畅，预防缺氧发作。

（4）康复指导：做好患者在院内及出院后的康复指导工作，教会患者及家属可行的康复锻炼方法，提高主动性。活动出院后3～6个月内要限制剧烈活动和重体力劳动，逐步增加活动量，以免发生心衰。

（5）保健指导：注意气候变化，防止受凉，尽量避免到公共场合，预防感染。术后1年内尽量平卧，不宜侧卧，直至胸骨畸形愈合。若需接种疫苗的患者，在手术前后1个月内应避免免疫接种。

（6）复诊指导：复查术后3～6个月复查心电图、胸片、心脏彩超等。

第八节　心脏瓣膜病

一、概述

心脏瓣膜病(valvular heart disease)是由于炎症、黏液样变性、退行性改变、先天性畸形、缺血性坏死、创伤等原因引起的单个或多个瓣膜结构异常，导致瓣口狭窄和(或)关闭不全所致的心脏疾病。

心脏瓣膜病是心脏外科的常见疾病，在西方发达国家，以退行性心脏瓣膜病为主，发病率为3%～4%。在发展中国家，心脏瓣膜病的发病率为2%～3%。近年来风湿热发病率明显减少，风湿性心脏瓣膜病也逐渐减少；由于人口老龄化严重，退行性心脏瓣膜病成为主要病因。二尖瓣关闭不全、二尖瓣狭窄、主动脉瓣狭窄、主动脉瓣关闭不全患病率最高。严重二尖瓣关闭不全与主动脉瓣狭窄患病率随年龄增长显著增加，而二尖瓣狭窄患病率随年龄增加而减少，主动脉瓣关闭不全患病率与年龄不相关。其中二尖瓣狭窄最常见病因为风湿病；而主动脉瓣钙化是老年人主动脉瓣狭窄的最常见原因，在≥75岁患者中占71.8%。手术是治疗心脏瓣膜病的主要治疗措施，本节重点讲解心脏瓣膜术前护理、术后护理及患者的健康管理。

二、护理常规

（一）术前护理常规

（1）病情监测：对于心功能差者，应卧床休息，减少消耗。给予氧疗，提高氧储备。协助患者取半卧位，可减少回心血量，减轻容量负荷，改善呼吸困难。

（2）用药护理：适当应用强心利尿药物，注意补钾和电解质平衡，合并心衰时，可适量静脉使用正性肌力药物。

(3) 体温监测:发热患者应每4h测体温1次。对于感染性心内膜炎患者应根据医嘱于寒战或高热时抽取血培养标本。体温超过38℃时应给予物理降温,超过38.5℃时遵医嘱给予药物降温。注意观察降温效果,及时复测体温并记录。及时更换衣物,做好生活护理。

(4) 饮食护理:给予高蛋白质、高维生素、易消化饮食,必要时予肠内营养制剂,满足机体需要。

(5) 健康宣教:说明瓣膜成形和置换的利弊、瓣膜的选择方式、围手术期的注意事项。

1) 瓣膜成形术优点:手术恢复快,术后无需抗凝,生活质量好;缺点:部分患者一定时间后(10~15年)可能需要二次手术。瓣膜置换术优点:选用机械瓣具有良好的耐久性,一般都可以终身使用;缺点:机械瓣需要终身抗凝;对于65岁以上的老年患者,可以考虑替换生物瓣,它无需长期抗凝,从而减少并发症,提高生活质量。

2) 瓣膜的选择:①机械瓣:属金属瓣膜,适用于任何年龄,使用寿命长,但需终身抗凝,术后可能会听见轻微的噪声。②生物瓣:源于同种或异种的生物瓣膜,适用于年龄较大的患者,一般可使用15年以上,不需抗凝,但个别患者可能会需要二次手术。

3) 告知患者准确记录24h出入量的重要性,给予患者床旁出入量记录单,教会患者正确记录出入量的方法。

4) 服用利尿药物治疗的患者,指导其每日正确测量体重。

5) 服用相关血管扩张剂治疗的患者,指导其活动时动作放缓,防止直立性低血压。

6) 指导患者进行呼吸功能锻炼,如缩唇呼吸、腹式呼吸、使用呼吸功能锻炼仪,教会患者有效的咳嗽、咳痰方法,督促患者戒烟。

(6) 心理护理:解释手术治疗的必要性和重要性,正确引导患者异常的心理变化,减轻应激反应,鼓励患者表达自身感受。

(二) 术后护理常规

除参见先天性心脏病患者的术后护理常规外,还应注意:

(1) 血流动力学监测:连续监测动态血流动力学变化,依据病情使用正性肌力药物和血管扩张药物,拔除气管插管后,仍需要强心、利尿及补钾治疗。

(2) 补充及调整血容量:根据监测指标及时补充有效循环血量。注意单位时间内液体入量,既不能限制入量过严导致有效循环血量不足,也不能补充液体过多、过快,加重心功能不全。

(3) 呼吸机使用及停用原则:使用原则防止呼吸机相关性肺炎发生,做好呼吸道管理工作。停用原则确保拔管前后患者病情平稳,严密观察停呼吸机前后患者神志、循环及血气检查变化。

(4) 严密心电监护,维持电解质平衡:注意心率、心律变化,护士一定要熟悉常见心律失常心电图,以便发现异常时给予处理。进行动态血气分析,关注患者血钾浓度,防止因低钾发生室性心律失常。注意高浓度补钾后要及时复查血钾。避免恶性心律失常的隐患如电解质及酸碱平衡紊乱、低氧及容量负荷过重等。

(5) 引流管护理

1) 心包纵隔引流管和胸腔引流管连接胸腔闭式引流瓶,保持引流管通畅在位固定好,患者在翻身或活动过程中避免扭曲、折叠、受压,密切观察引流液性质、颜色和量,定时挤压并做好记录。

2）尿管接无菌引流瓶，妥善固定于床旁，保持引流通畅，长度适宜，避免折叠、扭曲、压迫尿管。

3）中心静脉插管、桡动脉置管、深静脉置管及外周静脉输液管保持通畅，留置针妥善固定，注意观察穿刺部位皮肤。

（6）抗凝治疗：口服华法林治疗和（或）静脉应用肝素抗凝，根据活化部分凝血活酶时间及国际标准化比值调整药物用量。应用期间注意观察有无血栓及出血征兆。

（7）疼痛护理：评估疼痛情况，遵医嘱应用镇静镇痛药物，评价镇痛效果是否满意及药物不良反应，为患者提供安静、舒适的环境。

（8）术后并发症的观察与护理

1）出血：是术后最严重的临床并发症，可能直接危及生命。多见于瓣膜术后24 h内；患者心率增快，血压下降，面色苍白；活动性出血会出现引流液较多的血凝块现象；引流液的颜色为鲜红色，每小时引流量超过200 mL，持续3 h。定时挤压心包纵隔引流管、胸腔引流管，保持引流管通畅，观察引流液的色、质、量。当引流液颜色鲜红黏稠，并且引流液的量由多突然减少，应立即汇报医生给予相应处理。

2）心脏压塞：心率增快或减慢、心音遥远、脉搏快弱、进行性血压下降、脉压差变小、中心静脉压增高、心尖搏动减弱或消失。密切观察生命体征，记录患者心包积液的色、质、量。发现异常及时通知医生，经处理无明显改善者，立即协助行床旁开胸或转入手术室行开胸探查。

3）低心排血量综合征：同第四章第七节。

4）急性肾损伤：加强肾功能监测，密切观察患者尿量、尿比重、血钾、血肌酐清除率等指标。

三、健康管理

（1）疾病知识指导：预防风湿热反复发作，注意环境卫生和个人卫生，避免与上呼吸道感染患者接触，预防感染。

（2）用药指导：指导患者遵医嘱服药，积极控制并发症。注意药物副作用。抗凝治疗的患者应按时服药，勿私自停药及增减药物，定期进行抗凝检查，根据国际标准化比值结果遵医嘱进行药物调整。应知晓服药期间少食维生素K含量高的蔬菜，如绿苋菜、香菜、韭菜、菠菜、油菜等，因为维生素K会减弱华法林抗凝效果；对于可能会影响抗凝药物作用的药物，应咨询医生后再服用；服药期间应注意观察有无牙龈、口腔黏膜、皮肤出血或者血尿、腹痛、血管栓塞等抗凝过度或不足的症状出现，告知患者若出现上述症状应及时就医。

（3）饮食指导：进行饮食调节和体重控制，应规律作息，避免高脂肪、高胆固醇、高盐饮食。心功能代偿期应给予低盐、低脂、清淡、易消化、适宜热量、高蛋白、丰富维生素的饮食，少食多餐，多吃蔬菜水果，保持排便通畅，忌暴饮暴食，忌烟酒，禁浓茶、咖啡及其他刺激性食物。心力衰竭者应限制钠盐的摄入。

（4）康复指导：一般瓣膜置换术后休息3～6个月，根据患者心功能情况合理休息和活动，减轻心脏负荷，运动从轻度活动开始，逐步适当延长运动量及运动时间。避免剧烈活动，有风湿活动时应卧床休息，发生心力衰竭者应绝对卧床休息。

(5) 心理指导：保持心情舒畅，避免过度紧张和焦虑，积极配合治疗及护理。

(6) 复诊指导：定期检查心电图、X线、心脏超声等，如有不适，及时就医。

(7) 生活指导：指导育龄期妇女妊娠，心功能Ⅰ级以上不宜妊娠，以免加重心脏负担，造成生命危险。

第九节 心包疾病

一、概述

心包疾病（pericardial disease）是由感染、肿瘤、代谢性疾病、尿毒症、自身免疫病、外伤等引起的心包病理性改变。临床上按病程分为：①急性：病程＜6周，包括纤维素性、渗出性（浆液性或血性）；②亚急性：病程6周~6个月，包括渗出性-缩窄性、缩窄性；③慢性：病程＞6个月，包括缩窄性、渗出性、粘连性（非缩窄性）。按病因分为感染性、非感染性、过敏性或免疫性。本节重点介绍急性和慢性两种，前者常伴有心包渗液，后者常引起心包缩窄，临床上以急性心包炎和慢性缩窄性心包炎为最常见。

二、急性心包炎护理常规及健康管理

急性心包炎（acute pericarditis）是心包脏层和壁层的急性炎症，可以同时合并心肌炎和心内膜炎，也可以作为唯一的心脏病而出现。临床表现为突发胸骨后和心前区尖锐的刀割样疼痛或刺痛，放射到颈部，也可表现为心前区压迫感并放射到左肩斜方肌区和左臂，疼痛可随体位改变，仰卧或吸气时加重，坐位前倾时缓解；呼吸困难，出现心包摩擦音，甚至出现心包压塞表现，如呼吸窘迫、面色苍白、出汗、烦躁不安、休克，危及生命安全。

（一）护理常规

(1) 休息与运动：根据病情协助患者采取不同的卧位，如患者呼吸困难明显时，采取半坐卧位；急性心包炎早期，患者活动受到限制，应卧床休息，以减轻疼痛。

(2) 病情监测

1) 密切观察患者生命体征、面色等变化，若患者发生急性心包填塞，应立即帮助患者取半坐卧位，给予氧气吸入，同时通知医生并协助抢救处理，必要时配合医生行心包穿刺抽液术。

2) 体温控制：高热时及时做好降温处理，及时更换汗湿衣裤，定时测量体温并做好记录。

(3) 用药护理：根据病因的不同治疗原发疾病，遵医嘱及时准确给药，注意观察药物的疗效及副作用。如结核性心包炎主要给予抗结核药物治疗；肿瘤性心包炎主要使用化疗药物；感染性心包炎主要使用抗生素。

(4) 疼痛护理：观察疼痛部位、性质及其影响因素等，指导患者卧床休息。出现心前区疼痛时，指导患者采取舒适的坐位或前倾位以及分散注意力等措施减轻疼痛，勿用力咳嗽、深呼吸或突然改变体位，以免使疼痛加重，必要时按医嘱给予止痛药物，用药后注意观察患者的胃肠道反应、出血等不良反应出现。剧痛者可用吗啡类药物镇痛。

(5) 饮食护理：饮食清淡，禁食油腻、辛辣食物，给予高热量、高蛋白、高维生素、易消化饮食，有水肿者注意低盐，帮助患者养成合理的饮食习惯，少食多餐。注意患者水肿的程度，准确

记录出入量。

(6) 心包积液护理：密切观察心包积液的变化，及时汇报病情变化，并遵医嘱及时处理。（详见第六章第六节）

(7) 心理护理：患者气促发生后，常常精神紧张，甚至出现恐惧心理，陪伴人员应守护在旁，给予解释和安慰，消除不良心理因素，取得患者的配合。

(二) 健康管理

(1) 疾病知识指导：注意充分休息，加强营养，以提高机体的免疫力。进食高热量、高蛋白、高维生素、易消化饮食，限制钠盐摄入。注意防寒保暖，防止呼吸道感染。

(2) 用药及治疗指导：告知患者坚持足够疗程药物治疗（如抗结核治疗）的重要性，不可擅自停药，预防复发；注意药物不良反应；定期随访检查肝肾功能。服用秋水仙碱时，注意有无恶心、腹痛、腹泻、白细胞减少等不良反应。告知缩窄性心包炎患者行心包切除术的重要性，尽早接受手术治疗。术后患者需休息半年左右，加强营养，以利于心功能的恢复。

(3) 心理指导：定期随访，时常与患者及家属交流，提升患者战胜疾病的信心，增强患者及其家属对急性心包炎病症的了解，使其合理配合治疗。

(4) 运动指导：应循序渐进增加活动量，鼓励病情稳定者参与力所能及的运动及社交活动。

(5) 生活指导：加强个人卫生，预防各种感染；如有不适及时就诊，尽早治疗。

三、缩窄性心包炎护理常规及健康管理

缩窄性心包炎（constrictive pericarditis）是慢性炎症侵及脏层和壁层心包，导致心包纤维组织沉积，逐渐增厚、粘连、硬化，甚至钙化而缩窄，压迫心室，并使其舒张期受限，导致一系列循环功能障碍。

常见原因为心包结核性感染，其他较常见原因有肿瘤性、非特异性、尿毒症性、化脓性和结缔组织病等。缩窄性心包炎可导致舒张性心力衰竭、心包填塞、心律失常、低蛋白血症等严重后果，如治疗延迟，将严重损害患者健康甚至危及生命。心包剥离手术是治疗缩窄性心包炎的最佳方法，剥离术一般多采用胸前正中切口，可交替采用锐性和钝性方法，以锐性剥离为主。

(一) 护理常规

(1) 术前护理

1) 改善营养状况：患者多有低蛋白血症，应给予高蛋白质、高热量、高维生素饮食，必要时遵医嘱应用肠内营养制剂，或遵医嘱给予人血白蛋白等血液制品输注，注意控制晶体液入量。

2) 改善心功能：一方面加强利尿，减轻心脏前负荷；另一方面，排除胸腔积液、腹腔积液，术前可放置胸腔及腹腔引流管，定时放胸腔积液、腹腔积液，改善呼吸及循环功能。重症患者术中及术后易出现急性左心衰，术前可常规半量应用洋地黄，降低术后低心排血量综合征的发生。

3) 纠正水电解紊乱：因大量利尿，放胸腔积液和腹腔积液，患者多存在低钠、低钾，应注意监测血清电解质变化，及时补充电解质钠和钾。

4) 有活动性结核或全身结核感染者，应积极抗结核治疗，病情稳定后方可进行手术治疗。

5) 心理护理：多数患者因病程长、确诊难、经济负担重，存在焦虑及恐惧心理，护士要耐心

做好疾病知识的讲解,告知患者手术的必要性,使患者增强手术成功的信心,积极配合治疗。

(2) 术后护理:术前增厚的心包长期压迫心脏,心肌活动受限,术后因解除了心脏束缚,部分心脏反而出现中重度扩大,易出现低心排血量综合征及心衰。

1) 严密监测生命体征、中心静脉压、心搏输出量、心脏指数、尿量、末梢循环血供情况、呼吸、血气分析及电解质变化。

2) 控制液体入量:因术后解除了心包束缚,第三间隙液体开始回流,心脏前负荷加重,导致心力衰竭。因此,术后应严格限制输液量及输液速度,同时遵医嘱给予强心、利尿等措施。输液总量控制在1000 mL,速度30滴/min,使患者处于轻度脱水状态。准确记录出入量,观察中心静脉压及心率、血压变化,并给予相应处理。

3) 用药护理:术后常规应用洋地黄药物及利尿剂,以控制心衰,改善心功能。用药期间,应注意监测患者心率、心律变化,心率<60次/min时,及时报告医生,密切观察有无洋地黄中毒表现,监测血清钾变化,预防并及早发现洋地黄中毒表现。术后遵医嘱应用正性肌力药物,如多巴胺、多巴酚丁胺等。应根据患者体重配制药液,应用注射泵输注,保证药量的相对恒定,避免血压波动。结核性心包炎的患者应遵医嘱继续服用抗结核药物3~6个月。

(二) 健康管理

(1) 运动与休息指导:注意充分休息,防寒保暖,增加机体抵抗力,预防各种感染。加强营养,以提高机体的免疫力。适量运动,循序渐进渐进增加活动量。心包剥离术后应坚持休息半年左右,遵医嘱服药,以利于心功能的恢复。

(2) 饮食指导:进食高热量、高蛋白、高维生素、易消化饮食,限制钠盐的摄入。

(3) 用药指导:告知坚持足够疗程药物治疗(如抗结核治疗)的重要性,不可擅自停药,防止复发。注意药物的不良反应。定期复查肝肾功能。告知患者相关药物的不良反应,教会患者要学会自我监测。

第十节 感染性心内膜炎

一、概述

感染性心内膜炎(infective endocarditis,IE)是由于心脏瓣膜、心室壁内膜或动脉内膜结构直接受到真菌或细菌等其他病原微生物的感染,引起局部炎症及持续性菌血症,最终使自身免疫系统被激活的全身性疾病。据研究统计,感染性心内膜炎的年发病率为(10~15)/10万,发病后半年病死率高达15%~20%,在感染性疾病中位居前三。

根据临床病程可将IE分为急性和亚急性,前者主要由金黄色葡萄球菌引起,后者主要由草绿色链球菌引起。临床特点是发热、头痛、背痛,肌肉关节痛亦常见,心脏杂音、脾大、贫血、血尿,周围体征表现如皮肤瘀点、片状出血、Roth斑(中心白点网膜出血)、Osler结节、Janeway结节、杵状指等多为非特异性表现,由于抗生素的广泛应用,现今上述周围表现已经不多见。

二、护理常规

(1) 休息与运动:患者宜注意休息,避免剧烈活动,以不疲劳为限,减轻心脏负荷。超声心动检查确诊有心内赘生物形成的患者应绝对卧床休息,防止赘生物脱落。急性期限制患者活动,病情好转后逐渐增加活动量。卧床期间协助患者完成生活护理。

(2)饮食指导:给予清淡、高热量、高蛋白质、高维生素、富含铁、易消化的饮食,以补充发热引起的机体消耗,鼓励患者多饮水。

(3)病情监测指导

1)严密观察有无栓塞的表现。

2)观察体温,判断病情进展及治疗效果。

3)观察患者有无皮肤、黏膜病损。

4)注意心脏杂音的变化情况,杂音性质改变或出现新的杂音,应及时报告医生。

5)严密观察体温变化并记录,体温≥38.5℃的患者需遵医嘱采取降温措施,遵医嘱正确、及时采取血培养标本。

(4)用药指导:严格控制给药时间,维持有效的血药浓度,遵医嘱合理有效地使用抗生素并观察药物疗效及不良反应。若施行拔牙、手术及其他侵入性操作前预防性地使用抗生素,观察药物的疗效及毒副反应。在抗生素治疗过程中,因治疗时间较长要注意保护静脉,输液过程中要观察输液速度、是否畅通、穿刺处皮肤有无红肿、有无药物外渗的情况。出现静脉炎时应及时更换注射部位,红肿处覆盖水胶体敷料。长期服用抗生素还可以引起真菌感染,应加强观察患者口腔的颊部和舌面是否有白色斑块、舌苔较厚、口腔有异味时要做好口腔护理,叮嘱患者勤漱口。

(5)并发症护理

1)栓塞:栓塞累及肺部时可表现为突发胸痛、气促、发绀、咯血等;累及脑部时可导致偏瘫、失语、瞳孔不对称、抽搐、昏迷、突然出现意识改变、烦躁不安等;累及肾部时可致血尿、肾绞痛等;发生肢体栓塞时相应部位明显缺血和疼痛;发生肠系膜动脉栓塞时常伴腹痛、肠绞痛等。告知患者不宜过度活动,防止因剧烈活动导致栓子脱落而发生栓塞,密切观察病情变化,发现异常及时报告医生并协助处理。

2)心力衰竭:对心衰患者的护理详见第四章第一节的有关内容。

(6)心理护理:本病治疗时间长,费用较高,容易发生栓塞、心力衰竭等并发症,患者或家属很容易出现焦虑、抑郁等不良情绪,嘱咐患者避免情绪激动,防止心动过速引起心脏过度收缩,促使赘生物脱落。同时护士向患者或家属介绍感染性心内膜炎的疾病特点并做好日常生活指导和安抚、心理疏导工作,帮助患者树立战胜疾病的信心。

三、健康管理

(1)疾病知识指导:讲解本病的病因与发病机制、致病菌侵入途径、坚持足够剂量和足够疗程抗生素治疗的重要性。告知患者在施行口腔手术如拔牙、扁桃体摘除术、上呼吸道手术或操作,泌尿、生殖、消化道侵入性诊治或其他外科手术治疗前,应说明自己患有心瓣膜病、心内膜炎等病史,以预防性使用抗生素,减少病原体入侵的机会,同时必须告知患者再次发病的风险以及教育其如何预防新发感染性心内膜炎。

(2)用药指导:告知患者早期、足量联合应用抗生素是治疗 IE 的关键,遵医嘱服药,切勿擅自停药或减少服药剂量,一旦发生不良反应,如恶心、呕吐、食欲不振或真菌感染,应及时

（3）生活指导：注意防寒保暖，避免感冒，加强营养，适当锻炼（卧床患者可在床上做主动或被动踝泵运动，防止深静脉血栓形成），增强机体抵抗力，合理安排休息。保持口腔和皮肤清洁，勿挤压痤疮、疖、痈等感染病灶，减少病原体入侵的机会。

（4）病情自我监测指导：教会患者自我监测体温变化、有无栓塞表现，定期门诊随访。治疗后第1年定期超声心动图随访检查，警觉新发热、寒战和感染的其他征象，及时回医院检查。

（5）随访指导：出院后要定期随访，抗感染结束后第1个月、3个月、6个月、12个月须作临床评估、血液检查和超声心动图检查，以便及早发现复发和再感染患者。

【参考文献】

[1] 葛均波,徐永健,王辰.内科学[M].9版.北京:人民卫生出版社,2019:161.
[2] 尤黎明,吴瑛.内科护理学[M].7版.北京:人民卫生出版社,2022:173,215.
[3] 李乐,路潜.外科护理学[M].7版.北京:人民卫生出版社,2021.
[4] 雷锐,李志.感染性心内膜炎患者临床特征与预后影响因素分析[J].医学信息,2018,31(8):94-95,98.
[5] 邓明彬,廖斌,杨齐,等.先天性心脏病合并感染性心内膜炎的外科治疗[J].西南医科大学学报,2018,41(3):231-233.
[6] 许环亲,郭照军,黄茂芹,等.感染性心内膜炎患者医院感染的病原学及相关因素探究[J].中华医院感染学杂志,2018,28(2):199-202.
[7] 陈凌,杨满青,林丽霞.心血管疾病临床护理[M].广州:广东科技出版社,2021:166-167,188-190.
[8] 吴欣娟,李庆印,童素梅.心血管专科护理[M].北京:人民卫生出版社,2023:107-116.
[9] 李梅,刘莉,余艳.心胸外科护理健康教育[M].北京:科学出版社,2018:180-184.
[10] 中国心血管健康与疾病报告编写组.《中国心血管健康与疾病报告2022》概要[J].中国循环杂志,2023,38(6):583-612.
[11] Zhao Qm, Liu F, Wu L, et al. Prevalence of congenital heart disease at live birth in China [J]. J Pediatr, 2019,204:53-58.
[12] He Y, Xu W, Su Z, et al. Addressing the rising burden of congenital heart disease in China [J]. Lancet Child Adolesc Health, 2020,4(4):e7.
[13] 李昆林.国内外先天性心脏病发病率研究报告[J].云南医药,2020,41(3):286-289.
[14] 陈小康,张永恒.心脏瓣膜置换术后患者生活质量的研究进展[J].华西医学,2020,35(08):1004-1011.
[15] 高润霖.中国心瓣膜病现状[J].华西医学,2018,33(02):127-131.
[16] 胡岳秀.心脏瓣膜病患者围术期肺康复护理方案的构建与应用[D].南京:南京中医药大学,2022.
[17] 凌生林,廖斌,于凤旭,等.慢性缩窄性心包炎手术后临床疗效观察[J].四川医学,2021,42(08):829-831.

第五章
危重症的紧急处理及护理配合

第一节　心脏骤停

一、概述

心脏骤停（cardiac arrest，CA）是指心脏射血功能的突然终止，大动脉搏动与心音消失，重要器官（如脑）严重缺血、缺氧，导致生命终止。这种出乎意料的突然死亡，医学上又称猝死。

二、病因与发病机制

（一）病因

心脏骤停的原因可分为心源性因素和非心源性因素。

1. **心源性因素**　心脏骤停的直接原因为致命性心律失常，其中以心室颤动或无脉搏性室性心动过速最为常见。引起心脏骤停的心血管方面的病因包括：①可引起致命性心律失常、心功能不全或急性心肌梗死的急性冠脉综合征；②各种原因引起的心功能不全或心律失常；③主动脉瘤和夹层动脉瘤；④其他如心脏大血管的严重损伤、各种先天性心脏异常、急性心肌炎与心肌病和心脏瓣膜病等。

2. **非心源性因素**

（1）呼吸系统方面原因：①各种原因引起的严重低氧血症导致的呼吸衰竭；②呼吸道异物引起呼吸道阻塞或窒息；③肺及呼吸道外伤导致张力性气胸、连枷胸、创伤性气道断裂或梗阻以及创伤性膈疝、肺挫裂伤等；④肺栓塞导致急性右心衰竭或休克等；⑤成人呼吸窘迫综合征；⑥睡眠-呼吸暂停综合征。

（2）中枢神经系统方面原因：包括颅内和全身性各种可导致严重脑损害的病变。

（3）麻醉意外：麻醉期间出现的意外可造成：①心肌收缩功能减退；②冠状动脉灌注量减少；③血流动力学剧烈变化；④心律失常。这些因素综合作用最终可导致心脏骤停。

（4）严重的水和电解质及代谢紊乱：如高钾血症、低钾血症、低钠血症、酸中毒等。

（5）其他导致心脏骤停的特殊情况：①淹溺；②创伤；③意外电击；④意外低温；⑤自缢；⑥急性中毒：包括有机磷、有机氮（杀虫脒）等各种毒物的急性中毒或镇静、催眠、安定等药物中毒；⑦婴幼儿心脏骤停；⑧妊娠期心脏骤停。

(二) 常见可逆性原因的简易5H与5T分类法

根据英文单词的第一个字母可将心搏呼吸骤停的可能原因分为H和T共10大因素,具体5H为:①低血容量(hypovolemia);②低氧血症(hypoxia);③酸中毒/碱中毒(hypo/hyperPH);④高/低血钾(hyper/hypo-kalemia);⑤低/高温(hypo/hyperthermia)。5T为:①药物过量或误服中毒("tablets"-drug overdose/accidents);②心脏压塞(tamponade,cardiac);③张力性气胸(tension pneumothorax);④冠脉栓塞(thrombosis,coronary);⑤肺栓塞(thrombosis,pulmonary embolism)。

三、临床评估与判断

心脏骤停需与其他导致意识丧失的疾病或情况进行鉴别,如晕厥、迷走神经反射、癫痫发作、脑卒中或颅内出血、严重休克等,因为其急救和治疗方法完全不同。可根据病史和对患者临床表现的评估来进行鉴别。

(一) 心脏骤停的临床表现

心脏骤停时,血流停止,重要脏器的血氧供给停止。而脑组织对缺血、缺氧最为敏感,故以神经系统的表现出现最早和最为显著。具体的表现包括:

(1) 意识突然丧失或伴有全身短阵抽搐。
(2) 心音消失,大动脉搏动消失,血压测不出。
(3) 呼吸呈叹息样或喘气式(濒死呼吸),随后即停止。
(4) 皮肤灰白、发绀。
(5) 瞳孔散大、固定。
(6) 如果呼吸先停止或严重缺氧,则表现为进行性发绀、意识丧失、心率逐渐减慢,随后心跳停止。

(二) 心脏骤停的心电图表现

心脏骤停时的心电图表现主要有4种。分别是:①心室颤动,成人心脏骤停最常见的心电图节律表现,占85%～90%,常由心肌缺血、电击伤、电解质紊乱、药物和低温等引起。②无脉性室性心动过速,室性心动过速如持续存在,往往会引起一系列严重的后果如导致血流动力学状态不稳定,意识丧失,心血管功能衰竭等。③心室停顿,心脏的一切活动消失,心电图上无心室活动。④无脉性电活动,心电图可有除室颤、室性心动过速和停搏外的各种表现(如窦性节律、窦性心动过速伴室性早搏、房室传导阻滞等),但无脉搏。创伤所致低血容量、心脏压塞、严重的电解质紊乱和心脏本身的原因等均可导致无脉性电活动。

(三) 心脏骤停的判断

心脏骤停时,出现较早而且最可靠的临床征象是意识丧失伴大动脉搏动消失。专业急救人员可触诊成人颈动脉搏动来判断,时间至少5 s但不超过10 s;儿童亦可结合肱动脉搏动情况来帮助判断。

四、急救护理措施

一旦遇到疑似心脏骤停的患者,应遵循成人心脏骤停医务人员基础生命支持流程来实施抢救。

(一) 环境评估与病情识别

到达现场的第一施救者应确认抢救现场对施救者和患者来说是安全的。注意勿让自己成为下一个需要抢救的人员。检查患者若无反应,呼叫应急医疗服务体系(emergency medical service system,EMSS),启动应急反应系统。根据所处现场和工作状况决定如何启动。如院外可拨打 120 急救电话,院内可拨打医院设定的快速反应系统通知相应的抢救小组人员到场。

(二) 呼吸与脉搏评估

《2020 美国心脏协会心肺复苏及心血管急救指南》建议施救者可以在评估脉搏的同时进行呼吸评估,总评估时间应不超过 10 s。如果患者没有呼吸或仅有喘气式呼吸,应视为心脏骤停。整个评估过程不要超过 10 s。如果 10 s 内没有摸到脉搏,应以心脏按压开始实施高质量心肺复苏术(CPR)。任何情况下,一旦患者已确定为心脏骤停,必须立即启动应急反应系统、呼叫后备人员帮助并派人去获取自动体外除颤仪(AED)和其他急救设备。根据评估结果采取下一步措施:如果患者有正常呼吸且可触及脉搏,应监测患者直至专业急救人员到达;如果患者没有正常呼吸但有颈动脉搏动,应每 5~6 s 提供 1 次呼吸,并每 2 min 1 次评估脉搏,应随时准备提供高质量 CPR。怀疑阿片类制剂过量时可考虑使用纳洛酮;如果患者没有正常呼吸或仅有喘气,也没有脉搏时应立即开始高质量 CPR。

(三) 开始高质量 CPR

(1) 评估呼吸与脉搏:如果经评估没有正常呼吸和脉搏的心脏骤停者,应立即遵循 C-A-B 流程即按压-气道-呼吸的步骤来实施高质量 CPR。按压通气比为 30:2。

(2) 关于胸外按压的技术:2020 年指南中也有部分更新。胸外按压的相关因素是按压深度、速度与反弹程度,包括用力、快速按 100~120 次/min 的速度,5~6 cm 的深度实施按压;每次按压之后让胸廓充分回弹,避免倚靠;CPR 的质量亦与胸外按压中断的频率和时限相关,如中断最小即胸外按压分数最大,减少按压的干扰与中断,中断时间不超过 10 s;CPR 中的按压所占比例至少达到 60%,理想状态下达到 80% 以上。

(3) 按压期间手的位置:急救者手放置位置的不同可改变胸外按压的机制,并影响其质量与效果。根据相关证据总结,2020 更新指南就按压期间手的位置的推荐意见不变:对成人心脏骤停,胸外按压手的位置在胸骨下半部是合理的。

(4) 高质量胸外按压的要点:高质量胸外按压可提供必要的心输出量,有利于冠状动脉、脑动脉和其他重要器官的血液灌注,提升心肺复苏的成功率。关键要点包含四方面:①按压频率:100~120 次/min,15~18 s 完成 30 次按压。②按压深度:至少为 5 cm,但不超过 6 cm,应避免过度按压和按压深度不足够。③每次按压后,让胸廓完全回弹:按压放松时,手掌根部既不要离开胸壁,也不要倚靠在患者胸壁上施加任何压力。④尽量减少胸外按压中断:既要减少按压中断的次数,又要缩短每次中断的时间,或尽可能将中断控制在 10 s 以内,以增加胸外按压时间比,使其至少能达到 60%,最好超过 80%。胸外按压时间比(chest compression fraction,CCF)指实施胸外按压的时间占总体复苏时间的比率;设置胸外按压时间比的目标是为了尽可能减少胸外按压的中断,从而增加在 CPR 过程中冠脉灌注与血流,可以通过减少胸外按压的停顿来增加胸外按压时间比。

(5) 开放气道与通气

1) 开放气道:为确保通气有效,应首先打开患者的气道。常选用仰头提颏法开放气道,即一手置于前额使头后仰,另一手的 2~3 个手指置于下颌骨性组织上以抬起下颌。如怀疑头颈部损伤的患者可采用抬下颌法,双手指放在患者下颌角,向上向后方抬起下颌。

2)实施通气:30 次按压后打开气道后实施 2 次通气,可采用口对口或口对面罩方式通气,如有 2 名施救者,也可使用球囊装置实施通气,每次通气持续 1 s,2 次通气在 10 s 内完成。注意通气时应使胸部有可见隆起,但应避免通气过快、过猛或潮气量过大,以防胸内压过高引起静脉回流受阻、心室充盈不足和冠脉灌注压下降,最终导致自主循环恢复率下降。若已有高级气道的患者,急救人员不再给予 30 次按压与 2 次通气,而是 6 s 给 1 次气(每分钟通气 10 次),同时做持续胸外按压。

(四)实施除颤

除颤器到位后应尽快实施除颤。院前可应用 AED。在开启机器电源后可遵循语音提示操作来完成除颤过程。院内可使用手动除颤器,在识别为室颤和无脉性室速心律时尽快实施除颤。如果 AED 提示无除颤指征或心电监护上显示为无除颤指征的心律时,应继续实施 CPR 直至专业或高级急救人员到达。

(五)继续高质量 CPR

在一次除颤完成或 AED 提示不需要除颤后,应立即继续从心脏按压开始实施高质量 CPR。持续提供 2 min CPR,2 min CPR 的流程实施抢救直至专业或高级抢救团队到达或患者开始有呼吸、能够移动或有反应。

(六)高级心血管生命支持措施与复苏后治疗

专业施救人员到达后,可开始后续的高级心血管生命支持措施。在团队有效运行以确保高质量 CPR 的前提下开展高级心血管生命支持的措施,包括心电监护和心电图识别与处理、静脉通路建立与用药、通气支持与氧合情况监测、心脏骤停的原发因素寻找与治疗等。对于已恢复自主循环(return of spontaneous circulation,ROSC)的患者,还需提供心脏骤停后治疗,常由多科专业人员组成的团队以提高出院生存率和改善神经功能预后为目的来开展各项治疗。主要包括神经系统功能监测与脑复苏、原发因素寻找与治疗、脏器功能监测与支持等。

五、急救护理流程

心脏骤停急救护理流程如图 5-1 所示。

第二节 心源性晕厥

一、概述

心源性晕厥(cardiogenic syncope)是由于心排血量骤减、中断或严重低血压引起脑供血骤然减少或停止而出现的短暂意识丧失,常伴有肌张力丧失而跌倒的临床征象。近乎晕厥指一过性黑矇,肌张力降低或丧失,但不伴意识丧失。一般心脏供血暂停 3 s 以上即可发生近乎晕厥;5 s 以上可发生晕厥;超过 10 s 可出现抽搐,称阿-斯综合征(Adams-Stokes syndrome)。

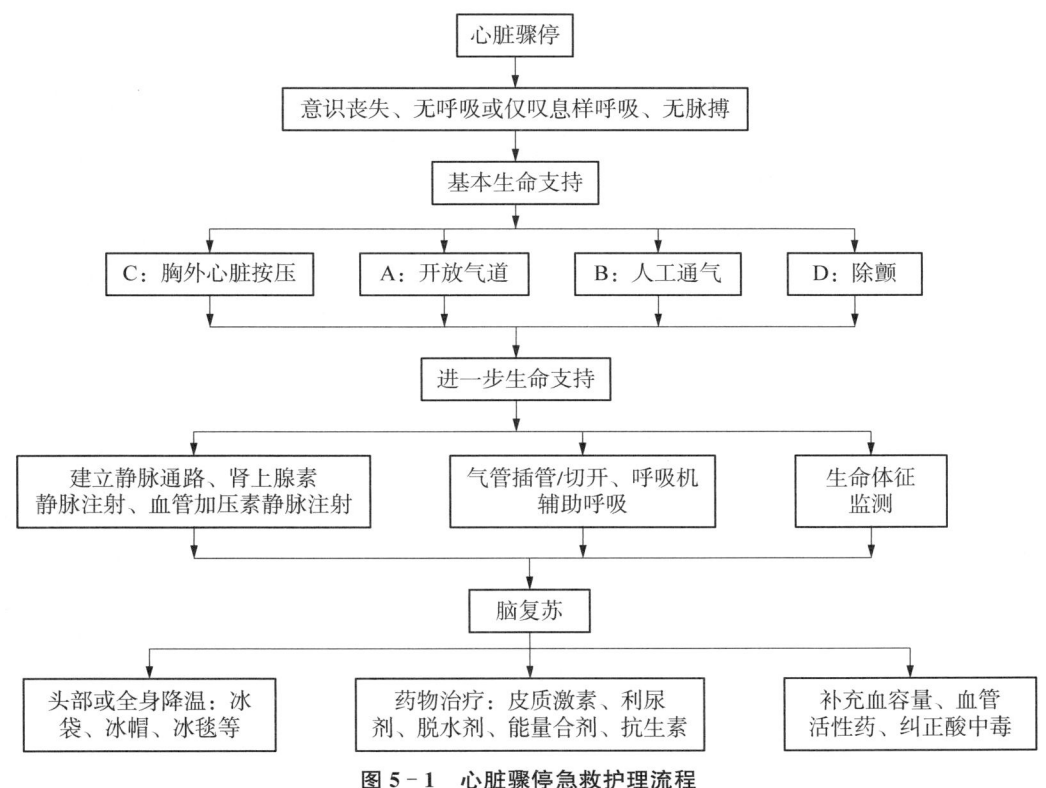

图 5-1　心脏骤停急救护理流程

二、病因与发病机制

(一) 病因

心源性晕厥的致病机制主要是心脏有效射血减少或停止,导致心排血量不足,进而引起脑缺血,导致晕厥。具体病因包括:

(1) 心律失常相关性心源性晕厥。

(2) 病态窦房结综合征:晕厥的发生主要取决于窦性停搏或窦房阻滞 R-R 间期(指心电图上两个 R 波之间的时限)的时长,尤其在房性快速性心律失常突然停止时引发的晕厥最为常见。

(3) 严重的房室传导阻滞:如 MobitzⅡ型房室阻滞、高度和完全性房室阻滞,逸搏(指当窦房结兴奋性降低或停搏时,隐性起搏点的舒张期除极有机会达到阈电位,从而发生激动,带动整个心脏)之前如果出现较长 R-R 间期,就可能发生晕厥;心动过缓可使自律性较低的异位起搏点(指不是由窦房结发出冲动引起的心搏,25~40 次/min)复极化延长,引发多形性室性心动过速,也可能造成晕厥的发生。

(4) 阵发性室性心动过速:包括室上性及室性心动过速(指起源于心房或房室交界区的心动过速),容易在血管反射代偿之前诱发晕厥或先兆晕厥。当心室率非常快或心室活动无效时,可能会导致持续意识丧失;室性心动过速在先天性长 Q-T 间期综合征(基本特征为心肌细胞复极化异常)患者中,经常由于运动、唤醒、突然的听觉刺激或突然的惊吓(导致肾上腺素突然增加)而诱发心律失常;Brugada 综合征是另一种常见恶性心律失常综合征,患者无明显结构性心脏病或心肌缺血,经常因多形性室性心动过速、心室颤动,导致反复发作晕厥。

(5)继发心脏器质性异常所致

1)冠心病:由于血管重建后不能改善导致心律失常的心肌病变,可能引起晕厥。

2)其他器质性心肺疾病:包括非缺血性扩张型心肌病(指除缺血性心肌病以外的心肌疾病)、肺栓塞(是脱落的血栓或其他物质阻塞肺动脉或其分支的病理过程)、肺动脉高压(指动脉压力升高超过一定界值的一种血流动力学和病理生理状态)、急性心肌炎(是一种心肌损伤性疾病)、二尖瓣狭窄(一种二尖瓣无法正常开放的心脏瓣膜病)、主动脉狭窄(一种主动脉瓣无法正常开放的心脏瓣膜病)等,可能造成血流动力学、神经反射性异常、心律失常等,均可能引起本病。

3)其他:永久性起搏器(以植入埋藏式起搏器进行人工心脏起搏,达到持久起搏作用)和心脏复律除颤器(除了具有普通起搏器的功能外,还有其特殊的电击复律除颤治疗手段)故障导致的晕厥,可能是脉冲发生器电池耗尽、电极脱位等引起的。

(二)诱发心源性晕厥的因素

(1)药物因素:如长期应用激素(如糖皮质激素等)、免疫抑制剂(如他克莫司等)等可导致机体免疫力下降,使细菌有机可乘,加大了急性心肌炎的患病率,更易诱发该病。

(2)过度劳累:因过度劳累会增加机体能量和氧气的消耗,无形中加大了心脏的做功,若患者存在冠心病等原发疾病,将导致心肌的严重供血不足甚至引发心梗的发生,从而增加了该病的患病风险。

三、临床评估与判断

(1)临床表现:包括黑矇(眼前发黑,不能看到或看清物体)、短暂性意识丧失、胸闷、心悸、头晕、大汗等。根据病程发展具体表现为:

1)前驱期:也叫晕厥先兆或近乎晕厥,通常仅持续数秒。患者可能感觉到头晕、黑矇(眼前发黑)、直立位时感觉站不稳,伴恶心、呕吐、胸闷、心悸、忽冷忽热、听力减退和(或)出现异于寻常的声响(特别是"嘶嘶"声)。

2)晕厥期:面色苍白,突然、短暂的意识丧失,摔倒在地,数秒钟至数分钟内即恢复如常,部分情况下可能还伴有抽搐。但是,心源性晕厥如果心脏疾患较重较急时症状可能不能自行缓解。

3)恢复期:患者逐渐清醒,仍面色苍白、出汗,全身软弱。可能会有恶心,但无意识模糊及头痛。对于意识丧失过久的患者不能排除缺血缺氧导致的脑损伤,后期遗留痴呆、大小便失禁等症状。一些患者(多为老年人)可能在事后遗忘,且不能回想起晕厥前的任何症状。

(2)诊断依据:根据典型症状(包括黑矇、短暂性意识丧失、胸闷、心悸等),结合体格检查(视诊发现患者面色苍白、触诊发现患者四肢厥冷且脉搏微弱)、超声心动图、心电图检测等确诊该病。

(3)辅助检查

1)体格检查:通过体格检查对该病作出初步诊断,视诊观察到患者面色苍白、触诊感觉到患者皮肤冰冷,脉搏微弱。

2)超声心动图:用于观察心脏形状及其运动状态,若发现室壁异常运动,则高度怀疑心肌出现损害,提示心源性晕厥的可能。

3)心电图:可见 QRS 波群的异常、心率变快等,提示心律失常为其病因。

四、急救与护理措施

(一) 紧急处理

一旦发生晕厥,最有效、最简便的方法是采取体位处理。将患者采取平卧体位,或头稍放低、脚略抬高的体位,能改善脑部血液供应。同时,解开患者的衣领、腰带,保持呼吸道的通畅。患有高度主动脉瓣狭窄的患者,在劳动时容易发生晕厥,应迅速使其采取半卧位,这样能使晕厥较快消失。

(1) 当患者面色苍白、出冷汗、神志不清时,立即让患者蹲下或使其平卧,以防跌撞造成外伤;使患者平卧,头放低,松解衣扣;如果晕厥时间较长,要确保气道通畅,防止发生窒息;患者意识恢复后,可给少量水或茶。

(2) 饮食方面

1) 清淡少盐膳食:健康成人烹调用油量不超过 25～50 g/d,少吃辛辣油腻食物,如辣椒、芥末、油炸食品等;食盐摄入量不超过 6 g/d,部分有心脏疾病患者,如冠心病患者,应坚持食盐摄入量不超过 5 g/d。

2) 限制高脂食物(如肥肉等)的摄入,减少心血管类疾病的发病率,继而预防本病的发生。

3) 增加提高机体免疫力的食物(如杏仁、海参、燕窝等)的摄入,以提高自身对抗疾病的能力,有助于治愈。

4) 手术患者忌喝含酒精的饮料;禁食高嘌呤食物,如动物内脏、海鲜等。

5) 尽量避免煎炒油炸的方式烹饪食物;戒烟酒;忌咖啡、可可等对迷走神经有刺激作用的饮食,以免影响病情。

(3) 建立良好的生活习惯:建议患者不吸烟、不酗酒,保持生活规律,三餐规律,早睡早起,保持充足的休息时间。

(4) 合理运动:适当的体育锻炼(如散步、太极拳、广场舞等),注意运动量,主要以舒缓运动为主,避免剧烈运动,提高机体免疫力。

(5) 保持好心态:控制情绪,避免过度波动导致心脏疾病发作,使本病反复发作。

(6) 保持排便通畅:用力排便时挤压内脏,从而导致血压升高、挤压心脏,甚至造成心脏破裂,可能伴随出现心源性晕厥。

(二) 治疗要点

心源性晕厥患者抢救过程中,应积极治疗原发病,同时开展心肺复苏等急救治疗,尽可能维持呼吸和循环系统功能。还需要密切监测患者各方面的指标变化,及时应对各系统的并发症。

(1) 药物治疗

1) 去甲肾上腺素:适用于有心动过缓表现的心律失常导致的晕厥,详见第二章第一节。

2) 多巴胺:适用于有心动过缓表现的心律失常导致的晕厥,详见第二章第一节。

3) 阿托品:适用于部分有症状表现的Ⅰ度房室传导阻滞(指房室传导时间延长超过正常范围,但每个心房的兴奋仍能传导到心房,病情较轻)患者,详见第二章第一节。

4) 沙丁胺醇:适用于有心室率过缓表现的患者。有提高心率、缓解心律失常的作用。可能出现恶心、头痛、头晕及手指震颤等不良反应,过敏者禁用。

5) 利多卡因:适用于伴有器质性心脏病患者,详见第二章第一节。

(2)手术治疗

1)经皮冠状动脉介入治疗:将支架经皮植入到冠脉中,适用于冠心病患者。优点:无胸壁切口、无需拆线,不存在放射性辐射。手术时间比传统手术方法短。缺点:是有创伤的操作,在冠脉内植入器械也属于异物,可能引发机体一系列反应,诱导并发症的发生(如冠脉穿孔等)。

2)冠状动脉旁路移植术:体外循环下搭桥需要建立体外循环,使心脏停跳,切开狭窄远端冠状动脉,吻合靶血管和桥血管,静脉桥血管近端与主动脉吻合。适用于无法放入支架者。优点:病死率低,远期疗效好。缺点:会导致心律失常、脑卒中(由于大脑里面的血管突然破裂出血或因血管堵塞造成大脑缺血、缺氧而引起)等并发症。

(3)心脏起搏治疗:通过导线电极的传导脉冲发生器发放的电脉冲,刺激电极所接触的心肌,造成心脏激动和收缩,从而达到治疗目的。

1)适用于Ⅲ度房室传导阻滞(指房室传导时间延长超过正常范围,但每个心房的兴奋仍能传导到心房,病情较重)或心率过缓者。

2)优点:纠正心率(指正常人安静状态下每分钟心跳的次数)和心律(指心跳的节奏)的异常,可提高患者生存率,提高患者生活质量。

3)缺点:术后可能出现比如气胸、血胸、心肌穿孔等并发症;花费大;日常需要多加注意避开磁场区域。

五、急救护理流程

心源性晕厥的急救护理流程如图 5-2 所示。

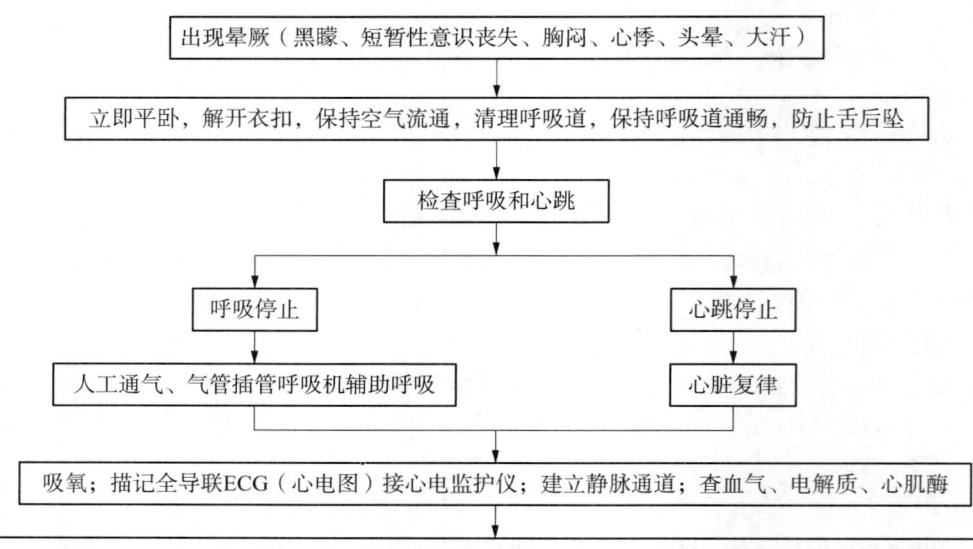

图 5-2 心源性晕厥急救护理流程

第三节 心源性休克

一、概述

心源性休克(Cardiogenic shock,CS)指心脏泵血功能衰竭而引起的休克,是由于心脏排血功能障碍,不能维持其最低限度的心排血量,导致血压下降,重要脏器和组织供血严重不足,引起全身性微循环功能障碍,从而出现以缺血、缺氧、代谢障碍及重要脏器损害为特征的病理生理过程。血流动力学特点是舒张期充盈异常或负荷过高,约占休克总数的16%。

二、心源性休克的病因及病理生理

(一)心源性休克的病因

(1) 急性心肌梗死。
(2) 心肌炎。
(3) 严重瓣膜病:二尖瓣反流,腱索断裂急性二尖瓣反流、主动脉瓣关闭不全。
(4) 左心室流出道梗阻:肥厚性梗阻型心肌病、左心房黏液瘤。
(5) 心肌挫伤。
(6) 败血症休克伴严重心肌顿抑。
(7) 急性应激性心肌病等。

(二)心源性休克的病理生理改变

CS主要的病理改变均为心输出量下降导致组织低灌注和微循环功能障碍。左心功能障碍引起心排血量下降;左心室舒张压力和室壁张力增高,冠状动脉灌注进一步降低;同时,左心房压增高,导致肺淤血和低氧,又进一步加重冠状动脉缺血,而继发的心动过速、低血压和乳酸堆积进一步降低心肌灌注,形成恶性循环。心输出量降低也影响到其他重要器官灌注,导致广泛的组织器官血流动力学与代谢改变。与此同时,机体代偿机制被激活。交感活性增加,儿茶酚胺类水平升高,从而增快心率,增强心肌收缩性。肾素-血管紧张素-醛固酮系统激活导致液体潴留,前负荷增加,收缩血管以求维持血压。此外,大面积心肌坏死和低灌注状态又会触发全身炎症反应,炎症级联反应诱发大量一氧化氮活化和释放,扩张血管导致血压和组织灌注进一步下降。心输出量下降,器官低灌注,神经内分泌系统激活,系统性免疫炎症反应,微循环障碍以及细胞缺氧组成恶性循环,引起难以纠正的CS,最终可导致患者死亡。

(三)心源性休克的分期

2019美国心血管造影和介入学会专家共识声明对心源性休克进行了分期。见表5-1。

表5-1 心源性休克分期

分期	措施	体格检查/床旁发现	生物标志物	血流动力学
A期 风险期	当前患者未发现心源性休克的症状或体征,但	颈静脉压正常;肺部听诊清晰;肢体温暖且灌注良好;	实验室检查正常:①肾功能正常;②乳酸正常	血压正常(收缩压≥100 mmHg);如果血流动力学检查:

续 表

分期	措施	体格检查/床旁发现	生物标志物	血流动力学
	存在发展为心源性休克的风险 这些可能包括大面积急性心肌梗死和(或)慢性心力衰竭症状急性发作的患者	远端脉搏强; 精神状态正常		CI≥2.5 L/(min·m²); CVP<10 cmH₂O; PAsat≥65%
B期 开始期	可能出现血压相对较低或心动过速,但不伴低灌注情况的患者	颈静脉压升高; 肺部啰音; 肢体温暖且灌注良好: ①远端脉搏强;②精神状态正常	乳酸水平正常; 轻微肾功能损害; BNP水平升高	收缩压<90 mmHg,或MAP<60 mmHg 或较基线时下降>30 mmHg; 脉搏≥100次/min; 如果行血流动力学检查:CI≥2.2 L/(min·m²);PAsat≥65%
C期 典型期	表现为低灌注,为恢复灌注需要进行除容量复苏外的其他干预措施,如正性肌力药、升压药、机械支持(包括ECMO) 患者通常表现为相对低血压的典型休克症状	可能包括下列任何一项: 状态不佳; 惊慌失措; 面色苍白、斑驳、晦暗; 容量超负荷; 大范围啰音; Killip 分级 3 级或 4 级; BiPAP 或机械通气; 皮肤湿冷; 精神状态急剧改变; 尿量<30 mL/h	可能包括以下任意一项: 乳酸≥2 mmol/L; 肌酐水平翻倍,或GFR下降>50%; 肝功能检查(LFTs)指标升高; BNP 升高	可能包括以下任意一项: 收缩压≤90 mmHg,或MAP≤60 mmHg 或较基线时下降>30 mmHg 且需要接受药物/器械治疗以维持靶目标血压; 血流动力学指标: CI<2.2 L/(min·m²); PCWP>15 mmHg; RAP/PCWP≥0.8; PAPI<1.85; 心脏输出功率≤0.6 W
D期 恶化期	患者与 C 期相似,但正在恶化的患者,对初始的干预措施无反映	满足 C 期的任何一项	满足 C 期的任何一项,且出现恶化	满足 C 期的任何一项并且: 需要多种升压药物或者机械循环辅助装置以维持灌注
E期 终末期	正在进行心肺复苏和(或)ECMO,并接受多种干预支持的心脏骤停患者	脉搏几乎消失; 心血管崩溃; 机械通气; 使用除颤器	需心肺复苏 pH≤7.2;乳酸≥5 mmol/L	不进行复苏就没有收缩压; PEA 或难治性 VT/VF; 尽管给予最大强度支持,但仍表现为低血压

注:CI 为心脏指数,CVP 为中心静脉压,PA sat 为肺动脉血氧饱和度,BiPAP 为双水平气道正压通气,BNP 为 β 型利钠肽,MAP 为平均动脉压,ECMO 为体外膜肺氧合,GFR 为肾小球滤过率,PCWP 为肺毛细血管楔压,RAP 为右房压,PAPI 为肺动脉灌注指数,PEA 为无脉性电活动,VT/VF 为室性心动过速/心室颤动。

三、临床评估与判断

(一) 症状

(1) 低血压导致的组织低灌注表现

1) 脑组织灌注下降引起神志改变,早期常有烦躁不安,之后出现精神萎靡、神志淡漠,最终发展至意识模糊,甚至昏迷。

2) 肾脏灌注减少常引起急性肾小管坏死,表现为少尿或无尿。

3) 皮肤血管收缩,表现为皮肤湿冷、苍白、发绀和花斑。

(2) 肺淤血和肺水肿表现:呼吸困难,端坐呼吸,咯粉红色泡沫样痰。

(二) 体征

(1) 持续性低血压:收缩压<90 mmHg,或平均动脉压<65 mmHg。

(2) 心功能衰竭表现:脉搏细速,心音低钝,心率增快,可闻及奔马律。新发心前区杂音提示合并机械并发症可能。合并右心室心肌梗死和心脏压塞可见明显颈静脉充盈。

(3) 肺淤血和肺水肿表现:呼吸频率增快,双肺干湿性啰音。

(4) 器官功能障碍:表现为急性呼吸衰竭、急性肝、肾功能衰竭和脑功能障碍。

(三) 辅助检查

(1) 无创检查:心电图检查有助于明确是否合并心梗,超声心动图检查能够明确心脏收缩、舒张功能,并且明确是否合并有心肌机械损伤比如乳头肌断裂、室间隔穿孔等。床旁X线能够明确心影大小、肺水肿情况。

(2) 有创监测

1) 动脉血气分析有助于监测乳酸情况,提示组织氧利用。血乳酸水平>6.5 mmol/L 是 CS 患者住院期间死亡率增高的显著独立预测因素。

2) 抽血化验中,血清肌钙蛋白、肌酸激酶及其同工酶浓度升高。

3) 有创监测中,动脉血压监测有助于调控患者血压,一般建议维持平均动脉压(MAP) 65 mmHg。中心静脉压监测有助于调整容量。同时可以监测肺毛细血管楔压(PCWP)和心脏指数(cardiac index, CI)。PCWP 正常值为 8~12 mmHg,CI 正常值为 2.5~4.0 L/(min·m^2)。

四、急救与护理措施

(一) 紧急处理

(1) 卧床休息,保持安静,消除情绪紧张和顾虑。

(2) 有发绀、呼吸困难或其他高危表现的患者给予吸氧,维持动脉血氧饱和度(artcrial blood oxygen saturation, SaO$_2$)>90%。

(3) 心电图:快速床旁做12或18导联心电图。

(4) 镇痛:保持安静,必要时应用小剂量的镇静剂和抗焦虑药物,以减轻或缓解绞痛。

(5) 做好心理护理和疾病相关知识的宣教,消除紧张恐惧、焦虑情绪,减轻患者的心理压力及负担。

(6) 高度危险者可参照急性 ST 段抬高型心肌梗死的紧急处理。

(7) 协助医生积极诊治可能引起心肌耗氧量增加的疾病,如感染、发热、甲状腺功能进、贫血、低血压、心力衰竭、低氧血症、肺部感染和快速型心律失常(增加心肌耗氧量)和严重的缓慢型心律失常(减少心肌灌注)。

(二) 药物治疗和护理

在治疗心源性休克的同时,应积极寻找病因,针对病因进行治疗。药物治疗是治疗心源性休克的关键措施,药物包括正性肌力药和升压药,用药剂量的原则是以尽可能低的剂量支持生命组织灌注,同时限制不利的不良反应。小剂量多种药物联合使用比大剂量药物单独使用效果更好。正性肌力药和升压药的使用指征是:显著左心室功能不全继发休克;机械性并发症继发休克,如重度急性二尖瓣关闭不全、室间隔穿孔。

(三) 病因治疗

病因治疗是治疗心源性休克的关键,因此应把明确病因放在首位。例如在急性心肌梗死合并心源性休克患者中,比起早期强化药物治疗,急诊经皮冠状动脉介入治疗(percutaneous coronary intervention,PCI)或冠状动脉旁路移植术(coronary artery bypass grafting,CABG)能够改善患者的长期预后。

(1) 急性冠脉综合征:早期血运重建能够改善病死率;在无急诊 PCI 条件医院就诊的患者,如果转运时间>2h,也可考虑早期溶栓后转运行 PCI。对于急性心肌梗死(AMI)患者合并 CS,无论发病时间多久,均应该尽快启动冠状动脉造影,并根据造影结果行急诊血运重建(PCI 或冠状动脉旁路移植术)。在临床实践中强调个体化原则,不建议常规同台完全血运重建。对于合并室间隔穿孔或者乳头肌断裂的,建议尽早外科手术或者介入封堵。

(2) 暴发性心肌炎:早期死亡率高,但度过危险期后,远期预后很好。暴发性心肌炎患者均应采取"以生命支持为依托的综合救治方案",尽早给予循环支持治疗,并考虑给予免疫调节治疗。

(3) 快速心律失常:包括心房颤动、心房扑动和室性心律失常,诱发 CS 或 CS 因快速心律失常恶化,推荐紧急直流电复律。若无法复律,则用药物减慢心室率。对于短时间内不能恢复的严重心动过缓伴心源性休克,需临时起搏治疗。

(4) 结构异常:对成人严重心脏瓣膜病变相关的 CS,必须尽快治疗瓣膜病变。外科置换/成形术是经典的瓣膜修复方法,合适的个体可以行经皮瓣膜置换/成形术。对于严重梗阻性肥厚心肌病,必须解决左心室流出道梗阻。建议尽快进行室间隔切除或室间隔消融手术。

(四) 机械循环支持治疗

心源性休克属于临床危重症,在药物治疗不能显著改善患者病情的情况下,可考虑机械辅助治疗包括主动脉内球囊反搏(IABP)、左心室辅助装置(left ventricular assist device, LVAD)、体外膜肺氧合(extracorporeal membrane oxygenation,ECMO)。

(五) 器官支持治疗

(1) 呼吸支持:严重 CS 患者常合并快速进展的急性呼吸衰竭和严重低氧血症。通过药物和(或)机械循环辅助改善心功能和降低心脏负荷,是治疗 CS 合并低氧血症的关键。对于 CS 患者给予高流量吸氧治疗后动脉氧分压(PaO_2)<60 mmHg 和(或)氧饱和度 SaO_2<90% 和(或)二氧化碳分压($PaCO_2$)>50 mmHg,或同时合并酸中毒时,建议及时采用机械通气治疗。无创通气能够更快地改善呼吸窘迫,降低气管插管率,并有可能降低近期死亡率。因此,建议采用对合并低氧血症的 CS 患者尽快应用无创通气,如果无效,尽快转为有创通气。有创通气的时候,呼气末正压(PEEP)一般为 5 cmH_2O。

(2) 肾脏支持：可有高达55%的CS患者住院期间发生急性肾功能损伤。在启动床旁持续肾脏替代治疗时，应该采用较低的血泵速度和超滤量，严密监测血压和出入量逐步上调。

综上，CS患者的脏器功能支持治疗建议：①维持血流动力学稳定，保证脏器有效灌注是改善脏器功能的根本；②应该迅速启动脏器功能支持治疗，尽快纠正酸碱失衡和电解质紊乱；③呼吸支持是合并呼吸衰竭患者的基本治疗措施。建议合理选择机械通气时机；④对合并急性肾功能损伤患者，需尽早启动床旁持续肾脏替代治疗。

（六）监测

休克的监测项目较多，以下血流动力学监测技术在各类休克中均可应用。

(1) 有创动脉血压（IBP）：与无创动脉血压（NBP）比较，NBP在休克状态下受加压、减压、放气、袖带松紧度的影响可能会提供不可靠的、较高的血压值，并且无法持续显示血压瞬间变化；相比之下IBP测得的数据更为准确，并且可更准确、直观、动态的反映患者的低血压状态和变化趋势。对于休克早期行液体复苏的患者应积极行有创动脉血压监测。使用IBP时，应注意传感器的位置（右心房水平，即腋中线与第四肋间交叉点）、患者的体位、压力套装的质量、压力套装里面的气泡等。IBP穿刺部位依次为：足背动脉、桡动脉、股动脉、肱动脉。

(2) 中心静脉压（CVP）：CVP代表了右心房或者胸腔段腔静脉内压力的变化，可反映全身血容量与右心功能之间的关系。详见第三章第七节。

(3) 肺毛细血管压：应用Swan-Ganz漂浮导管术可测得肺动脉压（PAP）和肺毛细血管楔压，它们可反映肺静脉、左心房和左心室的功能状态。PAP的正值为10～22 mmHg，PCWP的正常值为6～15 mmHg，与左心房的压力接近。PCWP低于正常值，反映血容量不足（较CVP敏感），临床上应充分补液；PCWP增高反映左心房的压力增高，即使CVP正常，也应该限制输液量以免发生或加重肺水肿。

(4) 脉搏指数连续心排血量监测：脉搏指数连续心排血量监测（pulse-induced contour cardiac output，PICCO）是一种较新的微创血流动力学监测技术，采用热稀释法可测得单次的心排血量，并通过动脉压力波型曲线分析技术测得连续的心排血量。PICCO可监测下列参数：心脏指数、每次心脏搏动的心排血量（PCCO）及指数（PCCI）、血管外肺水（EVLW）及指数（ELWI）、心功能指数（CFI）、动脉压（AP）、心率（HR）、每搏量（SV）及指数（SVI）、每搏量变化（SVV）、外周血管阻力（SVR）及指数（SVRI）、胸内容量指数（ITBI）、全舒张末容量指数（GEDI）、肺血管通透性指数（PVPI）、左心室收缩指数（dPmax）。PICCO常见参数的正常值（表5-2）。

表5-2 PICCO常见参数的正常值

参数	正常值	单位	参数	正常值	单位
CI	2.5～4.0	L/(min·m^2)	SVV	≤10	%
PCCI	3.0～5.0	L/(min·m^2)	SVRI	1 700～2 400	dyn·s·cm^{-5}·m^2
ELWI	3.5～7.0	mL/kg	ITBI	850～1 000	mL/m^2
PVPI	1～3		GEDI	680～800	mL/m^2
CFI	4.5～6.5	L/min	dPmax	1 200～2 000	mmHg/s
SVI	40～60	mL/m^2			

五、急救护理流程

心源性休克的急救护理流程图如图5-3所示。

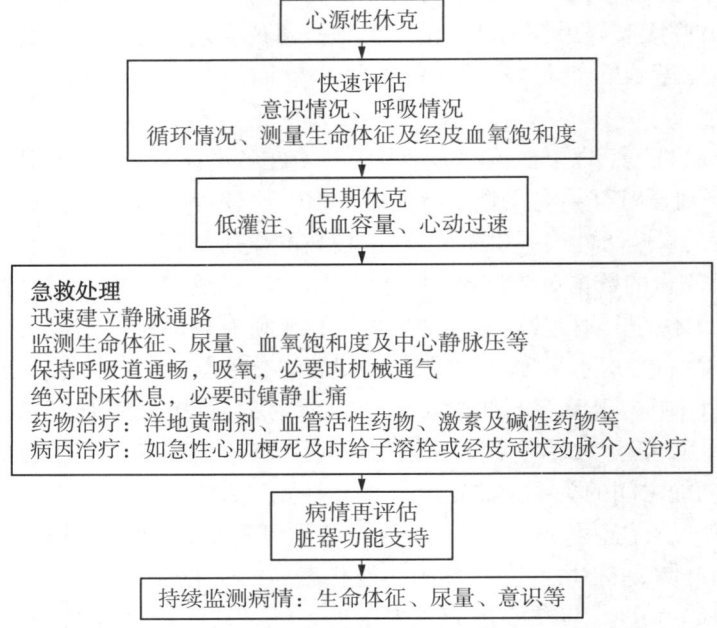

图5-3 心源性休克急救护理流程

第四节 心脏压塞

一、概述

心脏压塞(cardiac tamponade)是以异常的心包腔压力增高而损害舒张功能为表现的一组综合征。以心包腔压力升高,进行性心室舒张期充盈受限,心排血量和心搏量降低为特征。临床现取决于心包积液增长的速度、心包顺应性和心肌功能。虽然出血是最常见的病因,但各种类型的心包疾病可以引起心包内渗出液、血液、血凝块、脓液、气体以及它们的混合物积聚,从而导致心包压塞。临床上可分为急性心包压塞、亚急性或慢性心包压塞,急性心包压塞常由于心脏破裂、急性心包炎等引起,亚急性或慢性心包压塞多为肿瘤、结核等引起。

近十几年,广泛的应用溶栓治疗急性心肌梗死,由于早期恢复心肌灌注,防止了心肌坏死破裂,所以心脏压塞已较少见。

二、病因与发病机制

(一) 病因

(1) 心脏外伤:如外伤性心包、心脏和大血管的破裂出血。心脏穿透性损伤的部位以右心室最常见(约占47%),其次为左心室(34%)、右心房(14%)和左心房(10%)。

（2）心脏创伤性检查或手术：如心导管检查或造影致心脏穿孔，冠状动脉成形术造成冠脉破裂出血，心脏手术后出血，心脏起搏电极或心脏瓣膜成形术使心脏穿破，心肺复苏的并发症。心外科术后心脏压塞发生率为1‰~2.5‰。

（3）感染：感染性心包积液也常见心脏压塞，尤其是细菌性心包炎、病毒性心包炎（柯萨奇病毒A和B病毒、埃可病毒等），此外，结核性心包炎也可造成心脏压塞。

（4）作为并发症出现：发生于心脏手术后、心脏外伤及心肌梗死引起的心脏穿孔、急性心肌梗死后室壁瘤破裂、主动脉夹层瘤破裂或主动脉窦瘤破裂出血至心包腔。

（5）恶性肿瘤心包转移，结核病。

（6）其他：心脏压塞也可见于放射性心包炎，某些因素如低血容量、阵发性心动过速、心包炎反复发作以及围手术期使用抗凝药均可促发心脏压塞。

（二）发病机制

心包由脏层和壁层组成一圆锥形浆膜囊，它包绕着心脏和大血管的根部，壁层和脏层间为心包腔。心包腔内含有少量（少于50 mL）的液体，起润滑作用。正常时心包腔平均接近于零或低于大气压。但如液体迅速增多，心包无法伸展以适应其容量的变化，使心包内压力急骤上升，即可引起心脏受压，当积液量超过150~200 mL（急性心包积血120 mL左右）或心包内压超过20~30 mmHg时即可引起急性心脏压塞症状。由于心包腔压力增高，对心室排血功能产生影响使心脏搏出量减低，对心室舒张功能产生影响使心室舒张期充盈减少。当心包内压明显增加，心排血量更为减少，周围血管阻力增加，动脉血压下降；心脏表面冠状动脉受到升高的心包压力的压迫，冠状动脉血流减少，心肌供血不足。心脏功能受损，心排血量进一步下降，形成恶性循环。心排血量显著下降，可产生休克。正常人在吸气时动脉血压可有轻度下降不超过10 mmHg（1.33 kPa），因此周围脉搏强度无明显改变。当心包渗液引起心包压塞时，吸气时脉搏强度可明显减弱或消失。

三、临床评估与判断

（一）典型临床表现

急性心脏压塞出现Beck三联征：静脉压升高、动脉压下降、心音遥远。在亚急性或慢性心脏压塞时，可有心脏扩大、静脉淤血的表现。

（1）症状：随心包积液增加，可出现呼吸困难、心悸，严重者不能平卧，呈端坐呼吸，口唇发绀，全身冷汗，有时伴有焦虑、精神恍惚，也可表现出肾衰竭的症状，如少尿或无尿。

（2）体征

1）脉搏细速和奇脉：患者吸气时脉搏减弱或消失，呼气时变大而充实，严重者桡动脉不易触及，需触诊颈动脉或股动脉。若存在严重呼吸困难、心动过速，奇脉触及困难。

2）收缩压降低，脉压小。

3）颈静脉怒张，呈Kussmaul征，即吸气时颈静脉充盈更明显，但有时也可无上述现象。

4）当心包积液多于250 mL时，心尖搏动减弱，心浊音界扩大，平卧位心底部浊音界明显扩大，坐位或立位时缩小，出现Ewart征，即左肩胛区下方出现叩诊浊音区，该区语颤增强，可听到支气管呼吸音，是由于心包积液压迫左下肺叶所导致。

5）听诊心音遥远低弱，纤维素性心包炎可听到心包摩擦音。

6）低压心脏压塞是在特殊情况下心脏压塞的早期表现。此种情况常发生于结核性或肿瘤性心包炎伴严重脱水时,当心包积液使心包压升高到 5～15 mmHg 与右心舒张压相等,便出现心脏压塞的表现。一般血压无明显降低,除中度静脉压升高,无其他异常体征。

(二) 观察评估要点

能够快速准确地识别心脏压塞,果断采取相应的抢救和急救护理措施,可避免严重事件的发生。

(1) 健康史评估:评估有无能引起心脏压塞的疾病病史(肿瘤、严重胸部外伤、心脏手术等医源性损伤、心肌梗死、心包炎等)。对于严重胸部外伤者,注意评估患者胸部状况,观察胸廓呼吸运动是否对称,胸部是否有外伤、出血、压痛,胸部挤压实验是否阳性,是否存在捻发音及皮下气肿,是否有外来物或穿刺异物,同时听诊两侧呼吸音判断是否对称存在、是否存在降低或异常(湿啰音、干啰音、哮鸣音、噼啪音)情况,听诊心音并叩诊胸部判断是否存在过清音及浊音。

(2) 监测生命体征:持续动态监测患者心率、血压、呼吸、血氧饱和度,观察患者意识水平,瞳孔大小、形状及对光反应灵敏度。早期识别病情变化,做好呼吸循环的支持。

(3) 循环系统评估:①反复观察颈静脉充盈情况;②评估脉压变化:由于患者心脏受到压迫,心室舒张期充盈受限,导致收缩压下降,而舒张压变化不大,因此,心脏压塞患者会出现脉压降低(<30 mmHg);③评估患者吸气时动脉搏动情况:吸气时,动脉搏动会呈现显著减弱或消失,出现奇脉;④观察患者皮肤、口唇颜色,记录其皮肤温度及尿量情况。严密监测有无休克征象。

(4) 辅助检查的评估和关注:①X 线:心影向两侧扩大,呈"烧瓶状";②心电图:是否出现单纯性心电交替现象,即表现为 P 波、QRS 波、T 波等单个波形的交替,也可出现全心电交替;③超声心电图:是否产生大量心包积液,判断心脏舒张功能,观察吸气时室间隔的运动(向后)向后及呼吸时右室的大小变化。

四、急救与护理措施

对急性心脏压塞强调早诊断,早处理。救治原则是迅速降低心包腔内压,维持心室充盈压,及时有效的治疗可以免除因心包压塞所带来的严重后果。

(一) 紧急处理

(1) 高流量吸氧。

(2) 持续心电、血压、氧饱和度监测,必要时监测中心静脉压,严密观察生命体征的变化,随时观察和询问患者的自觉症状。

(3) 迅速建立静脉通路,保持静脉通路畅通,必要时做深静脉置管;协助医师留取血标本,以备化验及交叉配血使用。

(4) 保持环境安静,卧床休息,必要时采取半坐卧位。

(5) 备好心包穿刺或置管物品、除颤仪、急救车、呼吸机等抢救设备。

(6) 需外出检查或穿刺的患者做好外出前的病情评估,备好转运设备及急救物品药品,协助医师一起陪同。

(7) 做好患者及家属的心理护理,讲解相关的疾病知识,消除紧张情绪,使其配合治疗及护理。

(二) 遵循优先顺序原则进行评估处理

对于严重胸部损伤导致的可疑性心脏压塞患者,评估处理时遵循优先顺序原则,保障气道、呼吸、循环的安全,密切观察患者意识水平、瞳孔大小、形状及对光灵敏度的变化,并在完全暴露患者的情况下全面检查其伤情,避免危险伤情的遗漏。其中任何环节一旦有问题就应给予立刻处理,进行针对性快速判断,决定后续去向。而对于创伤或非创伤因素所导致的心脏压塞,都应快速识别,配合医生明确诊断,及时尽早心包减压,维持心室充盈,针对病因治疗。

(三) 心包穿刺或心包腔引流及护理

任何急性心脏压塞的患者,收缩压较正常水平下降 30 mmHg(4.00 kPa),应紧急行心包穿刺术。详见第六章第六节。

(四) 药物治疗及护理

开通快速补液通路,遵医嘱交替输入晶体和胶体液,必要时输入血制品,有助于中心静脉压升高,促进心室充盈,维持心排出量。为了维持心室充盈压,在心包穿刺前多主张应用血管扩张剂增加心搏出量,以改善心脏压塞患者的心排血量。避免使用β受体阻滞剂,亦不宜单独使用血管扩张剂。掌握药物的作用及副作用,遵医嘱及时、准确用药,实时评估用药后的效果,及时汇报医师,调整用药方案。

(五) 心包切开引流

心脏压塞症状发展迅速,常有心脏损伤存在,试验穿刺可取得黏稠全血样积液,即使症状能得到片刻缓解,也应积极进行手术治疗。切开心包,清除心包积血或血块,解除心包压塞,修补心脏大血管损伤,清除心包的出血来源。

五、急救护理流程

心脏压塞的急救护理流程如图 5-4 所示。

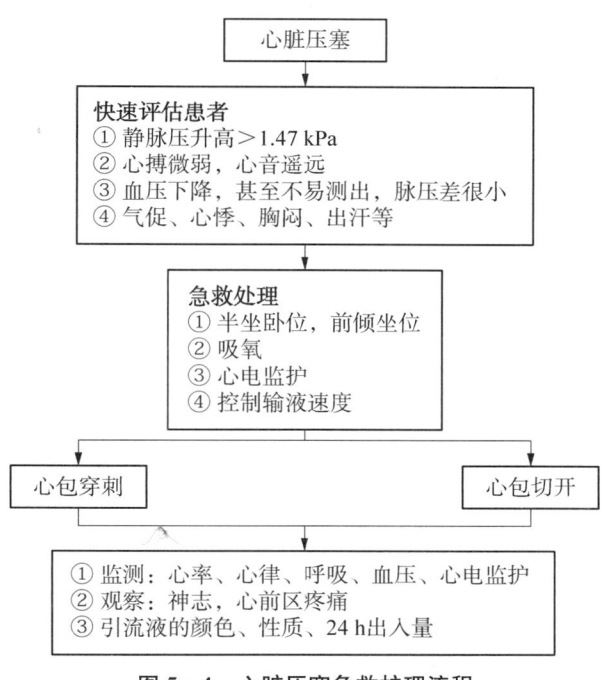

图 5-4 心脏压塞急救护理流程

第五节　急性 ST 段抬高型心肌梗死

一、概述

心肌梗死（MI）是心肌的缺血性坏死，急性心肌梗死是在冠状动脉病变的基础上，发生冠状动脉血供急剧减少或中断，使相应的心肌严重而持久地缺血所致的部分心肌急性坏死。临床表现为胸痛、急性循环功能障碍，反映心肌急性缺血、损伤和坏死的一系列特征性心电图演变以及血清心肌标志物的升高和心肌结构蛋白的变化。并可出现多种心律失常、心源性休克或心力衰竭。

二、病因与发病机制

（一）病因

（1）冠状动脉粥样硬化：是急性心肌梗死的最常见病因，偶为冠状动脉栓塞、炎症、先天性畸形、痉挛和冠状动脉口阻塞。

（2）心肌供氧不足或心肌耗氧量增加：血流灌注不足、缓慢性心律失常、严重贫血等情况均可造成心肌供氧不足。若心肌缺氧严重，缺氧部位心肌可能因缺氧而受损。重体力活动、持续性快速性心律失常、严重高血压等情况、心肌耗氧超过供氧量，心肌可能过劳而受损。

（3）诱因：如剧烈运动、过度疲劳及情绪激动等。

（二）发病机制

急性冠脉综合征（ACS）有着共同的病理生理学基础，即在冠状动脉粥样硬化的基础上，粥样斑块松动、裂纹或破裂，使斑块内高度致血栓形成的物质暴露于血流中，引起血小板在受损表面黏附、活化、聚集，形成血栓，导致病变血管完全性或非完全性闭塞。若冠状动脉管腔急性完全闭塞，血供完全停止，导致所供区域心室壁心肌壁性坏死，临床上表现为典型的 ST 段抬高型心肌梗死（STEMI），即传统的 Q 波型 MI。STEMI 的病理生理特征是由于心肌丧失收缩功能所产生的左心室收缩功能降低、血流动力学异常和左心室重构所致。

三、临床评估与判断

（一）病情评估

（1）诱因：本病在春、冬季发病较多，与气候寒冷、气温变化大有关，常在安静或睡眠发病，以清晨 6 时至午间 12 时发病最多。大约有 1/2 的患者能查明诱发因素，如剧烈运动、过重的体力劳动、创伤、情绪激动、精神紧张或饱餐、急性失血、出血性或感染性休克、主动脉瓣狭窄、发热、心动过速等引起的心肌耗氧增加、血供减少都可能是心肌梗死的诱因。在变异型心绞痛患者中，反复发作的冠状动脉痉挛也可发展为 AMI。

（2）先兆：半数以上患者在发病前数日有乏力、胸部不适、活动时心悸、气急、烦躁、心绞痛等前驱症状，其中以新发生心绞痛（初发型心绞痛）或原有心绞痛加重（恶化型心绞痛）最为突出。心绞痛发作较以往频繁、性质较前剧烈、持续较久、硝酸甘油疗效差、诱发因素不明显；疼痛时伴有恶心、呕吐、大汗和心动过速，或伴有心功能不全、严重心律失常、血压大幅度波动等，同时心电图显示 ST 段一过性明显抬高（变异型心绞痛）或压低，T 波倒置或增高（"假性正常化"），应警惕近期发生心肌梗死的可能。发现先兆，及时积极治疗，有可能使部分患者避免发生心肌梗死。

(3) 症状：随梗死的大小、部位、发展速度和原来心脏的功能情况等而定。

1）疼痛：是最早出现、最为突出的症状。疼痛部位常位于胸骨后、心前区或前胸部两侧，可向颈部、下颌、左肩等部位放射。疼痛性质与心绞痛相同，但常发生于安静或睡眠时，疼痛程度较重，范围较广，持续时间可长达数小时或数天，休息或含用硝酸甘油片多不能缓解，患者常烦躁不安、出汗、恐惧，有濒死感。但有 8%～10% 的 ST 段抬高型心梗患者为无痛性的，尤其多见于糖尿病或老年患者，一开始即表现为休克或急性心力衰竭。

2）全身症状：主要是发热，伴有心动过速、白细胞增高和血沉增快等，一般在疼痛发生后 24～48 h 出现，程度与梗死范围常呈正相关，体温一般在 38 ℃ 上下，很少超过 39 ℃，持续 1 周左右，主要由坏死物质吸收所引起。

3）胃肠道症状：部分患者伴有恶心、呕吐和上腹胀痛，与迷走神经受坏死心肌刺激和心排血量降低组织灌注不足等有关；有的患者伴有肠胀气，重症者可发生呃逆。多见于下壁心肌梗死。

4）心律失常：见于 75%～95% 的患者，多发生于起病后 1～2 周内，尤以 24 h 内最多见，可伴乏力、头晕、晕厥等症状，以室性心律失常最多见，尤其是室性期前收缩。各种程度的房室传导阻滞和束支传导阻滞也较多，严重者发生完全性房室传导阻滞。前壁心肌梗死易发生室性心律失常。下壁心肌梗死易发生房室传导阻滞。室上性心律失常则较少，多发生在心力衰竭患者中。

5）低血压和休克：疼痛期血压下降常见，但未必是休克。如疼痛缓解而收缩压低于 80 mmHg，患者烦躁不安、面色苍白、皮肤湿冷、脉细而快、大汗淋漓、尿量减少（<20 mL/h）、反应迟钝、甚至昏厥者，则为休克的表现。休克多在起病后数小时至 1 周内发生，见于约 20% 的患者，主要是心源性，为心肌广泛（40% 以上）坏死、心排血量急剧下降所致，神经反射引起的周围血管扩张为次要的因素，有些患者还有血容量不足的因素参与。

6）心力衰竭：主要是急性左心竭，为梗死后心脏舒缩力显著减弱或不协调所致，发生率为 20%～48%。患者出现呼吸困难、咳嗽、发绀、烦躁等，严重者可发生肺水肿，随后可发生颈静脉怒张、肝大、水肿等右心衰竭表现。右心室心肌梗死者可一开始即出现右心衰竭的表现。

(4) 体征：心脏可有轻至中度增大；心率增快或减慢；心尖区第一心音减弱，可出现第三或第四心音奔马律。10%～20% 的患者发病后 2～3 d 出现心包摩擦音，多在 1～2 d 内消失，少数持续 1 周以上。发生二尖瓣乳头肌功能失调者，心尖区可出现粗糙的收缩期杂音。

(二) 辅助检查

(1) 心电图：是最为方便和普及的检查和诊断手段之一，又有其特征性改变和动态演变，故临床上只要怀疑有急性心肌梗死，必须尽快做 12 导联或 18 导联心电图以确定或排除急性心肌梗死的诊断。

1）特征性改变：在面向透壁心肌坏死区的导联上出现以下特征性改变：①宽而深的 Q 波（病理性 Q 波）；②ST 段抬高呈背向上型；③T 波倒置，往往宽而深，两支对称；在背向梗死区的导联上则出现相反的改变，即 R 波增高，ST 段压低，T 波直立并增高。

2) 动态性改变:①起病数小时内可无异常,或出现异常高大、两股不对称的 T 波,为超急性期改变;②数小时后,ST 段明显抬高、弓背向上,与直立的 T 波连接,形成单相曲线;数小时到 2 d 内出现病理性 Q 波,同时 R 波减低,为急性期变;③Q 波在 3~4 d 内稳定不变,以后 70%~80% 永久存在。如不进行治疗干预,ST 段抬高持续数日至 2 周左右,逐渐回到基线水平,T 波则变为平坦或倒置,是为亚急性期改变;④数周至数月以后,T 波呈 V 形倒置,两支对称,波谷尖锐,为慢性期改变,T 波倒置可永久存在,也可在数月到数年内逐渐恢复。心电图可对急性心肌梗死进行定位诊断(表 5-3)。

表 5-3 心电图对急性心肌梗死的定位诊断

心肌梗死的部位	出现梗死图形的导联	心肌梗死的部位	出现梗死图形的导联
前间壁	$V_1 \sim V_3$	高侧壁	I、aVL
前壁	V_3、$V_4(V_5)$	前侧壁	V_5、V_6
广泛前壁	$V_1 \sim V_6$(I、aVL)	右心室	$V_{3R} \sim V_{5R}$
下壁	II、III、aVF	正后壁	V_7、$V_8(V_9)$
后壁	$V_7 \sim V_9$		

(2) 心肌损伤标志物:包括肌红蛋白(MYO)、肌酸磷酸酶(CK 或 CPK)、肌酸激酶同工酶(CK-MB)、门冬酸氨基转移酶(AST)、乳酸脱氢酶(LDH)及其同工酶、心肌肌钙蛋白 I(cTnI)等,是鉴别心绞痛和心肌梗死的重要标志物(表 5-4)。在心肌梗死急性期可检测到心肌损伤标志物升高。

表 5-4 STEMI 的血清标志物及其检测时间

检测时间	肌红蛋白	cTnI	cTnT	CK	CK-MB	AST*
开始升高时间(h)	1~2	2~4	2~4	6	3~4	6~12
达峰值时间(h)	4~	10~24	10~24	24	10~24	24~48
持续时间(d)	0.5~1	5~10	5~14	3~4	2~4	3~5

注:* 应同时测定丙氨酸转移酶(ALT),AST>ALT 才有意义。

(3) 放射性核素检查:可以显示心肌坏死的部位和范围,有助于对 ACS 患者进行对称度的评价。

(4) 超声心动图:有助于了解心室壁的运动及左心室功能,同时可以发现并诊断并发如心脏破裂、室壁瘤、乳头肌功能失调等。

(5) X 线检查:能够早期发现心力衰竭和心脏扩大的迹象,以及急性左心衰竭引起肺水肿的改变。

(6) 冠状动脉造影:可明确冠状动脉闭塞的部位,用于考虑行介入治疗者。

四、急救与护理措施

急性心肌梗死的治疗原则是保护和维持心脏功能,挽救濒死的心肌,防止梗死面积扩大,缩小心肌缺血范围,及时处理严重心律失常、泵衰竭和各种并发症,防止猝死。AMI的救治强调时间性,从首次医疗接触开始,早期诊断,危险分层,正确分流,科学救治。急诊应在ACS患者尤其是AMI患者诊断、救治、康复等各方面发挥作用。院前急救护士应协助医生识别AMI高危患者,将患者安全、迅速地转运到有条件进行冠状动脉血管重建的医院,以便尽早开始再灌注治疗,缩短患者就诊时间和院前检查、处理、转运所需的时间。

(一)紧急处理

(1)卧床休息:绝对卧床休息,保持安静,降低心肌耗氧量。根据病情采取舒适体位合并心力衰竭者采取半卧位。

(2)建立静脉通路:迅速建立静脉通路,应尽量使用静脉留置针在左上肢穿刺,要建立两条以上的静脉通路,以备抢救和急诊介入手术中方便用药。

(3)吸氧:以3~5L/min进行吸氧。

(4)监测:连接心电、血压、氧饱和度监测,持续监测生命体征。注意电极位置,应避开除颤区域和心电图胸前导联位置。

(5)心电图:快速床旁做12或18导联心电图,要求在到达医院的10min内完成。

(6)急救物品:备好急救药品和除颤器。

(7)化验检查:协助医生取血标本,做血常规、凝血四项、心肌损伤标志物、肝肾功能、血生化、血气分析等化验检查。

(8)镇痛:对伴有疼痛的患者遵医嘱给予吗啡、硝酸甘油及β受体阻断药,通过血管扩张、降低心脏负荷、改善心肌缺血、降低心肌耗氧等达到止痛的效果。

(9)行急诊经皮冠状动脉介入治疗手术:需要行急诊PCI手术者,立即遵医嘱给予阿司匹林、氯吡格雷口服,备好转运设备,全程监护,护送患者到导管室。

(10)心理宣教:做好心理护理和疾病相关知识的宣教,消除紧张、恐惧、焦虑情绪,减轻患者的心理压力及负担。

(二)严密观察病情变化

(1)急性心肌梗死患者病情危重变化迅速、随时都可能出现严重的并发症。

(2)密切观察患者的意识、精神状态、面色、生命体征、尿量的变化,注意有无出冷汗、四肢末梢发凉等,警惕心源性休克和心力衰竭的发生。

(3)经常询问患者胸痛、胸闷等不适症状的改善情况,并注意伴随的症状和程度。

(4)严密观察心率、心律、心电图示波形态的变化,及早识别各种心律失常,及时报告医生并配合抢救。

(5)定时进行心电图检查和心肌酶的检测,了解急性心肌梗死的演变情况。

(三)再灌注治疗和护理

在冠状动脉急性闭塞后的20min心肌开始由内膜向外膜坏死,这一过程需4~6h,心肌再灌注治疗开始越早,心肌坏死面积越小,预后相对越好。早期、迅速、完全、持续和有效的再灌注治疗是STEMI首选及最有效的治疗。再灌注治疗的方法主要有:溶栓治疗、经皮冠状动脉介入治疗和冠状动脉旁路移植术。对此,美国心脏协会(AHA)、美国心脏病学会(ACC)、欧洲心脏病学会(ESC)和中华医学会心血管病学分会(CSC)所制定的指南均要求,STEMI从发病开始算起,应在120min使冠状动脉成功开通。对于溶栓治疗的要求是从进门（急诊）开始算起，应在 30 min 内开始进针给予溶栓，即进门到进针时间应＜30 min；对于急诊 PCI 的要求是从进门（急诊）算起，应在 90 min 内完成球囊开通血管，即从进门到球囊时间应＜90 min，不得延误。

（1）溶栓治疗：协助医师评估患者溶栓的适应证，排除禁忌证。常用的溶栓剂包括尿激酶（UK 或 rUK）、链激酶（SK 或 rSK）、重型组织纤维蛋白原激活剂（r-tPA）等。早期大规模临床研究结果表明，溶栓治疗可显著降低 STEMI 患者的病死率。在 PCI 成为标准治疗之前，溶栓治疗是再灌注治疗的优先选择。目标时间为在到达医院的 30 min 内实施护理措施：①溶栓前协助医师留取血标本，检查血常规、血小板计数、出凝血时间、活化部分凝血酶原时间（APTT）及血型，配血备用；②遵医嘱给患者口服阿司匹林 300 mg；③溶栓治疗时严格控制用药剂量、速度，保证在有效的时间内将药物用完；④应注意患者有无出血倾向；⑤持续心电监护，密切观察意识、瞳孔及生命体征的变化；⑥密切观察溶栓再通的指标如心电图抬高的 ST 段回降情况、胸痛有无改善、有无出现再灌注性心律失常、血清 CK-MB 峰值出现的时间等。

（2）急诊经皮冠状动脉介入治疗：近年来已经证实急诊 PCI 在 STEMI 患者中比溶栓治疗更有益处，因为 PCI 能立即恢复心肌供血和再灌注，冠状动脉 TIMI 3 级血流率可达 85%～90%，住院病死率可降至约 5% 甚至更低，是 STEMI 的首选。但由于所需设备和人员技术的要求在有资质的医疗机构和中心方可进行，且费用较高。根据目前国内外指南推荐，对 STEMI 患者，特别是有溶栓禁忌证或出血并发症患者，几乎均考虑首选急诊 PCI 或直接 PCI。

护理措施包括：①术前护理同紧急处理。②术后护理：常规护理包括卧床休息、持续吸氧、心电、血压、氧饱和度监测，进食清淡易消化的饮食，保持大便通畅，减少家属探视，注意保暖，预防感染等。局部穿刺部位的护理：术侧肢体制动 12 h。避免术侧肢体的剧烈活动，避免术后术侧肢体的血压测量和静脉穿刺等操作，密切观察术侧肢体末端的色泽、温度和变化，局部伤口有无渗血、血肿等情况，如果术侧肢体出现色泽发白、肢体发凉、动脉搏动减弱或消失，应考虑血运不良或血栓形成，应立即报告医生给予紧急处理。③水化治疗的护理：术后持续静脉点滴生理盐水或林格液，维持 24 h，速度不宜过快，根据心功能和尿量调节滴速；鼓励患者多饮水，向患者说明饮水的必要性以取得合作，通过多饮水增加尿量，促进造影剂的排泄，准确记录 24 小时尿量，动态监测肾功能的变化。做好心理护理，根据患者病情和危险分层指导患者的康复和锻炼。

（3）药物治疗和护理：所有 STEMI 患者均应给予双联抗血小板治疗，在急诊科做急诊 PCI 或溶栓治疗准备时给予水溶阿司匹林 300 mg 嚼服和氯吡格雷 300 mg 口服，能使支架内血栓从初期的 10% 下降到 0.5% 左右，也能有效预防药物洗脱支架的晚期内血栓。护理措施包括了解药物的药理作用和适应证，掌握用药的方法、剂量和不良反应，密切观察有无皮下出血、瘀斑、牙龈出血、血尿、便血等，密切监测出凝血时间，严密观察患者的意识、生命体征，询问患者有无腹痛、腹胀等，如有异常，及时通知医生进行处理，做好护理记录。

五、急救护理流程

急性心肌梗死的急救护理流程如图 5-5 所示。

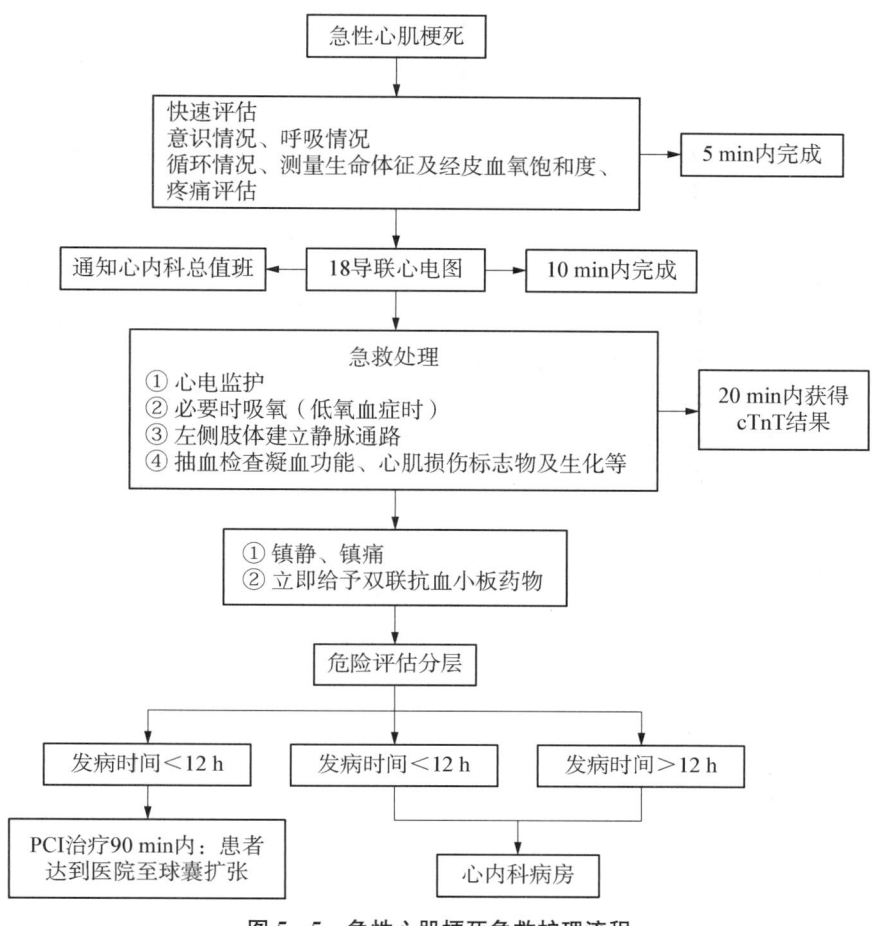

图 5-5 急性心肌梗死急救护理流程

第六节 急性左心衰竭

一、概述

急性左心衰竭(acute left heart failure,ALHF)是指急性发作或加重的左心功能异常,造成急性心排量骤降、肺循环压力突然升高,引起肺循环充血而出现急性肺淤血、肺水肿并可伴组织器官低灌注和心源性休克的临床综合征。急性左心衰可以为急性起病,也可表现为慢性心力衰竭急性失代偿,其中以后者多见,占70%~80%。尽管一些重要的心血管病如冠心病、高血压病的发病率与病死率有所下降,但是心衰的发病率却在升高。因此必须快速诊断、鉴别及诊治。

二、病因与发病机制

(一)病因

(1)心肌损害:包括原发性心肌损害和继发性心肌损害。原发性心肌损害主要是冠状动脉疾病导致的缺血性心肌损害,如急性心肌梗死;还有心肌的急性炎症及扩张型心肌病、肥厚型心肌病、心肌致密化不全等。继发性心肌损害包括内分泌代谢性疾病,如糖尿病、甲状腺疾病、心脏毒性药物并发的心肌损害;还有系统性浸润性疾病,如心肌淀粉样变性等。

(2) 心脏负荷过重:包括压力负荷过重和容量负荷过重。压力负荷过重主要见于高血压、主动脉瓣狭窄、肺动脉高压等;容量负荷过重见于心脏瓣膜关闭不全及先天性心脏病等。

(3) 心室前负荷不足:如二尖瓣狭窄,心脏压塞,限制性心肌病等。

(二) 发病机制

本病的病理生理基础为心脏收缩力突然严重减弱,心排血量急剧减少,或左心室瓣膜性急性反流,舒张末压迅速升高,肺静脉回流不畅,由于肺静脉压快速升高,肺毛细血管楔压随之升高,使血管内液体渗透到肺间质和肺泡内形成急性肺水肿。肺毛细血管部位的液体交换和体循环中毛细血管液体交换的原理是一致的,血液的胶体渗透压和肺泡组织的压力是阻止液体外渗的力量,而肺毛细血管压则是液体外渗的主要力量,肺淋巴管的胶体渗透压是清除外渗液体的力量。在胶体渗透压变化不大的情况下,肺毛细血管压的高低则是决定液体是否外渗的主要因素。肺循环较之体循环是一个低压系统,肺毛细血管平均压为 7.5~1.0 mmHg,而胶体渗透压约为 27 mmHg,因此有利于保持液体不外渗到肺间质或肺泡中去。左心室功能不全时,左室舒张期末压增高,与之相关的左房压和肺毛细血管压也相应地增高,如肺毛细血管平均压上升到 25 mmHg,就达到临界值,超过此值,渗出血管外的液体已不能被淋巴管充分移去,则开始在肺间质蓄积,进而外渗到肺泡内,形成肺水肿。

三、临床评估与判断

(一) 临床表现

(1) 呼吸困难:呼吸困难是左心衰竭较早出现的主要症状。

1) 劳力性呼吸困难:呼吸困难最先仅发生在重体力活动时,休息时可自行缓解。正常人和心衰患者劳力性呼吸困难之间主要差别在于后者在正常人活动量时也会出现呼吸困难的加重。随左室功能不全加重,引起呼吸困难的劳力强度逐步下降。

2) 夜间阵发性呼吸困难:阵发性呼吸困难常在夜间发作。患者突然醒来,感到严重的窒息感和恐怖感,并迅速坐起,需 30 min 或更长时间后方能缓解。通常伴有两肺哮鸣音,称为心源性哮喘。其发生的可能机制与卧床后间质液体重吸收和回心血量增加、睡眠时迷走神经张力增高,使小支气管痉挛及卧位时膈肌抬高,肺活量减少等因素有关。它是急性左心衰竭肺淤血或慢性肺淤血急性加剧的临床表现。

3) 端坐呼吸:卧位时很快出现呼吸困难,常在卧位 1~2 min 出现,需用枕头抬高头部。卧位时回心血量增加,左心衰竭使左室舒张末期压力增高,从而肺静脉和肺毛细血管压进一步升高,引起间质性肺水肿,降低肺顺应性,增加呼吸阻力而加重呼吸困难。呼吸困难是急性左心衰竭的特有体征。表现为平卧时呼吸急促,斜卧位时症状可明显缓解。最严重的病例,常坐在床边或靠背椅上,两腿下垂,上身向前弯曲,借以增强呼吸肌的作用。

4) 急性肺水肿:急性肺水肿为急性左心衰竭最常见的表现。典型发作为突然、严重气急、呼吸可达 30~40 次/min,端坐呼吸,阵发咳嗽,面色灰白,口唇青紫,大汗,常咳出粉红色泡沫痰,重者可从口腔和鼻腔内涌出,并且心率、脉搏增快,血压在起始可升高,以后降至正常或低于正常。两肺可闻及广泛的水泡音和(或)哮鸣音。心尖部可听及奔马律。X线可见典型蝴蝶形大片阴影由肺门向周围扩展。

(2) 咳嗽、咳痰和咯血：咳嗽是较早发生的症状，常发生在夜间，坐位或立位时咳嗽可减轻或停止。痰通常为浆液性，呈白色泡沫状，有时痰内带血丝，如肺毛细血管压很高，或有肺水肿时，血浆外渗进入肺泡，可有粉红色泡沫痰。

(3) 体力下降、乏力和虚弱：是几乎都有的症状，最常见原因是肺淤血后发生呼吸困难，以及运动后心排血量不能正常增加，心排血量降低导致组织器官灌注不足有关。老年人可出现意识模糊、记忆力减退、焦虑、失眠、幻觉等精神症状。动脉压一般正常，但脉压减小。

(4) 泌尿系统症状：左心衰竭血流再分配时，早期可以出现夜尿增多。严重左心衰竭时心排血量重度下降，肾血流减少而出现少尿，或血尿素氮、肌酐升高并有肾功能不全的相应表现。

(二) 体征

左心衰竭常见的体征有：

(1) 交替脉：节律正常而交替出现一强一弱的脉搏。随着心力衰竭加重，交替脉可在触诊周围动脉时被检出。

(2) 室性奔马律：是左心衰竭的常见体征，与左侧卧位时心尖部或心尖内侧最易听到，呼气时增强。

(3) 肺部啰音：开始时肺部可无啰音或仅有哮鸣音，但很快于两肺底部出现湿啰音，且由下而上迅速布满整个肺部，严重时全肺均有粗大的啰音，有如沸水的水泡音。

(三) 辅助检查

(1) X线胸片：可见肺门有蝴蝶形态片状阴影并向周围扩展的肺水肿征象，心界扩大，心尖搏动减弱等。

(2) 心电图：窦性心动过速或各种心律失常，心肌损害，左房、左室肥大等。

(四) 鉴别诊断

本病需与支气管哮喘、成人呼吸窘迫综合征相鉴别。

(1) 支气管哮喘：心源性哮喘与支气管哮喘均有突然发病、咳嗽、呼吸困难、哮喘等症状，两者处理原则有很大的区别。支气管哮喘为气道阻力反应性增高的可逆性阻塞性肺部疾病，患者常有长期反复哮喘史或过敏史，青年人多见。支气管哮喘咳嗽常无痰或为黏稠白痰，合并感染时咳黄痰，常有肺气肿体征，除非合并肺炎或肺不张，一般无湿啰音，心脏检查常正常。肺功能检查有气道阻力增大，血嗜酸细胞增多(嗜酸细胞计数常$>250\sim400/\mu L$)。

(2) 成人呼吸窘迫综合征(ARDS)：ARDS 也称为休克肺、湿肺、泵肺、成人肺透明膜病等。发病时有呼吸困难、发绀、肺部湿啰音、哮鸣音等易与急性左心衰混淆。ARDS 一般无肺病史，能直接或间接引起急性肺损伤的疾病过程均可引起该综合征。常见的疾病为肺部外伤、溺水、休克、心肺体外循环、细菌或病毒性肺炎、中毒性胰腺炎等。常在原发病基础上发病，或损伤后 24～48h 发病，呼吸困难严重但较少迫使端坐呼吸，低氧血症呈进行性加重，普通氧治疗无效或效果差。虽有哮喘伴肺部湿啰音，心脏检查无奔马律及心脏扩大和心脏器质性杂音等。心源性哮喘治疗措施合并多器官衰竭。

四、急救与护理措施

急性左心衰竭的治疗原则是改善缺氧、减轻心脏负担、积极治疗原发疾病等。临床上针对急性左心衰的治疗措施就是强心、利尿、扩血管。强心剂主要选择洋地黄类的，在治疗的时候要注意患者的禁忌证。利尿药有呋塞米、噻嗪类、螺内酯等，使用时要注意观察患者状态。扩血管如硝普钠，可以改善患者的症状。

（一）紧急处理

（1）体位：立即将患者置于端坐位或半坐位，双腿下垂，以减少静脉回流，减轻心脏前负荷。还可以依据需要提供靠物，如枕头、床桌等，以节省体力，但需注意患者安全。必要时采用轮换四肢结扎止血带或气囊袖带，进一步减少静脉回流。

（2）吸氧：立即经鼻导管高流量给氧，对病情严重者应给予面罩呼吸机持给氧（CPAP）或双水平正压通气（BiPAP）。同时使用抗泡沫剂，使肺泡内的泡沫消失，增加气体交换面积。氧浓度一般达40%～60%为宜，一般流量为4～6 L/min。注意酒精湿化时间不宜过长（一般不超过24 h），以防酒精中毒。

（3）开放静脉通道：至少开放两条静脉通道，并保持通畅。必要时可深静脉穿刺置管，以随时满足用药的需要。液体量不宜过多，速度不宜过快。留取血标本，进行相关化验检查。

（4）给予心电血压氧饱和度监测：密切观察心率、心律、血压、血氧饱和度、呼吸频率的变化，必要时动脉置管，连续进行有创动脉血压监测或做动脉血气分析；中心静脉置管，用于输注液体和药物，也可监测中心静脉压。呼吸衰竭和血流动力学不稳定者应立即予以通气和循环支持。

（5）药物：应用镇静、利尿、扩血管、正性肌力等药物。血管活性药物一般应用微量泵泵入，以维持稳定的速度和正确的剂量。并观察用药后患者的病情变化。

（6）准确记录出入量：纠正水、电解质紊乱和维持酸碱平衡，进食易消化的食物，严格限制钠和水的摄入。

（7）环境：保持室内适宜的温度、湿度，灯光柔和，环境幽静。

（8）心理护理：做好心理护理。

（二）药物治疗及护理

（1）吗啡：用法：3～5 mg静脉缓注，必要时每间隔15 min重复一次，共2～3次，或5～10 mg皮下或肌内注射。注意呼吸抑制的不良反应。低血压或休克、慢性肺部疾病、神志障碍及晚期危重患者伴有呼吸抑制者禁用。老年患者慎用或减量使用，详见第二章第二节。

（2）快速利尿：呋塞米20～40 mg或利尿酸钠25～50 mg静脉注射，大量快速利尿、扩张静脉，减少血容量，减低心脏前负荷，有利于肺水肿缓解。

（3）应用血管扩张药物

1）适应证：适用于除二尖瓣狭窄伴有肺动脉高压外的任何原因引起的急性肺水肿。

2）禁忌证：未纠正的血容量不足；对于依赖升高的左室充盈压来维持心排血量的阻塞性心瓣膜病，如二尖瓣狭窄、主动脉瓣狭窄及左心室流出道梗阻的患者不应使用强效血管扩张药。

3）药物的种类：硝普钠、硝酸酯类、酚妥拉明、洋地黄类、氨茶碱。

（三）非药物治疗及护理

（1）呼吸机：除常规药物治疗外，对严重低氧血症患者使用呼吸机进行 CPAP/无创正压通气（NIPPV）治疗可明显减少病死率，减少对气管插管的需求。若缺氧仍不能纠正，则行气管插管机械通气。

（2）机械性辅助循环系统

1）主动脉内球囊反搏术：针对心源性休克的患者使用常规升压药、正性肌力药，去除诱因，病因治疗后仍不能纠正低血压者可考虑机械性辅助循环系统治疗休克。目前最常使用的就是主动脉内球囊反搏术，对挽救患者的生命争取进一步治疗如介入术或搭桥术有很大裨益，也可为急性心力衰竭伴有严重的二尖瓣反流或室间隔穿孔、外科治疗可能挽救生命的急性心力衰竭患者争取时机。

2）体外膜式人工氧合仪：心源性休克的患者还可经皮与体外膜式人工氧合仪相连接，通过体外循环使病情相对稳定。

3）心室辅助装置：如果病情依赖体外膜式人工氧合仪，不能撤出仪器，应考虑植入心室辅助装置。如：急性心力衰竭伴有严重心肌缺血或心肌梗死、心脏手术后休克、心肌炎引起的急性心力衰竭、急性瓣膜功能失常和终末期心力衰竭拟行心脏移植。通过心室辅助装置使患者从急性病变中恢复，或者通过心室辅助装置使患者能够等到心脏移植，对无法移植的患者，心室辅助装置也可作为终末治疗手段。

（3）超滤：急性心力衰竭面临顽固性液体负荷过重且对利尿药反应差的患者可考虑超滤，能够减轻肺水肿和外周水肿，改善血流动力学及肺机械功能，阻断神经内分泌的恶性循环，恢复对利尿药的治疗反应。

（4）急性心衰单元：是指以急诊科为主战场，重视早期评估与活动，积极推进急救战线前移，实现"院前-院内-出院"的全程一体化管理，对于提高急性心力衰竭患者救治质量有着重要的意义。

五、急救护理流程

急性左心衰竭的急救护理流程如图 5-6 所示。

第七节 高血压危象

一、概述

高血压危象（hypertensive crisis，HS）是指在原发性或继发性高血压的基础上，在某些诱因的作用下，使血压急剧升高，病情急剧恶化，伴有重要器官功能障碍或不可逆的损害，无论有无严重症状，即为高血压危象。

高血压危象包括高血压急症及亚急症。高血压急症是指原发性或继发性高血压患者疾病发展过程中，在一些诱因的作用下血压突然显著升高，病情急剧恶化，同时伴有进行性心、脑、肾、视网膜等重要靶器官功能不全的表现。收缩压或舒张压急剧升高，无靶器官急性

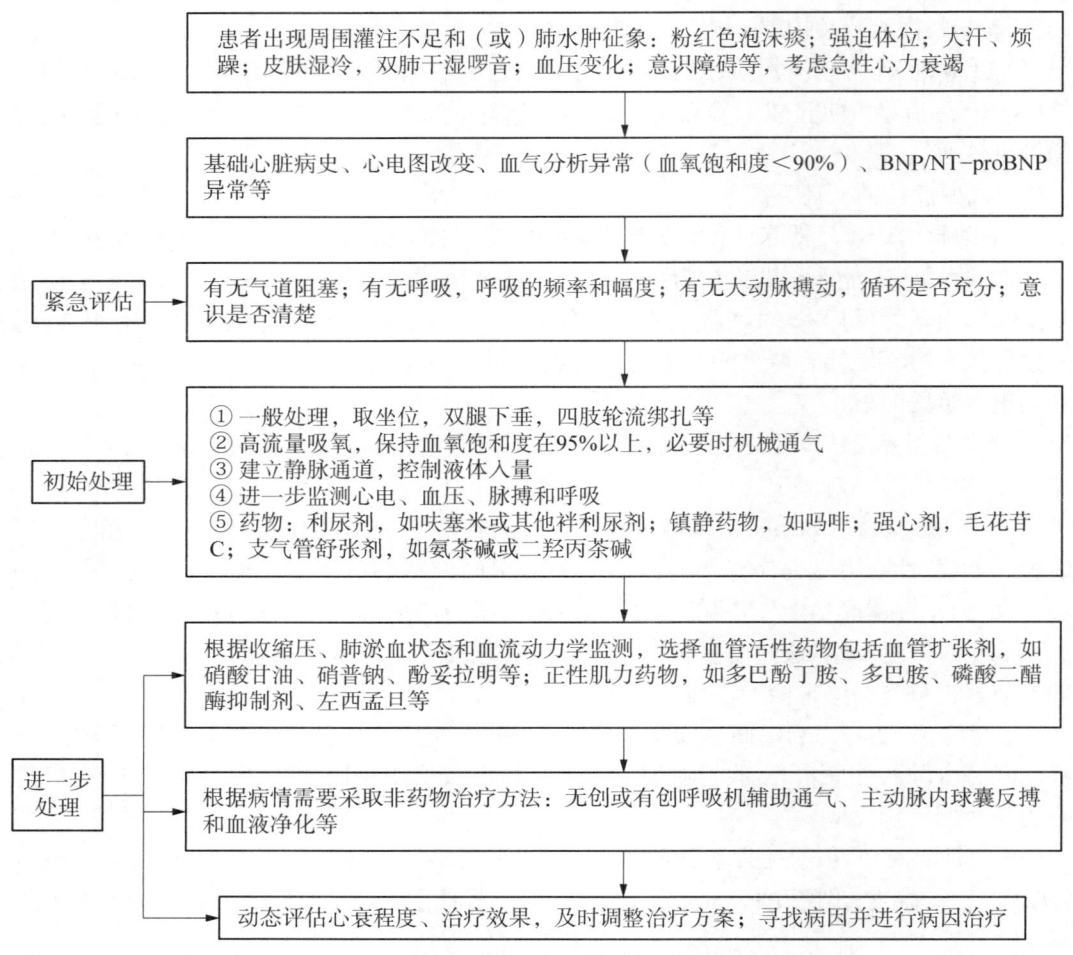

图 5-6 急性左心衰竭急救护理流程

损伤者定义为高血压亚急症。需要强调的是,靶器官损害是区别高血压急症与高血压亚急症的关键。

二、病因与发病机制

(一) 病因

(1) 原发性高血压:包括遗传因素、环境因素(如饮食、酗酒)及其他相关因素(如肥胖等)。

(2) 继发性高血压:见于中枢神经系统病变、心血管系统病变、急性肾小球肾炎性、慢性肾小球肾炎、肾盂肾炎、结缔组织病、肾血管病变和嗜铬细胞瘤等。

1) 脑血管病变:高血压脑病、粥样硬化血栓性脑梗死伴严重高血压、脑内出血、蛛网膜下腔出血及头部创伤。

2) 心脏病变:急性主动脉夹层、急性左心衰竭、急性心肌梗死及 CABG 术后。

3) 肾脏病变:急性肾小球肾炎、肾血管性高血压、胶原-血管病所致肾危象及肾移植后严重高血压。

4）循环儿茶酚胺过多：嗜铬细胞瘤、食物或药品与单胺氧化酶抑制剂发生相互作用、拟交感神经药物应用（如可卡因）、突然停用降压药后，出现血压反跳现象。

（二）发病机制

在各种发病诱因影响下，血液循环或局部血管收缩（血管紧张素Ⅱ或去甲肾上腺素增多），引起血管反应性增加，小动脉血管发生强烈收缩；或由于血管舒张因子（前列腺素或缓激肽）减少，胆碱能张力降低；钠潴留或容量负荷过重等因素作用于肾脏产生"压力性利尿"，以及由此诱发的低血容量进一步刺激血管收缩素释放，形成恶性循环，导致强烈的外周阻力血管收缩，促使血压进一步迅速升高；相继出现的血管内皮损伤和纤维蛋白样坏死诱发血小板和纤维蛋白积存，使血管失去自我调节能力。

三、临床评估与判断

（一）病情评估

（1）血压：血压突然升高，收缩压＞200 mmHg，甚至＞260 mmHg；舒张压＞130 mmHg。

（2）眼底视网膜病变：眼底视网膜出血、渗出和（或）视神经乳头水肿。必要时可散瞳检查。新发的出血、渗出、视神经乳头水肿情况存在则提示高血压急症。

（3）神经系统：表现烦躁不安、口干、多汗、头痛、嗜睡、抽搐、昏迷。注意评估意识状态、有无脑膜刺激征、视野改变及局部病理性体征等。

（4）循环系统：心脏增大，可出现急性左心衰竭，甚至引起急性肺水肿，患者出现呼吸困难，肺部听诊可发现有无肺水肿。心脏检查可发现心脏扩大、颈静脉怒张、双肺底湿啰音、病理性第三心音或奔马律。

（5）肾脏：有少尿、氮质血症、急性肾衰竭表现。腹部听诊可发现肾动脉狭窄导致的杂音。

（二）实验室检查

（1）血常规检查：红细胞压积和有无贫血。

（2）血清学检查：肾功能损害指标，如肌酐、尿素氮升高，注意有无血糖升高，有无血电解质改变（皮质醇增多症可有低钾血症）。心肌损伤标志物、脑钠肽（BNP或pro-BNP）。

（3）尿常规检查：有无白细胞、蛋白尿和血尿。

（三）影像学检查

（1）心电图：寻找心肌缺血、心肌梗死、心室肥厚的证据，若存在P-R间期延长或其他传导异常，应慎用β受体阻滞剂。

（2）胸部X线：观察有无充血性心衰、肺水肿征象，注意心脏、主动脉形态。

（3）头颅CT：严重高血压伴意识改变（如颅内出血）、严重头痛（蛛网膜下腔出血）患者，有行头颅CT检查指征。必要时需要行头颅磁共振（MRI）检查以资鉴别。

（四）判断标准

多数患者有原发性或继发性高血压病史。血压显著升高，常以舒张压升高更明显，多＞130 mmHg，眼底检查视网膜出血、渗血及视神经乳头水肿。伴或不伴有不同程度心、脑、肾功能障碍症状体征及实验室检查异常表现，可考虑诊断高血压危象。

四、急救与护理措施

（一）紧急处理

（1）绝对卧床休息，加强安全防护，对烦躁不安者用约束带束缚。清醒患者给予平卧位，头部垫上软枕头，稍后仰。昏迷患者头偏向一侧，有呕吐物应及时清除，以防窒息。给予持续低流量氧气吸入，持续心电监护。

（2）保持呼吸道通畅，舌根后坠的患者应用舌钳将舌头拉出，并放入口咽通气管，必要时行气管插管。呼吸道分泌物增多者，给予吸痰，每次吸痰时间不宜超过 15 s，给予低流量持续吸氧。

（3）快速建立多通道静脉输液通路，硝普钠适用于高血压危象，是强效血管扩张药，扩张周围血管使血压下降，起效快、易调节、作用时间快，以保证及时输入抢救药物。滴注降压药物时，严格按给药剂量，调节滴速，防止血压骤降。

（4）头部置冰帽或冰枕，以降低脑部温度，减少脑细胞的耗氧量，达到减轻脑水肿的目的。

（5）病情观察

1）血压观察：最初 48 h 内血压降低幅度，舒张压不低于 100 mmHg，收缩压不低于 160 mmHg，血压降到初步治疗目标后应维持数天，在以后 1~2 周内，再酌情将血压逐步降到正常。

2）并发症观察：如发现血压急剧增高，伴有剧烈头痛、头晕、恶心、呕吐、气促、面色潮红、视力模糊、肺水肿等，立即通知医生，准备快速降压药物。

3）观察用药的不良反应：使用利尿剂应观察尿量变化，注意对电解质的监测；甘露醇应在 20 min 内滴完，防止药液渗漏出血管外；β 受体阻滞剂可引起心动过缓、支气管痉挛及心肌收缩力减弱；钙通道阻滞剂可出现头晕、头痛及反射性心动过速；血管紧张素转换酶抑制剂可引起干咳、头晕、乏力。

（二）防治诱因及处理

高血压危象病情稳定后寻找血压异常升高的可纠正原因或诱因是预防再次复发的关键。其中，对于有高血压病史的患者，随意减药、停药和其他诱发因素未得到很好控制都会诱发高血压危象；提高高血压患者的知晓率、治疗率和控制率，可有效预防高血压急症的发生。此外，对于高血压急症患者，应定期评估靶器官，及早发现靶器官损害，并采取相关有效干预措施，避免靶器官进行性损害。

（三）并发症的急救与护理

（1）高血压脑病：积极给予降压治疗，同时配合脱水降颅压，防止抽搐。但降压速度过快可致脑灌注不足损害脑组织，故建议在最初 1 h 内舒张压降低幅度应＜25%或＞100 mmHg。常用药物为尼卡地平、拉贝洛尔等。

（2）脑梗死：脑梗死急性期血压升高通常不需要特殊处理，在发病后数天内血压会自然下降。国内一般主张收缩压＞200 mmHg 或舒张压＞110 mmHg 时，才予降压治疗，但降压速度应慢，降压在 15% 以内，常用药物为卡普利、拉贝洛尔等，应避免速效降压药和舌下含服钙离子阻滞剂。血压过低者应升压治疗，以维持脑灌注压。

（3）脑出血：当血压＞200/110 mmHg 时，应采取降压治疗，使血压维持在略高于发病前水平。在急性期血压不宜降得过低,否则会影响脑血流,使血肿周围脑组织缺血。可应用尼莫地平、呋塞米等,但需注意降压过快可能会导致患者的病死率增高。

(4) 急性左心衰:治疗时应尽快减轻心脏前、后负荷。首选硝普钠静脉滴注,联合吸氧、吗啡、利尿等治疗。

(5) 急性冠脉综合征:降低血压可以改善或阻止疾病的进展。可选择硝酸甘油或地尔硫䓬静脉滴注。血压控制目标是疼痛消失,舒张压<100 mmHg。

(四) 心理护理

高血压病患者有病程长、见效慢、反复发作的特点。患者长期受疾病的折磨,情绪波动大,多数患者可有焦虑、紧张、恐惧、抑郁的心理。尤其是高血压危象时,起病急、病情重、特殊治疗环境下,患者易恐惧、焦虑及不安。因此,护理人员要做好心疏导,以免因情绪激动导致血压上升。同时,主动与患者沟通,讲解疾病的相关知识、病情与转归,尊重患者的知情同意权,使患者积极主动配合治疗。

五、急救护理流程

高血压危象急救护理流程如图5-7所示。

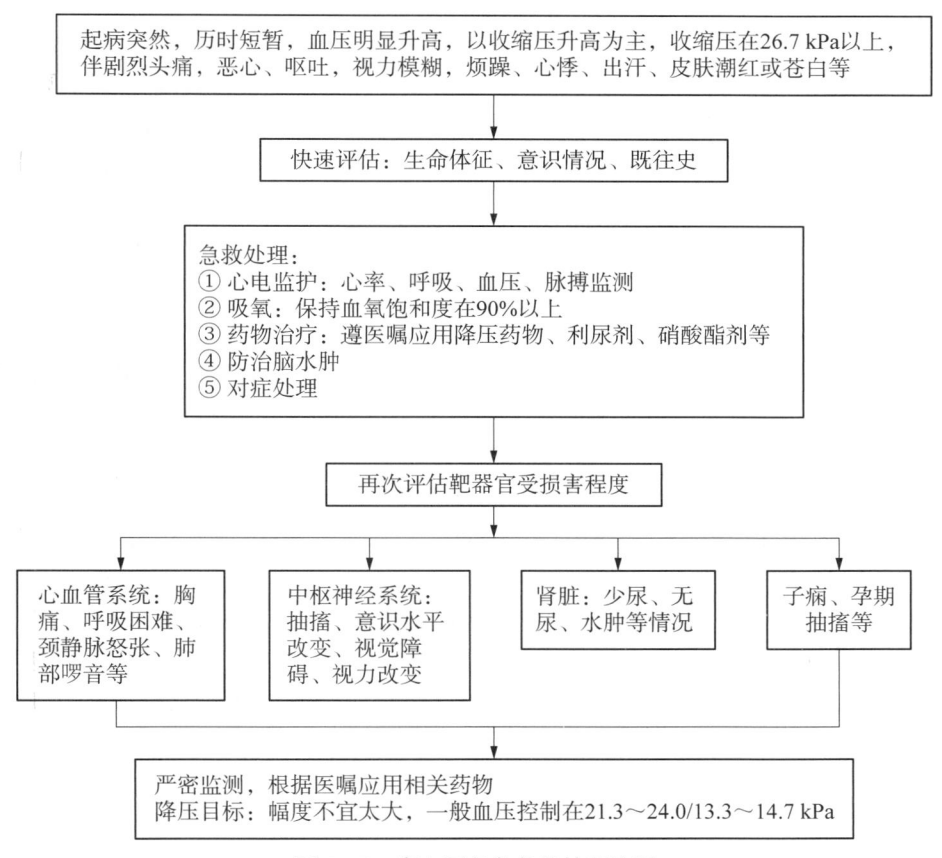

图5-7 高血压危象急救护理流程

第八节 肺血栓栓塞

一、概述

肺血栓栓塞症(pulmonary thromboembolism,PTE)是指来自静脉系统或右心的血栓阻塞肺动脉或其分支所致疾病,以肺循环(含右心)和呼吸功能障碍为主要临床表现和病理生理特征,是最常见的肺栓塞类型,通常所称的肺栓塞即指PTE。

急性肺栓塞(acute pulmonary thromboembolism,APTE)是各种内源性或外源性栓子阻塞肺动脉引起急性肺循环障碍的临床和病理生理综合征,其中,因血栓引起的PE称为肺血栓栓塞症,是PE的主要类型,通常所称PE即指PTE。其已成为我国常见的心血管系统疾病,在美国等西方国家也是常见的三大致死性心血管疾病之一。

二、病因和发病机制

(一) 病因

(1) 原发性因素:多与遗传变异相关,其特征为发病呈家族聚集倾向或40岁以下的年轻患者无明显诱因反复发生。包括V因子突变、蛋白C缺乏、蛋白S缺乏和抗凝血酶缺乏等。

(2) 继发性因素:后天的某种疾病或状态引起的血液性质改变和血流速度的减慢,根据进行预防抗凝治疗必要性的大小可分为高危因素和一般危险因素。

1) 高危因素包括:长时间不活动,如长期卧床、治疗性制动、长途旅行等;下肢骨折;大手术后;有静脉血栓栓塞史。

2) 一般危险因素包括:肥胖;患有心血管疾病如脑卒中、急性心肌梗死、心力衰竭等;高龄;吸烟;使用中心静脉导管、人工假肢;使用雌激素如口服避孕药等。

(二) 发病机制

外周深静脉血栓形成后,一旦血栓脱落,即可随静脉血流移行至肺动脉内,形成PTE。急性PTE发生后,由于血栓机械性堵塞肺动脉及由此引发的神经、体液因素的作用,可以导致一系列呼吸和循环功能的改变。

(1) 血流动力学改变:肺动脉高压和右心功能障碍;左心功能障碍;心肌缺血。

(2) 气体交换障碍:急性PTE发生后可导致呼吸功能不全,出现低氧血症、代偿性过度通气或相对性肺泡低通气。

(3) 肺梗死:肺动脉发生栓塞后,其所支配区的肺组织因血流受阻或中断而发生坏死,称为肺梗死(pulmonary infarction,PI)。由于肺组织接受肺动脉、支气管动脉和肺泡内气体弥散三重氧供,一般只在患有心肺基础疾病或病情严重影响到肺组织的多重氧供时,才会发生PI。

三、临床评估与判断

(一) 病情评估

(1) 症状:PTE的症状多样,缺乏特异性,从无症状、隐匿,发展为血流动力学不稳定,严重者发生猝死。

1）晕厥：大多数 PTE 唯一或首发症状，表现为突然发作的一过性意识丧失。

2）咳嗽：早期为干咳或伴有少量白痰。

3）不明原因的呼吸困难及气促：尤以活动后明显，为 PTE 最多见的症状。

4）胸痛：胸膜炎性胸痛（发生率为 40%～70%）和心绞痛样胸痛（发生率为 4%～12%）。当栓塞部位靠近胸膜时，由于胸膜的炎症反应可导致胸膜炎性胸痛，胸痛随呼吸运动而加重。心绞痛样胸痛是由冠状动脉血流减少、低氧血症和心肌耗氧量增加而引起，胸痛不受呼吸运动影响。

5）咯血：多为少量咯血，大量咯血少见。呼吸困难、胸痛和咯血同时出现时称为"三联征"。

6）烦躁不安、惊恐甚至濒死感：由严重的呼吸困难和剧烈胸痛引起，为 PTE 的常见症状。

(2) 体征：以呼吸急促最常见。另有发绀、肺部哮鸣音和（或）细湿啰音、或胸腔积液的相应体征。出现心动过速、血压变化、严重时可出现血压下降甚至休克、颈静脉充盈及（或）搏动、肺动脉瓣区第二心音亢进或分裂、三尖瓣区收缩期杂音。可伴发热，多为低热，少数患者可有中度（38℃）以上的发热。

（二）辅助检查

(1) 血浆 D-二聚体（D-dimer）：急性 PTE 时 D-二聚体升高，若含量<500 μg/L，可基本排除急性 PTE。

(2) 动脉血气分析：常表现为低氧血症、低碳酸血症、肺泡-动脉血氧分压差增大。

(3) 心电图：大多数 PTE 患者呈非特异性的心电图异常。最常见的改变为窦性心动过速。当有肺动脉及右心压力升高时，可出现 V_1～V_2 或 V_4 的 T 波倒置和 ST 段异常、完全或不完全性右束支传导阻滞、肺型 P 波、电轴右偏及顺钟向转位等。

(4) 胸部 X 线检查：①肺动脉栓塞征可见区域性肺纹理变细、稀疏或消失，肺野透亮度增加；②肺动脉高压征与右心扩大征表现为右肺动脉干增宽或伴截断征，肺动脉段膨隆，右心室扩大；③肺组织继发改变可见肺野局部片状阴影，尖端指向肺门的楔形阴影，肺不张侧横膈抬高，偶见少至中量胸腔积液。

(5) 螺旋 CT：是确诊 PTE 最常用手段。表现为肺动脉内低密度充盈缺损，部分或完全包围在不透光的血流之间（轨道征），或是完全充盈缺损。间接征象包括肺野楔形密度增高影，条带状高密度区或盘状肺不张，中心肺动脉扩张及远端血管分支减少或消失。

(6) 磁共振成像和磁共振肺动脉造影（MRI/MR pulmonary angiography，MRPA）：MRPA 可直接显示肺动脉内的栓子及急性 PTE 所致的低灌注区，但对肺段以下水平的 PTE 诊断价值有限。可用于肾功能严重受损、对碘造影剂过敏或妊娠患者。

(7) 肺动脉造影：为 PTE 诊断的经典与参比方法。以肺动脉内造影剂充盈缺损，伴或不伴轨道征的血流阻断，但因肺动脉造影是一种有创检查，有发生致命性或严重并发症的可能性，不作为首选检查和常规检查。

(8) 放射性核素肺通气/血流灌注扫描（V/Q）：是 PTE 的重要方法，典型征象为肺段分布的肺血流灌注缺损，并与通气显像不匹配。

(9) 超声心动图：严重的急性 PTE 患者，超声心动图显示右心室功能障碍的一些表现，可提示或高度怀疑 PTE。大多数 PTE 患者的心动图显示右心室和（或）右心房扩大、室间隔左移和运动异常、近端肺动脉扩张、三尖瓣反流和下腔静脉扩张等。

四、急救与护理措施

急性 PTE 处理原则是早期诊断、早期干预，根据病情的危险度分型选择合适的治疗方案。

（一）紧急处理

（1）给予鼻导管或面罩吸氧，以纠正低氧血症。严密监测呼吸、心率、血压、心电图及血气的变化，建立静脉通道。

（2）绝对卧床休息，保持大便通畅，避免用力，以免增加深静脉血栓脱落的危险。必要时可适当使用镇静、止痛、镇咳等治疗。

（3）维持呼吸、循环功能。右心功能不全但血压正常者，可使用小剂量多巴酚丁胺和多巴胺；若出现血压下降，可增加多巴胺剂量或使用其他血管加压药如去甲肾上腺素等。

（二）药物治疗与用药护理

（1）溶栓治疗

1）适应证：主要适用于高危 PTE。对于中危 PTE 若无禁忌证可考虑溶栓，对于血压和右心室运动功能均正常的患者不宜溶栓。溶栓的时间一般为 14 d 内，但若近期有新发 PTE 征象可适当延长时间。溶栓治疗应尽可能在 PTE 确诊后慎重进行，对有明确溶栓指征的患者宜尽早溶栓。

2）禁忌证：伴有活动性内出血和近期自发性内出血是溶栓治疗的绝对禁忌，但对于致命性高危 PTE 有明显溶栓指征者，上述绝对禁忌证应被视为相对禁忌证。相对禁忌证包括：2 周内的大手术、分娩、有创检查；10 d 内的胃肠道出血、亚急性细菌性心内膜炎；15 d 内的严重创伤；3 个月内的缺血性脑卒中；创伤性心肺复苏；心包炎或心包积液；脑出血、恶性高血压、出血性疾病、肝肾功能不全；年龄>75 岁等。

3）溶栓常用药物：尿激酶、链激酶和重组组织型纤溶酶原激活剂。溶栓方案与剂量：①尿激酶，2 h 溶栓方案：按 20 000 U/kg 剂量，持续静脉滴注 2 h；或用负荷量 4 400 U/kg，静脉注射 10 min 随后以 2 200 U/(kg·h)持续静脉滴注 12 h。②链激酶，首次负荷量为 250 000 U，静脉注射 30 min，随后以 100 000 U/h 维持静脉滴注 24 h。

4）溶栓用药护理：溶栓剂使用过程中应对相关实验室检查情况进行动态观察，评估溶栓疗效，密切观察有无并发症。当血压升高时，立即通知医生进行处理；密切观察出血征象，出血是溶栓治疗的主要并发症，血管穿刺处是常见的出血部位，严重时可发生腹膜后出血和（或）颅内出血。颅内出血虽极少见，但一旦发生，预后差，约半数患者死亡。溶栓治疗应密切观察患者有无皮肤青紫、血管穿刺处出血过多、血尿、腰背部疼痛、严重头痛、神志改变等症状；为方便溶栓过程中采集血标本，避免因反复穿刺血管而导致的局部出血，给药前应留置外周静脉套管针，拔针后应适当按压穿刺部位，并延长压迫时间；每 2～4 h 检测凝血酶原时间（PT）或 APTT，当其水平降至正常值的 2 倍时遵医嘱开始应用肝素抗凝。

（2）抗凝治疗：抗凝治疗能够预防复发和新血栓形成，但不能直接溶解已存在的血栓。

1）肝素：肝素的给药方式有静脉注射和皮下注射。普通肝素首剂负荷量为 80 U/kg 或 3 000～5 000 U 静脉注射，继之以 18 U/(kg·h)持续静脉滴注。应根据 APTT 调整剂量，应尽快使 APTT 达到并维持正常值的 1.5~2.5 倍。低分子肝素须根据体重给药。1~2 次/d 皮下注射,不需监测 APTT 和调整剂量。妊娠期间发病者可用肝素或低分子肝素治疗。

2)华法林:在应用肝素后第 1 天即可加用华法林口服,初始剂量为 3.0~5.0 mg。由于华法林需要数天才能发挥全部作用,因此需与肝素重叠应用数天。当国际标准化比值(INR,正常参考值 0.8~1.5,是患者 PT 与正常对照凝血酶原时间之比的 ISI 次方。ISI 是国际敏感度指数)达到 2.0~3.0 时,PT 延长至正常值的 1.5~2.5 倍,且持续至少 24 h,可停用肝素,单独口服华法林治疗,并根据 PT 调节华法林的剂量。口服华法林的疗程至少为 3 个月,若危险因素可在短期内消除,治疗 3 个月即可;对于栓子来源不明的首发病例,至少治疗 6 个月;对复发性 PTE 或危险因素长期存在者,抗凝治疗的时间应延长至 12 个月或以上,甚至终身抗凝。产后和哺乳期发病的妇女可口服华法林。

华法林的主要不良反应是出血,应用华法林治疗的前几周还可能引起血管性紫癜,导致皮肤坏死,因此,需密切观察出血征象。治疗期间需定期检测 INR,达到治疗水平时每周监测 2~3 次,共监测 2 周,以后延长至每周监测 1 次或更长,发生出血时应用维生素 K 拮抗。

3)抗凝用药护理:肝素或低分子肝素治疗的不良反应主要有出血和血小板减少症,血小板减少症的发生率较低,但一旦发生,常比较严重。密切观察有无出血征象、监测 APTT 和血小板减少症。治疗期 24 h 内每 4~6 h 检测 APTT 一次,待达到稳定水平后,改为每天监测;治疗的第一周每 1~2 d,第二周起每 3~4 d 监测血小板计数,若出现血小板迅速或持续降低达 30% 以上,或血小板计数 $<100\times10^9/L$ 应停用肝素。

(3)并发症的急救与护理

1)急性肺源性心脏病:栓子阻塞肺动脉及其分支后,机械阻塞作用及由此引发的神经、体液反射和低氧血症,造成肺血管床面积减少,肺动脉阻力增大,导致肺动脉高压,右心室后负荷增高,使体循环回心血量减少,静脉系统淤血,出现急性肺源性心脏病。患者出现咳嗽、咳痰、气促、呼吸困难、心悸、乏力、胸痛或咯血等症,应按照医嘱及时对症处理。

2)心力衰竭:肺动脉机械性堵塞和神经、体液因素引起的肺血管痉挛可使肺静脉回心血量减少,应严密观察患者有无因心排血量减少而导致的低血压或休克,必要时给予静脉输液和升压药物,并记录液体出入量,如患者明显的气促、心悸、端坐呼吸、双下肢水肿、嗜睡等症状时,立即采取紧急措施。

(4)预防 引起 PTE 的血栓主要来源于深静脉血栓形成(deep venous thrombosis,DVT)。PTE 与 DVT 实质上是一种疾病过程在不同部位、不同阶段的表现,两者合称为静脉血栓栓塞症(venous thromboembolism, VTE)。因此早期识别危险因素并早期进行预防是防止 VTE 发生的关键。对存在发生 DVT-PTE 危险因素的患者,应根据临床情况采取相应的预防措施。主要方法有:①机械预防措施,间歇充气压缩泵和静脉足泵等促进下肢静脉血液回流;②药物预防措施,评估 VTE 及出血风险后,选择低分子肝素、低剂量肝素和华法林等。对重点高危人群,应根据病情轻重、年龄、是否合并其他危险因素等来评估发生 DVT-PTE 的危险性以及出血的风险,给予相应的预防措施。

五、急救护理流程

肺血栓栓塞急救护理流程如图 5-8 所示。

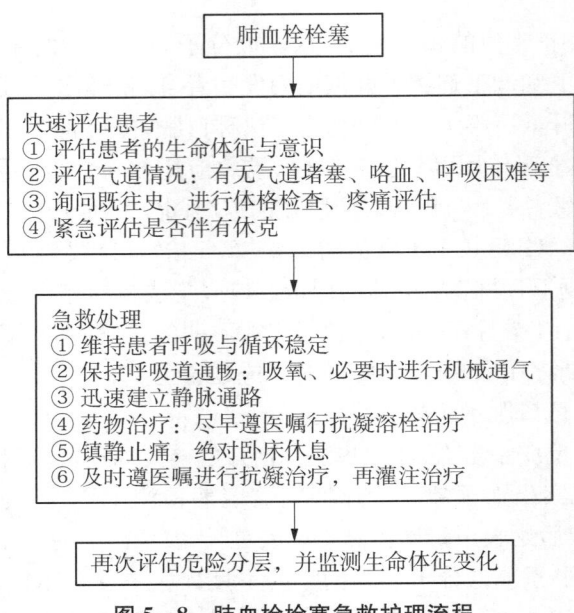

图 5-8 肺血栓栓塞急救护理流程

第九节 低钾血症

一、概述

人体钾全靠外界摄入，每日从食物中摄入钾 50～100 mmol，90%由小肠吸收。肾脏是排钾和调节钾平衡的主要器官，肾小球滤液中的钾先在近曲肾小管内被完全吸收，以后远曲肾小管细胞和集合管细胞再将过剩的钾分泌出来，从尿排出，使钾在体内维持平衡。但是，人体摄入钾不足时，肾脏不能明显地减少排钾，使钾保留于体内，故易引起缺钾。

血清钾浓度在 3.5～5.5 mmol/L，平均 4.2 mmol/L。通常以血清钾＜3.5 mmol/L 时称低钾血症。

二、病因与发病机制

(一) 病因

(1) 摄入不足。

(2) 排出过多。

1) 经胃肠道失钾：小儿失钾最重要的原因，常见于严重腹泻呕吐等伴有大量消化液丧失的患者。

2) 经肾失钾：成人失钾最重要的原因。引起肾排钾增多的常见因素有：利尿药的长期连续使用或用量过多；某些肾脏疾病；肾上腺皮质激素过多；远曲小管中不易重吸收的阴离子增多；镁缺失；碱中毒。

3) 经皮肤失钾：汗液含钾只有 9 mmol/L。在一般情况下，出汗不致引起低钾血症。但在高温环境中进行重体力劳动时，大量出汗亦可导致钾的丧失。

(3) 分布异常：K^+从细胞外向细胞内转移：如代谢性碱中毒、大量输注葡萄糖和胰岛素等。

(二) 临床表现

(1) 肌无力：为最早出现的症状。一般首先感觉四肢乏力，而后延及身体躯干，乃至呼吸肌，重者发生呼吸肌麻痹，引起呼吸困难而死亡。

(2) 消化道功能紊乱：表现恶心、呕吐、腹胀、肠鸣音减弱或消失等麻痹性肠梗阻症状。

(3) 心血管功能异常：包括心电图变化、心律失常和体位性低血压。低血钾时心电图典型的表现为：ST-T改变和U波出现。当血清钾<2.5 mmol/L时，可出现危及生命的复杂性室性律失常。

(4) 代谢性碱中毒：由于血钾过低，K^+从细胞内向细胞外转移，使Na^+和H^+交换增多（移出3个K^+，同时有2个Na^+和1个H^+移进细胞内），导致细胞外液H^+浓度降低；并且低钾还可使肾远曲小管Na^+、K^+交换减少，Na^+和H^+交换增多，引起H^+排出增加，出现反常酸性尿。患者可出现头晕、躁动不安、昏迷等碱中毒症状。

(三) 辅助检查

(1) 血清电解质钾<3.5 mmol/L。

(2) 低血钾时心电图典型的表现为：ST-T改变和U波出现。在无条件检测血钾时，心电图通常可以提供较可靠的依据，但并不是所有患者都会出现心电图改变，故心电图检查并非低钾血症的首选诊断手段。

三、急救与护理措施

(一) 紧急处理

(1) 遵医嘱补钾：根据低钾严重程度决定补钾途径、补钾量和补钾速度。严格遵循补钾原则：

1) 见尿补钾：监测尿量每小时尿量超过30 mL或每日尿量超过800 mL方能补钾。

2) 口服补钾：补充氯化钾首选口服途径，无法口服者静脉补充。患者严重低钾或出现严重低钾引起的严重心律失常时，为尽快纠正低钾血症，可选择中心静脉补充较高浓度的钾制剂，但为了减少心室内一过性高钾血症风险，避免从上腔静脉途径补充。

3) 浓度不高：一般情况下，5%葡萄糖1 000～1 500 mL加入3～5 g氯化钾，补钾溶液浓度低于0.3%。

4) 滴速不快：每小时的入量不超过1 g。

5) 总量不多：一般低钾每日补氯化钾3～6 g，严重低钾每日需补充8～10 g氯化钾。

6) 禁止静脉推注：禁止静脉直接推注氯化钾，以免血浓度突然升高导致心脏骤停。机体内的钾主要分布在细胞内，仅有约2%存在于细胞外，因此，根据血钾浓度不能准确估算患者的缺钾量，必须在使用过程中监测血钾变化以调整补钾量。

(2) 观察病情：补钾过程中监测患者心率、心律变化、心电图和意识状态、瞳孔、生命体征、肢体活动等变化，注意有无恶心、呕吐、剧烈头痛、抽搐等情况。

(3) 病因治疗：遵医嘱用药，治疗呕吐、腹泻等，减少钾继续丢失，纠正碱中毒。

四、急救护理流程

低钾血症急救护理流程如图5-9所示。

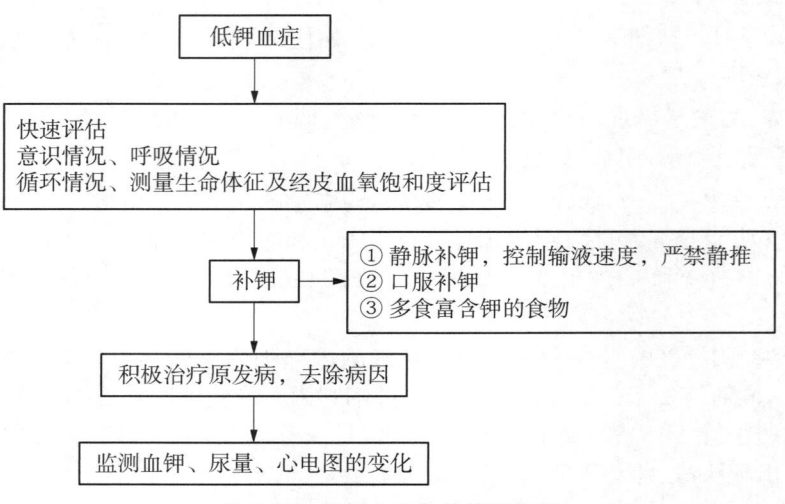

图 5-9 低钾血症急救护理流程

第十节　高钾血症

一、概述

高钾血症指人体血清钾浓度>5.5 mmol/L。

二、病因与发病机制

（一）病因

常见的病因有：①钾排出减少：如急性肾衰竭、应用保钾利尿药（如螺内酯、氨苯蝶啶）、盐皮质激素分泌不足等；②体内钾分布异常：细胞内钾移出至细胞外，见于溶血、严重组织损伤（如挤压综合征、大面积烧伤）、代谢性酸中毒等；③钾摄入过多：口服或静脉输入过多钾、使用含钾药物或输入大量库存血等。

（二）发病机制

钾离子是细胞内液中的主要阳离子，钾离子浓度及其在细胞膜两侧的比值相对稳定，可以维持心肌和神经肌肉的正常应激性，正常的血钾浓度为3.5～5.5 mmol/L。钾摄入过多、钾排出减少、细胞内钾转移等多种原因均可引起钾代谢异常，导致血钾浓度>5.5 mmol/L，从而引起高钾血症。

三、临床评估与判断

（一）典型临床表现

高钾血症的临床表现取决于原发疾病、血钾升高程度、速度等，患者一般无特异症状，主要是钾对心肌和骨骼肌的毒性作用。

（1）心肌损害表现：抑制心肌收缩，出现心率缓慢、心律不齐，严重时心室颤动、心脏停搏。同时低 Na^+、低 Ca^{2+}、高 Mg^{2+}，可加剧高血钾对心肌的危害。

(2) 高钾血症早期表现：常有四肢及口周感觉麻木、极度疲乏、肌肉酸疼、肢体苍白、湿冷。

(3) 严重高钾血症表现：血钾浓度达到 7 mmol/L 时，四肢麻木软瘫，先为躯干，后为四肢，最后影响到呼吸肌，发生窒息，都会有心电图的异常变化。

(4) 心电图改变：①P 波压低、增宽或消失；②P-R 间期延长，QRS 波增宽；③T 波高尖，Q-T 间期缩短或正常；④心率减慢（可伴有心律不齐），甚至停搏；⑤发展到严重阶段，心电图波形呈正弦波形。其中高尖的 T 波是最特征性的改变。

(5) 对酸碱平衡的影响：高钾血症因细胞外液 K^+ 离子浓度增高，K^+ 向细胞内转移，H^+ 向细胞外转移；肾小管排 K^+ 增多、排 H^+ 减少，这两方面都可导致代谢性酸中毒。

（二）观察评估要点

(1) 血常规：有引起高钾血症原因的患者，当出现无法用原发病解释的临床表现时，应考虑到有高钾血症的可能，应立即作血钾浓度测定，当血清钾＞5.5 mmol/L，即可确诊。

(2) 心电图：早期 T 波高而尖，Q-T 间期延长，随后出现 QRS 波增宽，P-R 间期延长。

四、急救与护理措施

（一）紧急处理

(1) 静脉注射钙剂：如葡萄糖酸钙、氯化钙等，可降低阈电位的绝对值，使其与膜静息电位的差值趋于正常，从而使心肌细胞的兴奋性恢复正常，改善钾对于心脏的抑制作用。一般数分钟之内便可起效，但需要多次静注。另外，钙剂不能调节血钾浓度，故需配合降血钾治疗。

(2) 使用胰岛素和葡萄糖：胰岛素可促使钾离子由细胞外转移至细胞内，从而降低血钾水平。适用于各种高钾血症，尤其适用于伴有晚期肾脏疾病的患者。因胰岛素的降血糖作用显著，故为了避免引发低血糖，需同时给予葡萄糖。

(3) 静脉滴注乳酸钠或碳酸氢钠：此类药物可以扩充血容量，从而稀释性降低血钾；碱化血液，纠正酸中毒；促使钾转移至细胞内，降低血钾；拮抗钾对于心脏的抑制作用等。静滴开始之后，可在数分钟之内起效。由于乳酸钠需要经过肝脏代谢，故肝功能不全患者慎用。另外，碳酸氢钠勿与葡萄糖酸钙混合使用，以防生成碳酸钙沉淀而影响药效。

(4) 使用排钾利尿剂：如呋塞米、依他尼酸等，可促进钾经肾脏的排泄，适用于肾脏功能正常或者轻度受损的患者。

（二）一般治疗

在发现高血钾病情之后，应停止服用含钾多的药物以及食用含钾多的食物、及时清理体内坏死组织（由创伤引起，当组织被破坏后，细胞内的钾离子可转移至细胞外，使血钾升高）、避免输入库存血、积极治疗原发疾病等。

（三）药物治疗

选择性 β_2 受体激动剂：如沙丁胺醇、克伦特罗等，可以促进细胞外的钾转移至细胞内，使血钾水平降低，同时可以促进胰岛素的释放，进一步增强降低血钾的效果。此类药物可能引起心动过速、心绞痛等副作用，不适用于冠状动脉疾病活动期（如急性不稳定型心绞痛、急性非 ST 段抬高型心肌梗死）的患者。

（四）严密观察病情变化

(1) 高钾血症患者病情危重变化迅速、随时都可能出现严重的并发症。

（2）密切观察患者的意识、精神状态、面色、生命体征、心电图、尿量的变化，注意有无出冷汗、四肢末梢发凉等，警惕代谢性酸中毒和心脏骤停的发生。

（3）经常询问患者乏力、胸闷等不适症状的改善情况，并注意伴随的症状和程度。

（4）严密观察心率、心律、心电图示波形态的变化，及早识别各种心律失常，及时报告医生并配合抢救。

（5）定时进行心电图检查和血电解质的检测，了解高钾血症的演变情况。

1）注意监测脉搏、心率的强度及次数。

2）注意测量血压及血糖，以便了解病情发展程度，有助于及时采取干预措施。

3）对于重度高钾血症患者，应持续性心电监护，以便及时发现心电图异常状况，并能在第一时间施救。

（6）预防措施

1）正常人：需保持低钾饮食、合理搭配膳食、三餐规律、戒烟戒酒、定期运动、定期体检的习惯，以便减少钾摄入、提高机体抗病能力、早日发现高钾血症病情。

2）肾脏疾病及肾上腺皮质功能减退症等疾病患者：需定期至医院检查肾功能及电解质，必要时做心电图检测，以便及时采取治疗措施。

3）长期应用升血钾药物的患者：最好与医生商量停用此类药物，寻找其他药物作为替代，若无替代药物，则尽量减少此类药物的用量。

五、急救护理流程

高钾血症急救护理流程如图5-10所示。

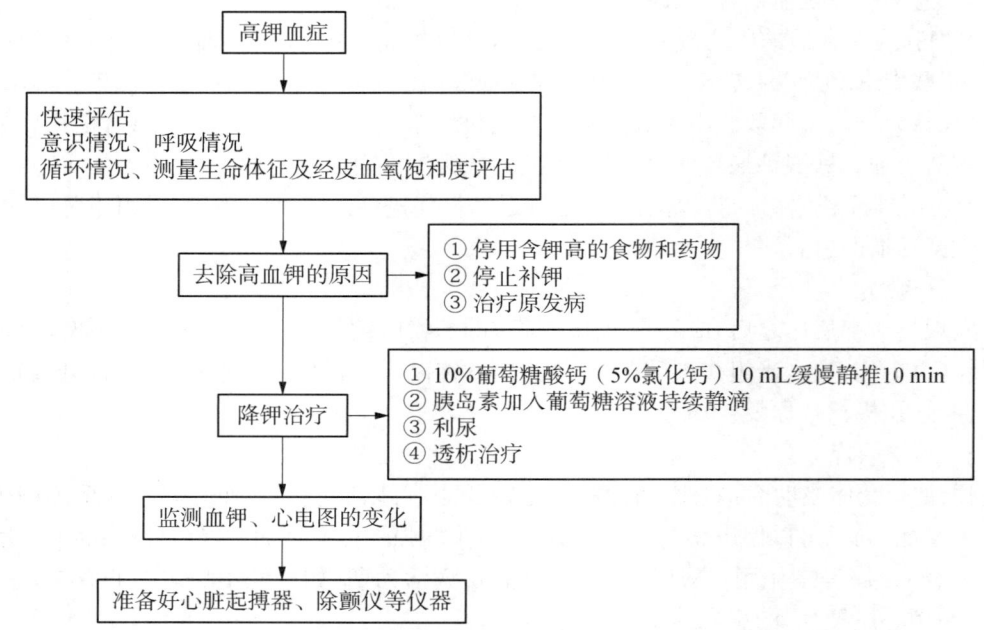

图5-10 高钾血症急救护理流程

【参考文献】

[1] 葛均波,徐永健,王辰.内科学[M].9版.北京:人民卫生出版社,2018:781.
[2] 桂莉,金静芬.急危重症护理学[M].5版.北京:人民卫生出版社,2022:75-79.
[3] 国家心血管病中心,中国医师协会,中国医师协会高血压专业委员会,等.中国高血压临床实践指南[J].中华心血管病杂志,2022,50(11):1050-1095.
[4] 沈洪,刘中民.急诊与灾难医学[M].8版.北京:人民卫生出版社,2017:207-209.
[5] 冯丽.急诊急救实用护理规范[M].上海:复旦大学出版社,2021:229,343.
[6] 金静芬,刘颖青.急诊专科护理[M].北京:人民卫生出版社,2018:71.

第六章
心血管专科介入诊疗及护理常规

第一节 冠状动脉造影

一、名词定义

冠状动脉造影术是指将特制的心导管经桡动脉、肱动脉、股动脉送到主动脉根部,分别插入左、右冠状动脉口,注入少量碘造影剂,使冠状动脉及其主要分支显影,能较明确地揭示冠状动脉的解剖畸形及其阻塞性病变位置、程度与范围。

二、目的

冠状动脉造影术可以提供冠状动脉病变的部位、性质、程度、范围、侧支循环状况等的准确资料,有助于选择最佳治疗方案和判断预后,是临床诊断冠心病的"金标准"。

三、适应证

(1) 高危职业者,无症状,但高度怀疑冠心病。
(2) 有典型的缺血性心绞痛症状。
(3) 无创检查如运动平板试验、动态心电图等提示有心肌缺血改变,而无临床症状。
(4) 不明原因的心律失常或心力衰竭。
(5) 不明原因的左心功能不全,主要见于缺血性心肌病或扩张型心肌病,进行鉴别。
(6) 冠状动脉介入治疗(PCI)或冠状动脉旁路移植术(CABG)后复发心绞痛。
(7) 不典型胸痛,难以与心绞痛进行鉴别,为明确诊断。
(8) 无创检查提示与原梗死部位无关的缺血改变者,为进一步明确冠状动脉病变范围、部位及程度。
(9) 高龄患者如高血压心脏病、糖尿病、风湿性心脏病等,明确是否合并动脉疾病或选择治疗方案时。

四、禁忌证

(1) 碘剂或造影剂过敏。
(2) 严重的肝、肾功能障碍。

(3) 严重的心肺功能不全。
(4) 有发热及重度感染性疾病的患者。
(5) 凝血功能障碍的患者。
(6) 严重的电解质紊乱—低钾血症。
(7) 严重心律失常患者,如室性心律失常、快速心房颤动等。
(8) 身体状况较差,不能耐受该项检查者。

五、操作规范

(一) 术前准备

(1) 向患者及家属介绍手术的方法及意义,术前 30 min 口服安定片。
(2) 训练患者床上排便。
(3) 术前完善超声心动图、X 线、心电图、三大常规、生化、凝血指标等检查。
(4) 术前口服抗血小板聚集药物,禁食。
(5) 根据需要行上肢穿刺部位或腹股沟及会阴备皮及清洁工作。
(6) 指导患者着病号服,术前排空膀胱。
(7) 建立静脉通路留置静脉留置针(避开术侧肢体)。
(8) 测血压、脉搏、呼吸,填写介入诊疗安全检查/转运交接单,与导管室转运人员交接病历及有关病情,由转运人员将患者送至导管室。

(二) 术中配合

(1) 告知患者,球囊扩张时,可出现胸闷、心绞痛发作的症状,做好安慰解释工作。
(2) 严密监测患者生命体征、心律、心率变化,出现异常及时通知医生。
(3) 术中患者属于清醒状态,应与患者交谈,分散患者注意力,减轻紧张焦虑情绪。
(4) 维持静脉通路,准确及时给药。
(5) 术中避免咳嗽,如有不适,及时告知医生。

(三) 术后护理常规

(1) 日常护理

1) 术后返回病房测量生命体征,遵医嘱给予心电监护,如有异常,及时告知医生。
2) 查看伤口、末梢循环情况,并做好护理记录。
3) 碘造影剂体内积蓄时间长会损害肾脏,术后 24 h 饮水 1 000～1 500 mL,以利于造影剂的排出。
4) 对于术前肾功能异常(尤其是肌酐清除率<30 mL/min),术前 6～12 h 及术后 12 h 持续静脉输入生理盐水 1～1.5 mL/(kg·h)水化治疗。
5) 遵医嘱服用抗血小板聚集药物,服药期间应注意有无出血、黑便等不良反应。
6) 体位:在患者病情允许的情况下,术后可让患者及早下床活动,无需卧床休息。

(2) 不同穿刺部位的观察与护理

1) 经桡动脉穿刺者:使用压迫器加压止血,每 2 h 旋转按钮放松一圈,加压止血 6 h 后,不出血可拆除压迫器。

2）经股动脉穿刺者：术肢制动，沙袋压迫 6～8 h，保持患肢平放，勿弯曲；拆除绷带可自由活动。

(3) 并发症的观察与护理

1）急性冠状动脉闭塞：常表现为血压下降、心室颤动或停搏而死亡，应及时告知手术医生，尽快恢复冠脉血流。

2）心肌梗死：由病变处急性血栓形成所致，术后应严密观察患者有无胸闷、胸痛等症状，以及心电图有无心肌缺血的动态改变。

3）局部出血、血肿：术前合理控制血压，术中提高动脉穿刺成功率和操作技能，术后严格压迫止血及制动。

4）腹膜后血肿：提高穿刺成功率，穿刺点定位准确。严重者应行外科剖腹探查。

5）假性动脉瘤：切实有效的压迫股动脉是预防假性动脉瘤的有效措施。

6）动脉血栓或栓塞。

7）对造影剂或局部麻醉药的过敏反应、肾功能损害。

(4) 健康教育

1）术前：患者完成各类检查，了解手术的方法及意义；术前禁食、排空膀胱、口服抗血小板药物，病号服反穿、去除身上金属物品。

2）术中：告知患者术中避免咳嗽，如有不适，及时告知医生。

3）术后

a. 鼓励患者适量饮水，术后 24 h 饮水 1 000～1 500 mL，以利于造影剂的排出。

b. 在患者病情允许的情况下，无头晕等不适反应可下床活动。

c. 嘱患者术侧肢体 7 d 不提重物、3 d 不沾水。

d. 指导患者合理饮食：术后即可进食，少食多餐。

六、意外处理

冠状动脉介入治疗应急预案如下。

(1) 保持安静，卧床休息，给予心电监护，观察患者心率、生命体征及心电图的变化。

(2) 观察穿刺处有无出血、血肿、瘀斑，观察末梢循环血供情况。

(3) 做好冠脉造影术并发症的护理，并及时处理。

(4) 一般护理：休息、心电监测、饮食与排便、心理护理。

(5) 并发症的护理：急性冠状动脉闭塞者尽快恢复冠脉血流；注意术后心电图有无心肌缺血的动态改变防范心肌梗死的发生；术后严格压迫止血及制动以减少局部出血、血肿；提高穿刺成功率，防止腹膜后血肿；切实有效的压迫股动脉是预防假性动脉瘤的有效措施；遵医嘱口服抗凝药物预防动脉血栓或栓塞。

七、冠状动脉造影护理操作流程

(一) 操作流程及行为规范

见表 6-1。

表 6-1　冠状动脉造影护理操作流程

项目	操作流程	行为规范
操作准备	1. 着装整洁、洗手、戴口罩 2. 核对医嘱、床号、姓名 3. 环境准备:安静、安全、适合操作 4. 用物准备:血压计、听诊器、心电监护仪	操作者自身、物品、环境准备符合要求
评估解释	1. 核对医嘱、床号、姓名 2. 评估患者病情、意识状态、自理能力、合作程度、穿刺部位皮肤及动脉搏动情况、过敏史 3. 向患者解释手术的目的、方法及注意事项,取得患者配合	"您好!请问您叫什么名字?腕带给我看一下好吗?为了明确您冠状动脉的阻塞性病变位置、程度,今天要做冠脉造影术,冠脉造影是指用特制的心导管经桡动脉送至主动脉根部,分别插入左、右冠状动脉口,注入少量碘造影剂,使冠状动脉及其主要分支显影,为了保证手术顺利进行,我要给您进行全面评估,请您配合一下好吗?那我先检查一下您的术侧肢体的皮肤及动脉搏动情况,嗯,都好的;您有药物过敏吗?没有是吧?好的,谢谢您的配合。"
操作要点	1. 术前护理 (1) 术前指导:在患者腕带上粘贴绿色标识,进行呼吸、闭气、咳嗽训练以便术中配合;进行床上排便训练,避免术后因卧位不习惯引起排便困难 (2) 遵医嘱口服抗血小板聚集药物 (3) 双上肢及会阴部备皮,留置静脉套管针 2. 术中配合 (1) 核对医嘱、床号、姓名 (2) 协助患者仰卧于造影诊断床上,脱去衣物后盖好毛毯 (3) 连接监护电极胶并固定,防止电极或导线出现在造影操作视野内 (4) 测量并记录血压、心率、呼吸 (5) 协助医生进行皮肤消毒、铺无菌巾、穿手术衣 (6) 协助医生连接压力换能器、测压管、注射器、采集血氧标本 (7) 检查结束后,拔出动脉鞘管,局部加压器压迫止血 3. 术后护理 (1) 生命体征的观察:体温、脉搏、呼吸、血压、心电监护等 (2) 观察伤口渗血、末梢循环血运情况 (3) 不同穿刺部位的观察与护理 1) 经桡动脉穿刺者:穿刺处加压止血包扎,根据出血情况每 2h 减压一次,6h 后伤口	"您好!请问您叫什么名字?腕带给我看一下好吗?我现在要在您的腕带上粘贴绿色标识,代表您今天要做手术,现在我要进行呼吸、闭气、咳嗽训练,请您根据我说的来做好吗?来,吸气、闭气、呼气,很好,下面咳嗽训练,先缓慢的深呼吸、屏气、张开嘴巴咳嗽,非常好!我教您的如何使用便器和床上排便的方法学会了吗?会了是吧,好的,谢谢您的配合!请随转运师傅去 DSA 室行冠脉造影术。" "您好!请问您叫什么名字?腕带给我看一下好吗?现在要为您做冠脉造影了,请您保持平卧,不要随意乱动,手术过程中有不舒服及时告诉我,好吗?" "××,您好!现在冠脉造影已经做完了,手术的情况我们会详细记录,如果您需要刻录光盘,我会联系您的医生为您刻好,我和转运师傅会送您返回病房,再跟您说一下,您是从桡动脉做的手术,为了伤口止血,现在您的伤口上有个压迫器,医生会每 2h 为您放松一圈,6h

续 表

项目	操作流程	行为规范
	不出血可拆除加压器 2) 经股动脉穿刺者:术侧肢体制动并加压包扎,沙袋压迫6~8h,健肢可活动,保持患肢平放,勿弯曲,拆除绷带后可自由活动 4. 饮食指导:术后即可进食,但不宜过饱,适量饮水,术中应用碘造影剂,体内积蓄时间长会损害肾脏,术后24 h饮水1 000~1 500 mL,以利于造影剂的排出	后不出血就可以拆掉了,建议您将患侧肢体抬高,以减轻局部肿胀。(股动脉:您是从股动脉做的手术,为了防止出血,术侧肢体要制动,同时会给您用沙袋压迫伤口6~8h,但是健侧肢体可活动,患肢尽量保持平放,不要弯曲,拆除绷带后就可以自由活动了)。回到病房后没有恶心呕吐可进食清淡易消化的食物,适量饮水1 000~1 500 mL,这样有利于造影剂的排出,我说的这些您都记住了吗?记住了是吧?好的谢谢您的配合!"
整理	1. 将患者转运至病房后整理床单位,协助患者取舒适体位 2. 测量血压、脉搏、呼吸 3. 严密监测患者生命体征及心电图变化 4. 观察穿刺部位有无出血、血肿、检查穿刺动脉末梢及血运情况 5. 洗手、书写护理文书、处理医嘱	"××,您好!现在您已经回到病房了,我给您测量一下生命体征;您的血压××、脉搏××、呼吸××,生命体征还可以,我看一下您的伤口(摸动脉搏动,股动脉穿刺应拉帘),都很好,现在帮您整理床单位,您有什么需要,请按呼叫器,我会过来帮助您的,再次谢谢您的配合。"

(二)操作评分标准

见表6-2。

表6-2 冠状动脉造影护理操作评分标准

科室:　　　　　姓名:　　　　　日期:　　　　　成绩:

项目	考核要点	标准分	扣分说明
操作前准备 (10分)	1. 仪表端庄,着装整洁,洗手、戴口罩	2	
	2. 核对医嘱、床号、姓名	2	
	3. 环境准备:安静、安全、适合操作	3	
	4. 用物准备:血压计、听诊器、心电监护仪	3	
解释评估 (10分)	5. 核对医嘱、床号、姓名	2	
	6. 评估患者病情、意识状态、自理能力、合作程度、穿刺部位皮肤及动脉搏动情况、过敏史	4	
	7. 向患者解释手术的目的、方法及注意事项,取得患者配合	4	
操作步骤 (60分)	8. 术前护理 (1) 术前指导:在患者腕带上粘贴绿色标识,进行呼吸、闭气、咳嗽训练以便术中配合;进行床上排便训练 (2) 遵医嘱口服抗血小板聚集药物 (3) 双上肢及会阴部备皮,留置静脉套管针	20	

续表

项目	考核要点	标准分	扣分说明
	9. 术中配合 （1）核对医嘱、床号、姓名 （2）协助患者仰卧于造影诊断床上，脱去衣物后盖好毛毯 （3）连接监护电极胶并固定，防止电极或导线出现在造影操作视野内 （4）测量并记录血压、心率、呼吸 （5）协助医生进行皮肤消毒、铺无菌巾、穿手术衣 （6）协助医生连接压力换能器、测压管、注射器、采集血氧标本 （7）检查结束后，拔出动脉鞘管，局部加压器压迫止血	20	
	10. 术后护理 （1）生命体征的观察：体温、脉搏、呼吸、血压、心电监护等 （2）观察伤口渗血、末梢循环血运情况 （3）不同穿刺部位的观察与护理 1）经桡动脉穿刺者：穿刺处加压止血包扎，根据出血情况每2 h减压一次，6 h后伤口不出血可拆除加压器 2）经股动脉穿刺者：术侧肢体制动并加压包扎，沙袋压迫6～8 h，健肢可活动，保持术肢平放，勿弯曲，拆除绷带可自由活动 （4）饮食指导：进食清淡易消化的饮食，适量饮水（1 500～2 000 mL），有利于造影剂的排出	20	
操作后 （10分）	11. 将患者转运至病房后整理床单位，协助患者取舒适体位	2	
	12. 测量血压、脉搏、呼吸	2	
	13. 严密监测患者生命体征及心电图变化	2	
	14. 观察穿刺部位有无出血、血肿、检查穿刺动脉末梢及血运情况	2	
	15. 洗手、书写护理文书、处理医嘱	2	
熟练程度 （5分）	16. 动作熟练、规范、无菌观念强	3	
	17. 沟通自然、语言通俗、配合默契	2	
理论提问 （5分）	18. 冠脉造影术的护理注意事项	5	
总分		100	

(三) 注意事项

（1）生命体征的监测：根据病情测血压、脉搏、呼吸，前4次每15～30 min测量一次，后4次每2 h测量一次，观察患者伤口有无出血、血肿、感染等情况。

（2）术后鼓励患者适量饮水，以加速造影剂的排泄。

（3）术后24 h，嘱患者逐渐增加活动量，起床、下蹲应动作缓慢，不要突然用力。

八、新发展阶段

研究表明,将冠状动脉计算机断层成像血管造影(CTA)影像与冠脉造影(coronary angiography,CAG)图像实时融合,将 CTA 影像数据导入数字减影血管造影(digital subtraction angiography,DSA)室血管机的工作站,运用透视图像相融合的多影像技术,将患者血管的影像作为参考图放到介入室屏幕,调整图像的投照角度、缩放,使输出的影像与实时透视相融合,在行 PCI 时予以实时指导,使术者在 PCI 中可以有针对性地进行治疗,从而弥补冠脉造影时无法显示闭塞血管走形的不足,提高手术效率和安全性。

第二节 经皮冠状动脉介入治疗

一、名词定义

经皮冠状动脉介入治疗是用心导管技术疏通狭窄甚至闭塞的冠状动脉管腔,从而改善心肌血流灌注的方法,包括经皮冠状动脉内支架植入术、冠状动脉内旋切术、旋磨术和激光成形术。

二、目的

是将不锈钢或合金材料制成的支架永久性的放置于冠状动脉病变处,经球囊扩张释放或自我膨胀方式支撑住血管壁,以保持冠状动脉管腔的通畅,目的是为了防止和减少经皮冠状动脉腔内血管成形术(percutaneous transluminal coronary angioplasty,PTCA)后急性冠状动脉闭塞和后期再狭窄。

三、适应证

(1) 不稳定型心绞痛、非 ST 段抬高型心肌梗死。

(2) 稳定型心绞痛:冠状动脉左主干病变>50%、前降支近段狭窄 70%,同时伴左心室功能减退的 2 支或 3 支病变;心绞痛药物治疗无效且伴有血管狭窄>70%;呼吸困难或慢性心力衰竭。

(3) 6h 以内的急性心肌梗死或 6h 以上仍有持续性胸痛、急性心肌梗死早期并发心源性休克或急性心力衰竭,积极内科治疗无好转、冠脉内溶栓治疗失败、胸痛症状持续不缓解、溶栓治疗有禁忌证、溶栓治疗成功后再闭塞或心肌梗死后早期(2周内)症状复发者,需行急诊 PCI 手术治疗。

(4) 冠脉 CTA 等影像学检查发现或高度怀疑冠状动脉中度以上狭窄或存在不稳定斑块。

(5) 陈旧性心梗伴新发心绞痛,经内科保守治疗无效者、伴有心功能不全、临床辅助检查提示室壁瘤形成者。

四、禁忌证

无心肌缺血或心肌梗死症状和证据者。详见第六章第一节。

五、操作规范

(一) 术前准备

详见第六章第一节。

（二）术中配合

详见第六章第一节。

（三）术后护理常规

1. 日常护理

（1）严格抗凝治疗，遵医嘱给予阿司匹林片、替格瑞洛片联合抗凝治疗，并严密观察全身及穿刺局部的出血情况。

（2）低血压的防治：与患者精神紧张、禁食、禁水有关，严密监测血压、心率、尿量变化，术后患者无恶心呕吐可进食，补充能量。详见第六章第一节。

2. 并发症的观察与护理

（1）支架内血栓形成：是指支架植入后，在多种因素的作用下冠状动脉出现完全或者不完全的阻塞，严密观察患者有无心绞痛、心脏性休克等情况，如出现上述症状应紧急行PCI清除管腔内血栓，及时开通血管。

（2）冠状动脉穿孔（简称冠脉穿孔）和心脏压塞：术前应全面评估患者的病情，术中谨慎操作，仔细阅读造影影像是避免发生冠脉穿孔的关键。

（3）急性冠状动脉闭塞：常表现为血压下降、心室颤动或停搏而死亡，应及时告知手术医生，尽快恢复冠脉血流。

（4）局部出血、血肿：术前合理控制血压，术中提高穿刺成功率，术后严格压迫止血及制动。

（5）严重的心律失常：多因应激反应、心肌灌注不足、再灌注损伤等多种因素相互作用引起，包括心室颤动和室性心动过速，须立即电复律治疗。

（6）消化道出血：患者长期服用抗凝药，服药期间观察患者有无皮肤瘀斑、淤血、牙龈出血、大小便便血等症状。

（7）血管迷走反射：严密观察患者有无心率、血压骤降、面色苍白、意识模糊等症状，做好术前宣教，缓解精神紧张及疼痛刺激，避免诱发因素。

（8）焦虑和抑郁：PCI术后患者比较容易出现焦虑、抑郁等负面情绪，焦虑、抑郁等负面情绪，术后及时给予心理干预，改善患者的预后、促进心脏康复。

3. 健康教育

（1）术前：详见第六章第一节。

（2）术中：详见第六章第一节。

（3）术后：嘱患者遵医嘱服用抗血小板聚集药物，同时观察有无皮肤瘀斑、淤血等症状，女性患者要注意有无经期延长、月经量增多。心理护理：安慰疏导患者，消除患者的顾虑，减轻身心压力，促进患者康复。

详见第六章第一节。

六、意外处理

冠状动脉介入治疗应急预案如下。

（1）保持安静，卧床休息，给予心电监护，观察患者生命体征及心电图的变化。

（2）观察桡动脉穿刺处有无出血、血肿、瘀斑、末梢循环血供情况。

(3) 做好冠脉造影术并发症的护理,并及时处理。

(4) 一般护理:休息、心电监测、饮食与排便、心理护理。

(5) 并发症的护理:急性冠状动脉闭塞者尽快恢复冠脉血流;注意术后心电图有无心肌缺血的动态改变防范心肌梗死的发生;术后严格压迫止血及制动以减少局部出血、血肿;提高穿刺成功率,防止腹膜后血肿;切实有效的压迫股动脉是预防假性动脉瘤的有效措施;遵医嘱口服抗凝药物预防动脉血栓或栓塞。

七、经皮冠状动脉介入治疗护理操作流程

(一) 操作流程及行为规范

见表6-3。

表6-3 经皮冠状动脉介入治疗护理操作流程

项目	操作流程	行为规范
操作准备	1. 着装整洁、洗手、戴口罩 2. 核对医嘱、床号、姓名 3. 环境准备:安静、安全、适合操作 4. 用物准备:血压计、听诊器、心电监护仪	操作者自身、物品、环境准备符合要求
评估解释	1. 核对医嘱、床号、姓名 2. 评估患者病情、意识状态、自理能力、合作程度、穿刺部位皮肤及动脉搏动情况、过敏史 3. 向患者解释手术的目的、方法及注意事项,取得患者配合	"您好!请问您叫什么名字?腕带给我看一下好吗?为了给您疏通狭窄甚至闭塞的冠状动脉管腔,从而改善心肌血流灌注的,今天要做经皮冠状动脉介入治疗,经皮冠状动脉介入治疗是指将不锈钢或合金材料制成的支架永久性的放置于冠状动脉病变处,以保持冠状动脉管腔的通畅,为了保证手术顺利进行,我要给您进行全面评估,请您配合一下好吗?那我先检查一下您的术侧肢体的皮肤及动脉搏动情况,嗯,都好的;您有药物过敏吗?没有是吧?好的,谢谢您的配合。"
操作要点	1. 术前护理 (1) 术前指导:在患者腕带上粘贴绿色标识,进行呼吸、闭气、咳嗽训练以便术中配合;进行床上排便训练、避免术后因卧位不习惯引起排便困难 (2) 遵医嘱口服抗血小板聚集药物 (3) 双上肢及会阴部备皮,留置静脉套管针 2. 术中配合 (1) 核对医嘱、床号、姓名 (2) 协助患者仰卧于介入床上,脱去衣物后盖好毛毯 (3) 连接监护电极胶并固定,防止电极或导线出现在造影操作视野内	"您好!请问您叫什么名字?腕带给我看一下好吗?我现在要在您的腕带上粘贴绿色标识,代表您今天要做手术,现在我要进行呼吸、闭气、咳嗽训练,请您根据我说的来做好吗?来,吸气、闭气、呼气,很好,下面咳嗽训练,先缓慢的深呼吸,屏气,张开嘴巴咳嗽,非常好!我教您的如何使用便器和床上排便的方法学会了吗?会了吧,好的,谢谢您的配合!请随转运师傅去DSA室行经皮冠状动脉介入术。"

续　表

项目	操作流程	行为规范
	（4）测量并记录血压、心率、呼吸 （5）协助医生进行皮肤消毒、铺无菌巾、穿手术衣 （6）协助医生连接压力换能器、测压管、注射器、采集血氧标本 （7）检查结束后，拔出动脉鞘管，局部加压器压迫止血 3. 术后护理 （1）生命体征的观察：体温、脉搏、呼吸、血压、心电监护等 （2）观察伤口渗血、末梢循环血运情况 （3）不同穿刺部位的观察与护理 1）经桡动脉穿刺者：穿刺处加压止血包扎，根据出血情况每 2h 减压一次，6h 后伤口不出血可拆除加压器 2）经股动脉穿刺者：术侧肢体制动并加压包扎，沙袋压迫 6～8h，健肢可活动，保持患肢平放，勿弯曲，拆除绷带可自由活动 （4）低血压的防治：手术后极易发生低血压，与患者精神紧张、禁食、禁水有关，术后即可进食，但不宜过饱。适量饮水，术中应用碘造影剂，体内积蓄时间长会损害肾脏，术后 24h 饮水 1 000～1 500 mL，心功能不好的患者需补液 1 000～1 500 mL。以利于造影剂的排出，并注意水电解质平衡 （5）严格抗凝治疗，遵医嘱给予阿司匹林片、替格瑞洛片联合抗凝治疗，并严密观察全身及穿刺局部的出血情况	"您好！请问您叫什么名字？腕带给我看一下好吗？现在要为您做冠脉介入术了，请您保持平卧，不要随意乱动，手术过程中有不舒服及时告诉我，好吗？" "××，您好！现在冠脉介入术已经做完了，手术的情况我们会详细记录，如果您需要刻录光盘，我会联系您的医生为您刻好，我和转运师傅会送您返回病房，再跟您说一下，您是从桡动脉做的手术，为了伤口止血，现在您的伤口上有个压迫器，医生会每 2h 为您放松一圈，6h 后不出血就可以拆掉了，建议您将患侧肢体抬高，以减轻局部肿胀。（股动脉：您是从股动脉做的手术，为了防止出血，术侧肢体要制动，同时会给您用沙袋压迫伤口 6～8h，但是健侧肢体可活动，术肢尽量保持平放，不要弯曲，拆除绷带后就可以自由活动了）。回到病房后没有恶心呕吐可进食清淡易消化的食物适量饮水约 1 000～1 500 mL，这样有利于造影剂的排出，还能减少低血压的发生；您回病房后要遵医嘱服用抗血小板药物，不可自行停药，如出现皮肤瘀斑、淤血、牙龈出血、大小便便血的情况要及时告诉我好吗？我说的这些您都记住了吗？记住了是吧？好的，那您好好休息，谢谢您的配合！"
整理	1. 将患者转运至病房后整理床单位，协助患者取舒适体位 2. 测量血压、脉搏、呼吸 3. 严密监测患者生命体征及心电图变化 4. 观察穿刺部位有无出血、血肿、检查穿刺动脉末梢及血运情况 5. 心理护理：安慰疏导患者，减轻患者情绪负担 6. 洗手，书写护理文书，处理医嘱	"××，您好！现在您已经回到病房了，我给您测量一下生命体征；您的血压××、脉搏××、呼吸××，生命体征还可以，我看一下您的伤口（摸动脉搏动，股动脉穿刺应拉帘），都很好，现在帮您整理床单位，您不要太担心，只要按时服药，适量运动，可以控制的很好的，如果你有什么担忧及时告诉我，我也会经常来看您的，再次谢谢您的配合。"

（二）操作评分标准

见表 6-4。

表 6-4　经皮冠状动脉介入治疗护理操作评分标准

科室：　　　　　　姓名：　　　　　　日期：　　　　　　成绩：

项目	考核要点	标准分	扣分说明
操作前准备 （10分）	1. 仪表端庄，着装整洁、洗手、戴口罩	2	
	2. 核对医嘱、床号、姓名	2	
	3. 环境准备：安静、安全、适合操作	3	
	4. 用物准备：血压计、听诊器、心电监护仪	3	
解释评估 （10分）	5. 核对医嘱、床号、姓名	2	
	6. 评估患者病情、意识状态、自理能力、合作程度、穿刺部位皮肤及动脉搏动情况、过敏史、用药史	4	
	7. 向患者解释手术的目的、方法及注意事项，取得患者配合	4	
操作步骤 （60分）	8. 术前护理 （1）术前指导：在患者腕带上粘贴绿色标识，进行呼吸、闭气、咳嗽训练以便术中配合；进行床上排便训练 （2）遵医嘱口服抗血小板聚集药物 （3）双上肢及会阴部备皮，留置静脉套管针	20	
	9. 术中配合 （1）核对医嘱、床号、姓名 （2）协助患者仰卧于造影诊断床上，脱去衣物后盖好毛毯 （3）连接监护电极胶并固定，防止电极或导线出现在造影操作视野内 （4）测量并记录血压、心率、呼吸 （5）协助医生进行皮肤消毒、铺无菌巾、穿手术衣 （6）协助医生连接压力换能器、测压管、注射器、采集血氧标本 （7）检查结束后，拔出动脉鞘管，局部加压器压迫止血	20	
	10. 术后护理 （1）生命体征的观察：体温、脉搏、呼吸、血压、心电监护等 （2）观察伤口渗血、末梢循环血运情况 （3）不同穿刺部位的观察与护理 1）经桡动脉穿刺者：穿刺处加压止血包扎，根据出血情况每 2 h 减压一次，6 h 后伤口不出血可拆除加压器，可抬高患肢，减少局部肿胀 2）经股动脉穿刺者：术侧肢体制动并加压包扎，沙袋压迫 6～8 h，健肢可活动，保持患肢平放，勿弯曲，拆除绷带后可自由活动 （4）护理指导：进食清淡易消化的饮食，适量饮水（1 500～2 000 mL），有利于造影剂的排出的同时还可预防低血压 （5）用药指导，嘱患者遵医嘱服用阿司匹林片、替格瑞洛片联合抗凝治疗，并严密观察全身及穿刺局部的出血情况	20	

续　表

项目	考核要点	标准分	扣分说明
操作后 （10分）	11. 将患者转运至病房后整理床单位,协助患者取舒适体位	2	
	12. 测量血压、脉搏、呼吸,严密监测患者生命体征及心电图变化	2	
	13. 观察穿刺部位有无出血、血肿、检查穿刺动脉末梢及血运情况	2	
	14. 安慰疏导患者,减轻患者情绪负担	2	
	15. 洗手,书写护理文书,处理医嘱	2	
熟练程度 （5分）	16. 动作熟练、规范、无菌观念强	3	
	17. 沟通自然、语言通俗、配合默契	2	
理论提问 （5分）	18. 经皮冠状动脉介入治疗的并发症	5	
总分		100	

（三）注意事项

（1）遵医嘱服用抗血小板聚集药物,不可自行停药,同时观察患者有无皮肤瘀斑、淤血、牙龈出血等症状。

（2）加强心理护理,缓解患者紧张焦虑的情绪,减轻患者身心压力,促进患者康复。

详见第六章第一节。

八、新发展阶段

经食道超声可以观察到主动脉及左右冠脉开口,术者在3D超声心动图的引导下,运用逆向技术,最终使用导丝成功穿过右冠状动脉（right coronary artery，RCA）开口,进入主动脉内。在二维超声心动图上观察到左右冠开口处的导管,并成功评估血管直径后植入支架。此案例说明经食管超声心动图可应用于冠脉开口位置的判断与导丝定位,在一定程度替代了造影功能,为开口处冠状动脉慢性闭塞的处理提供了新思路。

第三节　射频消融术

一、名词定义

射频消融术是利用电极导管在心腔内某一部位释放射频电流而导致局部心内膜及心内膜下心肌变性、凝固坏死,达到阻断快速性心律失常异常传导束和起源点的介入治疗。

二、目的

射频能量是一种特殊的交流电,射频频率多为500～750 kHz,通过电加热局部组织而产生组织热效应、组织脱水、蛋白质变性、凝固性坏死,从而治疗心律失常,达到有效控制病情、改善症状的目的。

三、适应证

(1) 预激综合征合并心房颤动和快速心室率。
(2) 房室折返性心动过速、房室结折返性心动过速、症状性局灶性房速和无器质性心脏病证据的室性期前收缩和室性心动过速呈反复发作性,或合并有心动过速心肌病,或者血流动力学不稳定者。
(3) 发作频繁和(或)症状重、药物预防发作效果差的合并器质性心脏病的室速,多为植入型心律转复除颤器(ICD)的补充治疗。
(4) 发作频繁、心室率不易控制的房扑。
(5) 发作频繁,症状明显的心房颤动。
(6) 不适当窦速合并心动过速心肌病。

四、禁忌证

(1) 感染性疾病,如败血症、肺部感染、感染性心内膜炎等。
(2) 严重的心律失常及严重的高血压未加控制者。
(3) 洋地黄中毒、电解质紊乱者。
(4) 外周静脉血栓性静脉炎。
(5) 严重的肝肾损害。
(6) 有出血倾向者,现有出血性疾病或正在进行抗凝治疗。

五、操作规范

(一) 术前准备

(1) 术前应向患者及家属解释手术的目的,以消除顾虑,取得患者合作。
(2) 指导患者完成必要的检查与检验。
(3) 行双侧腹股沟及会阴部或上肢或锁骨下静脉穿刺术区备皮。
(4) 训练床上排便。
(5) 指导患者着病号服,术前排空膀胱。
(6) 检查前4 h禁食、禁水。
(7) 留置静脉留置针,去除身上金属物品。
(8) 填写介入诊疗安全检查/转运交接单,由转运人员将患者送至导管室。

(二) 术中配合

(1) 严密监测生命体征,观察患者有无血管损伤、心律失常等并发症。
(2) 发放射频电能引起不适症状,或由于术中靶点选择困难导致手术时间长等,做好患者安抚工作。
(3) 维持静脉通路通畅,准确及时给药。
(4) 递送医生所需手术器械,配合医生完成手术,及时书写术中护理记录。

(三) 术后护理常规

1. **日常护理**

(1) 术后返回病房测量生命体征，遵医嘱给予心电监护。

(2) 查看交接记录单，并做好护理记录。

(3) 因抗凝治疗，需适当延长卧床时间，防止出血。术后 3～6 h 无出血或无心脏压塞表现，低分子肝素皮下注射（或继续口服抗凝药物）。

(4) 返回病房后无恶心呕吐，可进少量流质食物。

(5) 保持病房舒适安静、空气清新。

2. **不同穿刺部位的观察与护理**

(1) 静脉穿刺者：肢体制动 4～6 h，观察伤口有无出血与血肿、足背动脉搏动情况。

(2) 动脉穿刺者：常规压迫穿刺点 15～20 min 后，进行加压包扎，沙袋压迫 6～8 h，健肢可活动，肢体制动 24 h，观察伤口有无出血与血肿、足背动脉搏动情况。

3. **并发症的观察与护理**

(1) 心脏压塞：大多数患者经过连续抽吸加止血和凝血药物的应用后，数小时内出血能停止。严重者，需立即进行开胸探查。

(2) 心律失常

1) 房室传导阻滞：一过性的Ⅲ度房室传导阻滞可自行恢复，严重者置入心脏起搏器。

2) 窦性心动过缓：严重者可给予阿托品和多巴胺静脉注射。

3) 心室颤动：应立即除颤。

(3) 周围血管损伤：部分患者经局部加压包扎后穿刺口可闭合，血肿吸收而痊愈，少数需外科手术清除血肿和修补血管。

(4) 血栓形成：根据实际情况缩短加压包扎时间，适当活动下肢。

(5) 气胸：少量气胸多数自行吸收，大量时可行抽气引流。

4. **健康教育**

(1) 术前：了解手术的方法及意义；禁食、排空膀胱，病号服反穿、去除金属物品。

(2) 术中：心理安抚，转移注意力。

(3) 术后

1) 生命体征的观察：术后前 4 次血压测量 30 min/1 次，后 4 次血压测量 2 h/1 次，病情较重患者应 15 min/1 次测量血压。

2) 静脉穿刺者：卧床休息，肢体制动 4～6 h，拆除绷带后可下床活动。

3) 动脉穿刺者：卧床休息，沙袋压迫 6～8 h，健肢可活动，术侧肢体不能弯曲，次日拆除绷带后可床边活动。

4) 嘱患者遵医嘱服用抗凝药、抗心律失常药物，不可自行停药，注意有无皮肤瘀斑、心悸、胸闷等情况。

5) 心理护理：安慰疏导患者，促进患者康复。

6) 保持良好的生活习惯，积极控制原发病等。

7) 无恶心呕吐可清淡饮食，合理补充营养，预防便秘。

六、意外处理

射频消融术应急预案如下。

（1）保持安静、卧床休息、严密心电监护、观察生命体征变化。

（2）观察伤口渗血及足背动脉搏动情况、皮肤的温度、颜色、末梢充盈情况。

（3）做好射频消融术并发症的护理。

（4）一般护理：休息与活动、饮食与排便、心电监测并详细记录，做好生活护理。

（5）并发症的护理：心包填塞是非常严重的并发症，大多数不需要持续引流，严重者开胸探查；严重的房室传导阻滞者植入永久性起搏器，室颤者给予除颤；术中谨慎小心，防止周围血管损伤，遵医嘱抗凝预防血栓形成；少量气胸多数自行吸收，大量时行抽气引流。

七、射频消融护理操作流程

（一）操作流程及行为规范

见表 6-5。

表 6-5 射频消融治疗护理操作流程

项目	操作流程	行为规范
操作准备	1. 着装整洁、洗手、戴口罩 2. 核对医嘱、床号、姓名 3. 环境准备：安静、安全、适合操作 4. 用物准备：血压计、听诊器、心电监护仪	操作者自身、物品、环境准备符合要求
评估解释	1. 核对医嘱、床号、姓名 2. 评估患者病情、意识状态、自理能力、合作程度、过敏史 3. 向患者解释手术的目的、方法及注意事项，取得患者配合 4. 检查前 4 h 禁食、禁水	"您好！请问您叫什么名字？腕带给我看一下好吗？为了治疗心律失常，今天要做射频消融术，射频消融术是利用电极导管在心腔内某一部位释放射频电流而导致局部心肌凝固坏死，从而达到治疗心律失常的特殊检查，为了保证手术顺利进行，我要给您进行全面评估，请您配合一下好吗？那我先检查一下您的术侧肢体的皮肤及动脉搏动情况，嗯，都好的；您有药物过敏吗？没有是吧？好的，术前 4 h 不能吃东西喝水，上面说的这些您都记住了吗？记住了是吧？好的，谢谢您的配合。"
操作要点	1. 术前护理 （1）术前指导：在患者腕带上粘贴绿色标识，进行床上排便训练、避免术后因卧位不习惯引起排便困难 （2）双侧腹股沟及会阴部或上肢、锁骨下静脉穿刺术区备皮及清洁皮肤，留置静脉套管针	"您好！请问您叫什么名字？腕带给我看一下好吗？我现在要在您的腕带上粘贴绿色标识，代表您今天要做手术！我教您的如何床上排便的方法学会了吗？会了是吧，好的，我现在要给您手术部位进行备皮，您有不适及时告知我好吗？现在已经准备好了，请您随转运师傅去 DSA 室行射频消融术。"

续 表

项目	操作流程	行为规范
	2. 术中配合 （1）核对医嘱、床号、姓名 （2）协助患者仰卧于介入床上，脱去衣物后盖好毛毯 （3）连接监护电极胶并固定，防止电极或导线出现在射频消融操作视野内 （4）测量并记录生命体征，密切观察患者有无并发症 （5）协助医生进行皮肤消毒、铺无菌巾、穿手术衣、递送医生所需手术器械，配合医生完成手术 （6）协助医生连接压力换能器、测压管、注射器、采集标本、维持静脉通路通畅、准确及时给药 （7）做好患者安抚工作，转移患者注意力 （8）检查结束后，拔出鞘管，局部加压器压迫止血，及时书写术中护理记录 3. 术后护理 （1）生命体征的观察：体温、脉搏、呼吸、血压、心电监护等 （2）观察伤口渗血、末梢循环血运情况 （3）不同穿刺部位的观察与护理 1）静脉穿刺者：肢体制动4～6h，拆除绷带后可下床活动 2）动脉穿刺者：沙袋压迫6～8h，健肢可活动，次日拆除绷带后可床边活动 （4）无恶心呕吐可清淡流质，避免过饱 （5）遵医嘱给用药，并严密观察有无并发症	"您好！请问您叫什么名字？腕带给我看一下好吗？现在要为您做射频消融了，请您保持平卧，不要随意乱动，手术过程中发放射频电能时会引起一些不适症状，如果忍受不了及时告诉我，您放松，不要紧张，好吗？" "××，您好！现在射频消融已经做完了，如果您需要了解详细情况，我会联系您的医生为您解答，我和转运师傅会送您返回病房，再跟您说一下，您是从静脉做的手术，现在需要卧床休息，肢体制动4～6h，拆除绷带后可下床活动，但是应避免剧烈运动。（动脉穿刺：您是从动脉做的手术，为了防止出血，术侧肢体制动，同时会给您用沙袋压迫伤口6～8h，术肢不要弯曲，次日拆除绷带后可在床边活动）。回到病房后没有恶心呕吐可进食清淡易消化的流质，第二日可进食软食；您回病房后要遵医嘱服用药物，不可自行停药，如出现皮肤瘀斑、淤血、心悸等情况要及时告诉我好吗？我说的这些您都记住了吗？记住了是吧？好的。"
整理	1. 将患者转运至病房后整理床单位，协助患者取舒适体位 2. 测量血压、脉搏、呼吸 3. 严密监测生命体征及心电图变化 4. 观察穿刺部位有无出血、血肿、末梢及血运情况 5. 心理护理：安慰疏导患者 6. 洗手，书写护理文书，处理医嘱	"××，您好！现在您已经回到病房了，我给您测量一下生命体征；您的血压××、脉搏××、呼吸××，我看一下您的伤口（拉帘，摸足背动脉搏动），都很好，现在帮您整理床单位，您手术非常顺利，不要太担心，心情放松，才能更快康复！您有什么需要，请按呼叫器，我会过来帮助您的，再次谢谢您的配合。"

（二）操作评分标准

见表6-6。

表 6-6　射频消融术后护理操作评分标准

科室：　　　　姓名：　　　　日期：　　　　成绩：

项目	考核要点	标准分	扣分说明
操作前准备 （10分）	1. 仪表端庄、着装整洁、洗手、戴口罩	2	
	2. 核对医嘱、床号、姓名	2	
	3. 环境准备：安静、安全、适合操作	3	
	4. 用物准备：血压计、听诊器、心电监护仪	3	
解释评估 （10分）	5. 核对医嘱、床号、姓名	2	
	6. 评估患者病情、意识状态、自理能力、合作程度、穿刺部位皮肤及动脉搏动情况、过敏史、用药史	4	
	7. 向患者解释手术的目的、方法及注意事项，取得患者配合	4	
操作步骤 （60分）	8. 术前护理 （1）术前指导：在患者腕带上粘贴绿色标识，进行床上排便训练 （2）双侧腹股沟及会阴部或上肢、锁骨下静脉穿刺术区备皮及清洁皮肤，留置静脉套管针	20	
	9. 术中配合 （1）核对医嘱、床号、姓名 （2）协助患者仰卧于介入床上，脱去衣物后盖好毛毯 （3）连接监护电极胶并固定，防止电极或导线出现在射频操作视野内 （4）测量并记录血压、心率、呼吸 （5）协助医生进行皮肤消毒、铺无菌巾、穿手术衣、递送医生所需手术器械 （6）协助医生连接压力换能器、测压管、注射器、采集标本、维持静脉通路通畅，准确及时给药 （7）做好患者安抚工作，转移患者注意力 （8）检查结束后，拔出鞘管，局部加压器压迫止血，及时书写术中护理记录	20	
	10. 术后护理 （1）生命体征的观察：体温、脉搏、呼吸、血压、心电监护等 （2）观察伤口渗血、末梢循环血运情况 （3）不同穿刺部位的观察与护理 1）静脉穿刺者：卧床休息，肢体制动4～6h，拆除绷带后可下床活动 2）动脉穿刺者：卧床休息，沙袋压迫6～8h，健肢可活动，术侧肢体不能弯曲，手术次日拆除绷带后可床边活动 （4）无恶心呕吐可清淡流质，避免过饱，预防便秘 （5）遵医嘱给用药，并严密观察全身及穿刺局部的出血以及有无心律失常等症状	20	

续 表

项目	考核要点	标准分	扣分说明
操作后 (10分)	11. 将患者转运至病房后整理床单位,协助患者取舒适体位	2	
	12. 严密监测患者生命体征及心电图变化,预防并发症	2	
	13. 观察穿刺部位有无出血、血肿、检查穿刺肢体末梢及血运情况	2	
	14. 心理护理:安慰疏导患者,减轻患者压力	2	
	15. 洗手、书写护理文书、处理医嘱	2	
熟练程度 (5分)	16. 动作熟练、规范、无菌观念强	3	
	17. 沟通自然、语言通俗、配合默契	2	
理论提问 (5分)	18. 射频消融术的并发症	5	
总分		100	

(三) 注意事项

(1) 术后返回病房测量生命体征,遵医嘱给予心电监护,如有异常,及时告知医生。
(2) 因抗凝治疗,需适当延长卧床时间,防止出血。
(3) 观察伤口出血、血肿、足背动脉搏动情况,比较两侧肢端的温度、感觉、颜色等情况。
(4) 并发症的预防:心包填塞、心律失常、周围血管损伤、血栓、气胸等。

八、新发展阶段

心腔内超声指导下经皮射频消融术是目前治疗肥厚型梗阻性心肌病治疗方案中相对安全性较高,手术创伤较小,恢复较快的一种方法,2018年12月上海首例通过心腔内超声指导下经皮射频消融术治疗方案,结合专业、精心的护理,使患者最终达到了满意的效果,患者的身体状况和生活活动能力也得到了明显的改善。

第四节 永久性心脏起搏器植入

一、名词定义

永久性心脏起搏器其实就像一个发电机(脉冲发生器)加上电线(电极导线)。发电机是由电池和控制起搏器的微处理器组成,医生通常将它埋在右侧或左侧胸部皮下组织,导线通过头静脉、锁骨下静脉等固定在心房或心室的内侧面心肌上。永久性人工心脏起搏器是产生脉冲电流以刺激心肌某部分产生兴奋点并传导至整个心脏,产生收缩和舒张活动,以维持有效的血液循环的一种装置。

二、目的

通过发放一定形式的电脉冲刺激心脏,使心脏产生激动或收缩,带动心脏搏动的治疗方法。

三、适应证

(一) 治疗缓慢心律失常

(1) 持续性的心动过缓引起头晕眼花、乏力、活动耐力下降、健忘、心慌及眼前发黑等症状,甚至发生突然晕倒、猝死。

(2) 间歇性的心动过缓,心电图记录到心脏停搏>3 s。

(3) 间歇性的心动过缓,虽然没有记录到>3 s 的心脏停搏,但平时持续存在没有症状的心动过缓(心率 40~50 次/min),而且有很多次>2 s 的心脏停搏,有过头晕、眼花、眼前发黑甚至突然晕倒的病史。

(4) 心动过缓,虽然没有达到第 2、3 条的标准,但是由于合并很多的期前收缩、阵发性房颤,需要用药治疗。应该在安装起搏器之后才能用治疗期前收缩和房颤的药物。

(5) 有肥厚型心肌病,需要使用相应药物,但心率偏慢,相应的药物无法使用,可以在安装起搏器之后使用药物,以提高生存寿命并改善生活质量。

(6) Ⅱ度Ⅱ型及Ⅲ度房室传导阻滞的患者。

(7) 反射性晕厥,记录到有症状的心动过缓。

(二) 防治患者猝死

(1) 严重心脏扩大、心力衰竭患者(收缩功能≤35%)。

(2) 遗传性或特发性的高发猝死人群,包括长 QT 综合征和特发性心室颤动等。

(3) 治疗心力衰竭。

(4) 起搏治疗肥厚型梗阻性心肌病、血管迷走性晕厥。

四、禁忌证

(1) 恶性肿瘤晚期全身严重衰竭者。

(2) 心肺功能严重损害或双侧心室明显扩大者。

(3) 凝血机制明显障碍者不宜行锁骨下静脉穿刺。

(4) 存在全身活动性感染,一般不应安装永久性心脏起搏器,可先使用药物或临时起搏治疗心律失常,待感染控制后再植入永久起搏器。

五、操作规范

(一) 植入前准备

1. 植入途径选择

(1) 右心房、右心室植入:常选用锁骨下静脉和颈内静脉。

(2) 左心室植入:先寻找冠状静脉窦口,通过冠状静脉逆行造影,选择左心室电-机械收缩最延迟的侧静脉和侧后静脉为靶静脉。

(3) 起搏器囊袋位置选择在患者优势手对侧,首选左侧,紧贴胸大肌表面,大小适当,可容纳起搏脉冲发生器。

2. 用物准备

(1) 起搏器手术包、临时起搏器、永久起搏器、临时起搏电极。

(2) 局麻药、阿托品、异丙肾上腺素、肝素水等药品,无菌注射器(5 mL、10 mL、20 mL)。

(3) 无菌常规器械包、医用三通、双凝刀等手术材料。

(4) 抢救车、除颤仪等急救物品与药品。

3. 患者准备

(1) 评估患者年龄、过敏史、病情,完善患者信息采集和生命体征、血常规、凝血功能等相关检查,胸部X线检查,心脏超声检查。

(2) 术前嘱患者沐浴,对患者的颈部、锁骨区及腋下进行皮肤准备,评估患者手术部位皮肤的情况,有无结痂、瘢痕、皮疹、破损等。

(3) 开放静脉通路,术前30~120 min内静滴抗生素预防感染。慢心率使用异丙肾上腺素恒速泵入,必要时安装临时起搏器。

(4) 手术前2~3 d停止使用抗凝药,避开女性月经期。

(5) 术前排空大小便,避免对手术造成影响。

(6) 健康宣教:协助患者取下携带的金属物品及无线电子设备,防止干扰起搏器信号。告知患者在手术过程中如感到胸闷、疼痛、呼吸困难时立即报告医护人员,以便及时处理。

(7) 心理护理:告知患者起搏器植入后,不会影响日常生活。说明操作目的及必要性讲解有关日常生活注意事项,消除顾虑,缓解患者焦虑情绪。

4. 体位与麻醉　手术时患者取平卧位。经静脉插入心内膜电极导线安装起搏器一般均可以采用局部麻醉,除非不能配合手术的年龄太小儿童和少数老年人。术前对于精神紧张的患者,可给予少量镇静剂。术中用利多卡因局部麻醉。

(二) 植入中配合

1. 患者配合

(1) 取平卧位,双上肢自然放于身体两侧,指导患者进行深呼吸、屏气、咳嗽动作。

(2) 患者戴口罩遮挡口鼻,戴手术帽使头发不外露。

(3) 嘱咐患者术中如无不适,尽量少说话。

(4) 告知患者术中出现胸闷、疼痛、呼吸困难时,立即告知医护人员,以便及时处理。

2. 护士配合

(1) 协助患者取舒适的平卧位,暴露术区,妥善固定各种管道,指导患者进行深呼吸、屏气、咳嗽动作,便于术中的配合。

(2) 注意带有临时起搏器的患者电极导线连接是否紧密、固定,起搏功能是否正常,妥善放置。静脉滴注异丙肾上腺素者,密切观察滴速及患者心率、心律的变化。

(3) 严密监测患者心率、心律、血氧饱和度、血压、神志、呼吸以及面色的变化。在制作起搏器囊袋过程中,机械的牵拉会产生一过性的胀痛,此时注意对患者做好解释和安抚工作。

(4) 做好术中相关记录,包括心率、心律、血压、术中所测各项参数,如起搏阈值、阻抗、感知灵敏度以及起搏器、起搏电极型号,并粘贴其条形码,记录打印有效起搏心电图。

(三) 植入后护理常规

1. 密切观察患者情况　术后予患者心电监护,密切观察心律、心率变化,注意有无起搏信号,及时发现起搏器功能障碍,报告医生。

2. 预防性使用抗生素　起搏器植入术前半小时及术后 2 日需要预防性使用抗生素。

3. 伤口护理

(1) 手术部位用沙袋压迫 6～12 h,防止切口渗血、血肿,保持敷料整洁干燥,观察局部有无渗血、渗液,如有潮湿或脱落,要及时更换。

(2) 术后一般 1 周左右拆线,等到切口完全愈合后才可洗澡,洗澡时不能揉搓起搏器部位皮肤。

4. 功能活动

(1) 术后患者平卧 24 h,抬高床头不超过 30°,手术侧肢体制动,避免电极移位。

(2) 嘱患者术后术侧肢体不宜过度活动,避免用力、过度外展及上举,勿用力咳嗽,避免电极脱位;指导患者做肢体的主动和被动运动以防止静脉血栓的形成,禁止剧烈运动及负重。

5. 心理护理　告知患者术后出现异物感、心跳波动增强均属于正常情况,医护人员可通过监护设备及时观察到起搏器功能是否出现异常,缓解患者术后紧张情绪。

六、出院宣教

1. 自我检测脉搏　自我检测脉搏是患者监测起搏器功能既简便又有效的方法,需在每天同一种身体状态下进行,尤其是刚刚安装的起搏器或起搏器电池快用完时。如每天清晨醒来或者静坐 15 min 后。如果出现连续自我检测脉搏 1 周以上,发现每日的脉搏比以前都慢了 5 次以上,应及时到医院查找原因。

2. 保护电极的稳固　电极固定在心脏上是起搏器能否正常工作重要因素之一。手术之后 1 个月,建议患者以平卧位或者左侧卧位睡觉,尽量避免右侧卧位,以免电极脱位。埋入起搏器一侧的手臂特别在术后 1～2 周内要避免关节的大幅度活动,进行功能锻炼时需循序渐进,切不可提取重物。

3. 妥善保管起搏器卡　起搏器卡上有患者姓名、植入起搏器时间、起搏器品牌型号等信息,要告知患者随身携带。发生意外情况时能及时提供诊治的信息,可以针对性地用程控仪检查,避免耽误时间;外出旅游过安检时,识别卡是起搏器的"身份证",可以简化安检手续。

4. 日常生活与运动　安装心脏起搏器术后 1～3 个月,建议活动循序渐进,日常生活中禁止做大幅度的运动,如举重、打网球、打篮球等,更不能做扩胸运动,防止电极导线被拉断或脱位。可以做慢跑、太极、游泳等低强度运动。运动过程中如果出现不适、心悸,要立即停止并自我监测脉搏。

5. 定时随访　通常建议心脏起搏器植入术后第 4～12 周进行一次随访,这是因为早期起搏器阈值不稳定,3 个月时阈值会相对稳定。3 个月后可以稍放松一下,只需要 6～12 个月随访一次即可,但是最长不能超过 1 年。当起搏器临近电池耗尽时,要改变随访的频率,由原来的每 6～12 个月一次改为每 3 个月一次,以免起搏器电池耗尽发生意外。

6. 电子设备

(1) 家用电器:绝大多数家用电器和电动工具对于安装起搏器的患者来说可以放心使用

的,不会影响起搏器的工作。如电脑、电冰箱、洗衣机等家用电器,只要没有漏电的现象,都可以正常使用。一般建议安装起搏器的患者最好将手机放在植入起搏器对侧的耳边接听。电磁炉对起搏器也有影响。冬天使用电热毯时,注意使用的时间不能太长,睡觉前拔掉插头。

(2) 医疗设备:常见的X线检查、CT、超声检查、心电图等对起搏器不会产生影响。而对起搏器有影响且很难避免的有核磁共振、电除颤、电刀、放疗等,这些可能使高能量流经起搏器,可能导致起搏器电路损坏。因此,在进行一些特殊检查时,最好问一下经治医生,以免造成不必要的后果。

(3) 高电能、磁能环境:某些类型的电能或磁能会干扰起搏器的正常工作,要远离这些设施,如大型电器设备、工业发动机、无线电发射塔、雷达、机场的安检设施。一旦接触某种环境或电器后,出现胸闷、头晕等不适,应立即离开现场。

七、起搏器分类

1. 单腔起搏器　只连接一根导线的起搏器,电极末端在心房或者在心室。临床上我们将单腔起搏器又分为心室按需型(VVI)和心房按需型(AAI)。VVI起搏器是最简单的起搏器,它主要适用于慢性心房颤动伴严重心动过缓,以及一般情况下可不发挥作用,只是偶尔发生心脏停搏时才发挥作用的患者,是最经济的一种起搏器;AAI主要适用于房室传导功能正常的病态窦房结综合征患者,且无房性心动过速和房颤,也是很经济的一种起搏器。

2. 双腔起搏器　连接两根导线的起搏器,电极末端一个在心房,一个在心室。房室全能型起搏器(DDD)就是一种双腔起搏器,适用于各种类型的严重过缓性心律失常,如房室传导阻滞、窦房结功能障碍等,相当于给患者同时植入了人工窦房结和房室结。

3. 三腔起搏器　连接三根导线的起搏器,电极末端一个在右心房,一个在右心室,还有一个分布于左心室侧壁的分支静脉内。适用于严重慢性心力衰竭患者的左、右心室同步化治疗。

八、起搏器编码

为了统一对起搏器性能的识别,1987年北美心脏起搏电生理学会和英国心脏起搏电生理组织制订了起搏器编码(见表6-7)。根据起搏器编码,可以了解起搏器的功能和类型。

表6-7　起搏器编码

Ⅰ 起搏心腔	Ⅱ 感知心腔	Ⅲ 感知后反应方式	Ⅳ 程控功能	Ⅴ 抗心动过速
A 心房起搏	A 心房感知	I 感知后抑制	P 单一程控	P 抗心动过速
V 心室起搏	V 心室感知	T 感知后触发	M 多项程控	S 电击
D 房室顺序起搏	D 房室双腔感知	D 触发+抑制	C 遥测	D 抗心动过速+电击
O 不起搏	O 不感知	O 无	O 无	O 无
S 特定的心房或心室起搏	S 特定的心房或心室感知	—	R 频率应答	—

九、新发展阶段

随着科学技术的不断进步,起搏治疗进入"无线时代"。无导线起搏器浓缩了传统的脉冲发生器、导线、电极三部分结构,通过递送系统植入心室。无导线起搏器操作简单,也无须考虑由于囊袋和导线而引发的并发症,手术微创、无囊袋,不影响患者活动,减轻了患者痛苦,在临床应用中安全、有效。

第五节 临时心脏起搏器安置术

一、名词定义

临时心脏起搏是指非永久性起搏,采用双极电极导管经外周静脉穿刺(常用锁骨下静脉、股静脉)送至右心室,将电极接触到心内膜,起搏器置于体外。具有调控频率、感知脉冲及发放脉冲的功能。该方法适用于暂时性和急需起搏治疗的患者,达到诊断或治疗目的后即可撤除起搏。

二、目的

(1)通过心脏起搏器产生一定频率的脉冲电流刺激心脏,使心脏兴奋并产生搏动。
(2)研究诊断某些疾病,如快速性心房起搏诊断缺血性心脏病、窦房结功能的测定等。

三、适应证

(1)严重缓慢心律失常的临时抢救或预防性治疗。
(2)在紧急情况下提高患者心室率、改善血流动力学。
(3)药物治疗无效或不能应用药物治疗的快速心律失常。
(4)植入永久起搏器前过渡治疗。
(5)预防性起搏,如外科手术前、介入性心脏诊治前留置心脏起搏电极导管备用,以保障患者度过术后危险期。
(6)诊断性各种心律失常发生机制及药物电生理研究。

四、禁忌证

心脏临时起搏器植入术在大多数情况下是用于紧急抢救,故没有绝对禁忌证。相对禁忌证有:
(1)全身重症感染患者。
(2)出现严重多脏器功能不全,预期寿命较短患者。
(3)Ⅰ度房室传导阻滞。

五、操作规范

(一)植入前准备

1. 植入途径选择

(1)锁骨下静脉穿刺、颈内、颈外静脉途径:与永久起搏电极导管插入方法相同,锁骨下静脉穿刺一般选择左侧,导管走行方向与血管一致,不易进入其他分支。

(2) 股静脉途径:一般采用右股静脉穿刺,径路较直,容易穿刺。

2. 用物准备

(1) 专科介入手术包、临时起搏器、临时起搏电极、6F 电极导管、脉冲发生器。

(2) 其他用物准备同第六章第四节永久性心脏起搏器植入。

3. 患者准备

(1) 术前嘱患者手术部位后让患者沐浴,对患者的双侧腹股沟或双侧锁骨上下区进行皮肤准备,评估患者手术部位皮肤的情况,有无结痂、瘢痕、皮疹、破损等。

(2) 开放静脉通路,持续心电监护。临时起搏器安装一般不需应用抗生素,依据病情如患者以股静脉入路并且停留时间长,可术前预防性应用抗生素。

(3) 其他准备同第六章第四节永久性心脏起搏器植入。

4. 体位与麻醉　临时心脏起搏器安置术的体位与麻醉同第六章第四节永久性心脏起搏器植入。

(二) 植入中配合

1. 患者配合　临时心脏起搏器安置术的患者配合同第六章第四节永久性心脏起搏器植入。

2. 护士配合

(1) 给予患者连接心电监护、血压和血氧饱和度监测。术中密切关注患者病情变化,监护设备情况等,观察有无心率失常,及时发现问题,汇报医生。

(2) 严格执行无菌操作技术,协助医生进行穿刺手术,备好各类药品。

(3) 医生连接好起搏器后,关注起搏器电极稳定性,嘱患者深呼吸或咳嗽,监测心电图,有无无效起搏及膈肌刺激现象。

(4) 密切关注患者穿刺部位,有无渗血渗液,及时、正确处理。

(三) 植入后护理常规

(1) 术后予患者心电监护,密切观察心律、心率变化,注意有无起搏信号,及时发现起搏器功能障碍,报告医生。

(2) 术后预防感染。监测体温,观察患者穿刺部位有无红、肿、痛及渗血。

(3) 每班交接班,查看起搏器参数、起搏效果、是否妥善固定、是否连接紧密、起搏器电量情况等。注意周围环境电、磁场对起搏器的影响。

(4) 告知患者禁止自行调节起搏器参数。出现头晕、心跳不适等情况,立即汇报医生。

(5) 心室起搏有效的判断

1) 有脉冲刺激信号。

2) 随后有一个宽大畸形的 QRS 波。

3) 其后有一个倒置的 T 波,如没有 T 波,则脉冲刺激信号后可能并不是畸形的 QRS 波,而是脉冲电流的电位衰减曲线。

(6) 功能活动

1) 术后患者平卧 6 h,限制术侧肢体活动,如穿刺股静脉,穿刺侧下肢不得弯曲;如穿刺颈内静脉或锁骨下静脉,穿刺侧上肢不能过度伸展,勿用力咳嗽,避免电极移位。指导患者做肢体的主动和被动运动以防止静脉血栓的形成。

2）起床活动时注意保护和固定起搏器,避免牵拉导线及起搏器摔落。

(7) 心理护理:告知患者术后出现异物感、心跳波动增强均属于正常情况,医护人员可通过监护设备及时观察到起搏器功能是否出现异常,缓解患者术后紧张情绪。

(8) 拔除导线指征

1）置入时间>5 d,已停用临时起搏器超过24 h,且无继续预防应用的必要。

2）置入时间>14 d必须拔出,如仍然需要,应考虑安置永久起搏器。

3）将起搏频率减慢,持续观察24~48 h,患者仍能保持自主心律,则可拔除起搏电极。

拔出方法:局部消毒,剪开固定线,以一定张力缓慢拔出,无菌敷料覆盖。

(9) 拔除导线后护理

1）停用临时起搏时,一定要事先判断患者有无起搏依赖情况。对有临时起搏依赖者,通过逐渐减慢起搏频率常常可使自身性心率恢复。

2）拔出后及时观察病情,注意血压、心率,以及有无心包填塞的征象,必要时行超声检查。

3）拔除起搏器电极导线后,立即用沙袋压迫止血。

六、注意事项

(1) 临时起搏电极留置心腔时间一般不超过2周,如仍然需要,应考虑安置永久起搏器。

(2) 临时起搏器电极的插头应避免接触任何金属或液体。

(3) 起搏导线滑脱一旦滑脱,及时汇报医生,关注心律变化。

(4) 每班交接检查电极插头是否固定在插孔内,极性是否正确。

(5) 临床工作中,使用临时起搏器的患者床旁长期备好备用电池,注意观察起搏器的低电量报警,及时更换。

(6) 临时起搏器体外脉冲发生器应固定好,以防滑脱而牵拉导致脱位,每天应检查接头连接处,确保安全起搏。

(7) 患者床上功能锻炼或翻身时应注意体位改变导致的起搏器变化,防止牵拉等导致的电极移位或接触不良。

(8) 严密观察患者的血钾变化,维持患者电解质稳定,以免电解质变化影响患者心率、心律的变化。

(9) 常规备好抢救的药品和器材如阿托品、异丙肾上腺素、除颤仪等,以防起搏失灵时心力衰竭的抢救。

(10) 临时起搏的导线引出皮肤处,埋藏式起搏器的埋藏处易感染。感染一般为局部性,很少扩散至全身。一旦发现感染,应更换放置位置或将心外膜起搏导线拔除,改为心内膜起搏。

七、常见并发症

1. **心律失常** 可发生于安置起搏器的任何时期,特别是在早期,可由导线移位、电极移位、起搏器故障等原因引起心律失常。

2. **无起搏信号** 为临时起搏最常见并发症,主要原因为起搏导管电极移位。若为心外膜起搏,则主要因为局部纤维化和炎性反应所致的阈值升高;通过股静脉置入临时起搏电极导管和心外膜临时起搏后期更容易发生。

3. 感染　局部感染可因穿刺局部无菌处理不当或导管放置时间过长引起。一般程度较轻,应用抗生素或拔除导管感染即可控制。临时起搏导管一般留置时间最好不超过两周。

4. 其他　锁骨下静脉穿刺时,气胸、血气胸发生率相对较高;股静脉穿刺则相对容易伴发静脉血栓。

八、起搏模式选择

临时起搏器分为单腔起搏器和双腔起搏器,在选择起搏方式时,需要考虑心房功能障碍和房室结状态。常用模式选择见表6-8。心脏起搏器编码规则同永久起搏器(见第四节永久性心脏起搏器植入)。

表6-8　临时起搏器常用模式

单腔起搏(模式)	双腔起搏(模式)
心房起搏无感知(AOO)	心房同步心室起搏(VAT)
心室起搏无感知(VOO)	双腔非同步起搏器(DOO)
心房起搏心房感知抑制型(AAI)	双腔按需型起搏器(DDI)
心室起搏心室感知抑制型(VVI)	房室万能型起搏器(DDD)

(1) 单腔起搏模式即心室按需起搏,是目前最常用的。特点是当自身心跳的R波发出后,起搏器感知到,通过其抑制脉冲器停止发出下一个脉冲,如自身R波再次出现,起搏器再次受抑制而停止发脉冲,反之,当患者心率慢到一定程度时,起搏器便发出脉冲,引起心脏收缩。

(2) 双腔起搏模式能顺序起搏心房心室,又能感知心房心室,感知后的反应方式或为抑制,或为触发起搏脉冲,工作方式随自身心率变化,可转换四种工作方式。

九、临时起搏器介绍

(1) 常见系统构成:脉冲发生器和电极导线,见图6-1。

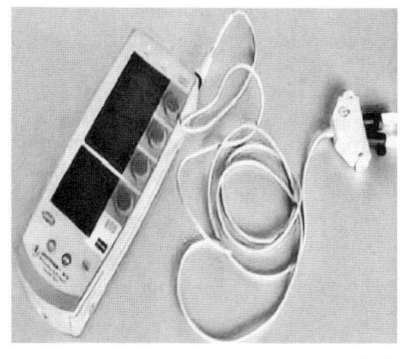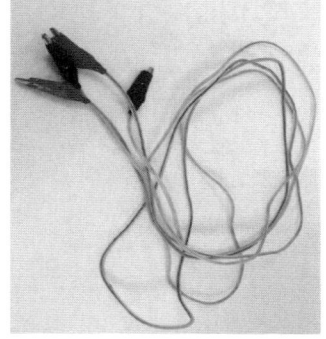

图6-1　起搏系统构成

(2) 常见起搏器如图 6-2。

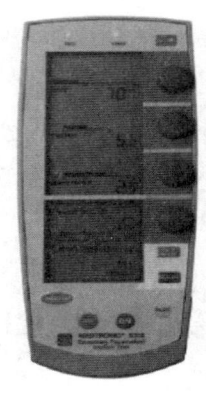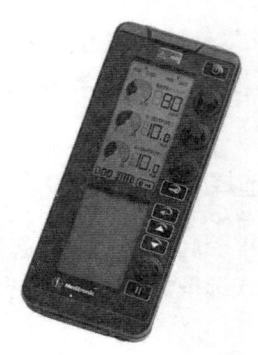

图 6-2 起搏器

(3) 常见起搏器基本功能介绍见表 6-9。

表 6-9 常见起搏器基本功能介绍

起搏器示例	按键功能
	1. 起搏感知发光二极管　2. 锁定/解锁键 3. 锁定指示符　4. 频率旋钮 5. 输出旋钮　6. 感知度旋钮 7. 脉宽旋钮　8. 脉宽显示键 9. 电极阻抗测试键　10. 暂停键 11. 开机键　12. 关机键 13. 紧急起搏键　14. 下部屏幕 15. 感知度图解表　16. 输出电压图解表 17. 上部屏幕　18. 频率图解表 19. 电池指示灯

续 表

起搏器示例	按键功能
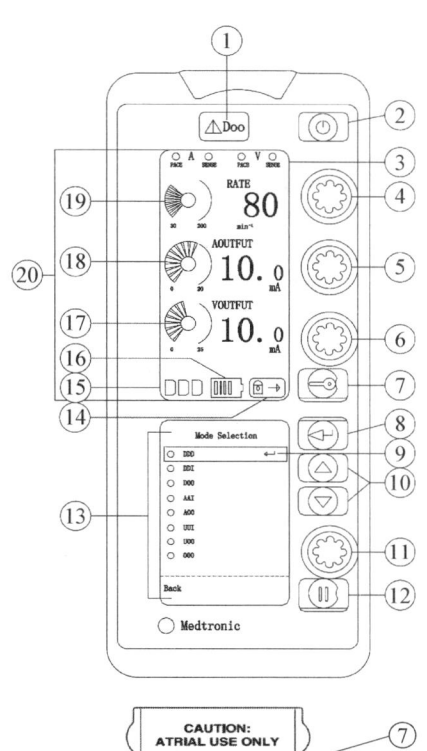	1. DOO/emergency 按钮 2. 开关键 3. 起搏和感知状态指示条 4. 频率调节盘 5. 心房输出调节盘 6. 心室输出调节盘 7. 锁定/解锁键 8. enter 键 9. 选择指示灯 10. 上/下键 11. 菜单参数调节盘 12. 暂停键 13. 下屏幕 14. 锁定指示灯 15. 起搏模式指示灯 16. 电池指示灯 17. 心室输出刻度 18. 心房输出刻度 19. 频率刻度 20. 上屏幕
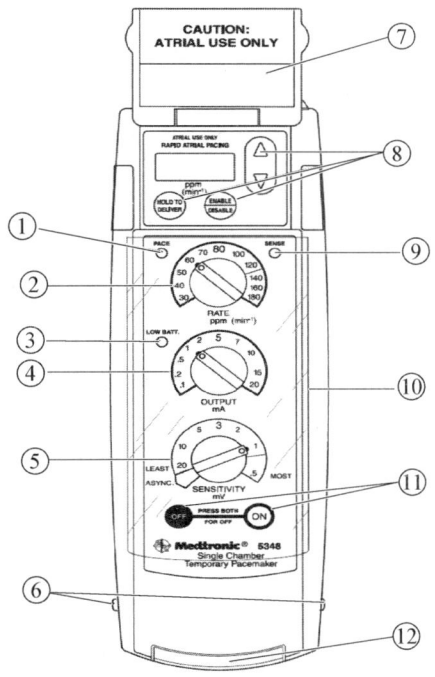	1. 起搏指示器 2. 频率调节器 3. 低电量指示器 4. 输出调节器 5. 感知度调节器 6. 电池盒按钮 7. 上翻盖(掩盖 RAP 控制) 8. 快速心房起搏(RAP)控制 9. 感知指示器 10. 保护盖 11. ON/OFF 控制 12. 电池盒

十、意外处理

临时起搏器异常情况及排除方法见表 6-10。

表 6-10 临时起搏器异常情况及排除方法

异常表现	原因	处理
无脉冲起搏	1. 电池耗尽 2. 插头松动，接触不良 3. 电极移位 4. 导管电极断裂	1. 更换电池 2. 检查连接处是否固定妥当，正确连接正负极 3. 协助医生进行调整 4. 协助医生更换电极
有脉冲起搏，但无心室夺获	1. 电极移位 2. 输出能量低于刺激阈值	1. 协助医生重新放置 2. 加大输出电流
起搏不稳定	起搏线路故障	更换起搏器

十一、更换电池

（1）临床工作中，使用临时起搏器的患者床旁长期备好备用电池，注意观察起搏器的低电量报警，及时更换。

（2）更换电池时需医生在场，以防出现意外情况，及时抢救处理。

（3）时机选择：患者自主心率较快时。

（4）起搏依赖：先将起搏频率逐渐减慢，观自主心率能否出现，再迅速更换。

（5）更换电池时需要注意电池极性方向，更换电池期间能维持起搏功能 15 s，因此更换电池需要准确、迅速的完成。

十二、新发展阶段

目前，临时起搏器传统的穿刺途径为经锁骨下静脉、股静脉等，这些静脉入路因其解剖学位置和特征，在穿刺成功率、穿刺并发症等方面，存在一定问题。有研究表明，肘正中静脉或贵要静脉不但解剖位置表浅，穿刺容易、不易累及周围动脉，而且穿刺完成后包扎容易、包扎时间短，总体脱位率低，成功率高，且并发症少。

第六节 心包穿刺引流术

一、名词定义

心包穿刺引流术是采用针头或导管经体表穿入心包腔内，抽吸或引流心包腔内的积液，缓解心脏压塞，改善血流动力学障碍。并可通过化验心包腔中的液体，了解心包积液的性质，查明心包炎的病因。

二、目的

(1) 通过引流心包腔内的积血或积液,降低心包腔内压,缓解心脏压塞。

(2) 通过对抽取的心包积液进行各种细胞学、生物化学和(或)细菌学的检测,确定心包腔积血或积液的原因。

(3) 通过心包穿刺,注射抗生素等药物、进行治疗。

三、适应证

(1) 诊断性心包穿刺

1) 需明确心包积液的性质。

2) 心包组织活检或心包占位病变组织活检。

(2) 治疗性心包穿刺

1) 行心包腔内注入药物治疗者。

2) 心包积液导致呼吸窘迫、进行性低血压伴有颈静脉怒张及出现循环障碍者。

3) 任何原因引起的严重心脏压塞,常见病因有转移性肿瘤、特发性心包炎、慢性肾衰竭、医疗操作等。

4) 炎性或脓性心包积液需要反复冲洗者。

(3) 心脏、大血管术后。

四、禁忌证

(1) 患者烦躁不安,不能配合或精神障碍者。

(2) 未纠正的凝血障碍,如有出血倾向、接受抗凝治疗、有血液系统严重疾病等。

(3) 心包积液未确诊或积液量少。

(4) 心包积液位置穿刺针不易到达。

(5) 晚期恶性肿瘤体质虚弱者。

(6) 感染性心包炎高热不退者。

五、操作规范

(一) 穿刺前准备

1. 穿刺点选择

(1) 胸骨旁途径。只宜用于大量心包积液的病例,否则可能污染胸膜腔。

(2) 剑突旁途径,较常采用。

2. 用物准备

(1) 穿刺包、中心静脉导管包、引流瓶。

(2) 局麻药、无菌注射器。

(3) 引流管标签、胶带。

(4) 严格无菌环境、无菌手套、消毒液等。

(5) 抢救车、除颤仪等急救物品与药品。

3. 患者准备

(1) 评估患者意识状态、配合程度,签署知情同意书,取得患者配合及家属的理解。

(2) 超声定位,明确穿刺点、积液量。

(3) 评估患者过敏史、病情,完善患者信息采集和体格检查、血常规、凝血功能等相关检查。

(4) 建立静脉通路,以备抢救用。

(5) 健康宣教:告知患者操作中保持体位,不得随意变化体位,避免术中咳嗽等。

(6) 心理护理:向患者解释说明操作目的及必要性,讲解操作中注意事项,消除顾虑,缓解患者情绪。

4. 体位与麻醉

(1) 经胸骨旁途径穿刺时,患者采取坐位或半卧位。

(2) 经剑突旁途径穿刺时,患者采取半卧位。

(3) 麻醉:协助医生抽取利多卡因局部麻醉。

(二) 穿刺中配合

1. 患者配合 告知患者在操作过程中保持穿刺体位,不要随意活动,避免咳嗽或深呼吸。出现呼吸困难、气急、心率增快等不适症状时,立即告知医生。

2. 护士配合

(1) 协助患者保持体位,暴露穿刺部位。

(2) 穿刺过程中监测患者生命体征,及时发现患者病情变化,若患者出现头晕、面色苍白、心律失常、心源性休克等异常情况,立即汇报医生。

(3) 协助医生固定引流管,连接胸腔闭式引流瓶,做好导管标识。

(4) 协助医生抽取积液,留取标本,及时送检。抽放积液速度宜慢不宜快。一般情况下抽放积液不宜超过 300～500 mL。如抽出鲜血,应立即停止抽吸,并严密观察有无心脏压塞出现。

(5) 及时汇报引流液的色、性状、量。

(三) 穿刺后护理常规

1. 密切观察患者情况 术后予患者持续心电监护,观察患者心率、心律等生命体征,密切观察有无呼吸困难、意识丧失、胸闷、气急的发生。

2. 健康教育

(1) 告知患者术后卧床休息 4 h,控制活动量。置管期间禁淋浴,擦浴时应避开置管部位,以免弄湿、污染伤口部位。

(2) 协助患者变化引流体位,以保证引流充分。

(3) 应注意防止导管牵拉、扭曲、打折等,并保持胸引瓶直立,防止倾倒。胸腔闭式引流瓶应低于膝关节并妥善固定。

3. 导管护理

(1) 防堵管:观察引流管是否排出液体。定时挤压引流管,30～60 min/次,以免管口被血凝块堵塞。保持引流管通畅,防止导管受压、扭曲、打折。

(2) 防感染:水封瓶液面应低于引流管胸腔出口平面 60 cm。引流瓶不应高于患者胸腔,以免引流液逆流造成感染。检查密封引流瓶的性能,注意引流管有无裂缝、破损,引流瓶内注入灭菌注射用水,并始终保持直立。在无菌操作下更换引流管或拔出引流管。

(3) 防滑脱:穿刺处常规消毒后,用无菌小纱布覆盖,外用无菌透明敷料固定,再用胶带进行牵拉固定。运送患者及患者下床活动时,妥善固定导管,预留充足的导管长度,防止牵拉导管。

(4) 伤口护理:观察患者穿刺部位伤口敷料,有渗血等异常情况时,应及时通知医生换药;伤口周围皮肤皮下气肿时,密切观察皮下气肿范围,及时汇报医生。

4. **准确记录** 记录单位时间引流量及 24 h 累积引流量、颜色和性状。术后 24 h 内,如果患者引流液>50 mL/h,随后突然减少或引流不畅,并出现患者血压下降、心率增快、呼吸困难、出汗等症状,考虑心脏压塞的可能;手术当天 3~4 h 内引流管内出现大量鲜红色的血性液体,如成人>200 mL/h,小儿>50 mL/h,且无减少趋势,怀疑有内出血,应及时通知医生。

5. **拔管指征** 紧急抢救心包穿刺抽液,只要确认心脏压塞缓解,即可拔管。但对于心包穿刺引流,原则上应将心包内液体完全引流。引流导管留置时间一般在 24~72 h,引流量明显减少,且颜色变淡,引流液逐渐转为淡红色或黄色渗出液,引流量<50 mL/24 h,考虑拔管。拔管方法:指导患者深吸气,在患者屏气之后拔除引流管,并迅速拉紧缝线,或采用凡士林纱布对切口进行覆盖,再以无菌纱布覆盖。

6. **拔管护理**

(1) 应观察患者的生命体征及有无胸闷、胸痛、呼吸困难。

(2) 应告知患者及照护者拔管后避免剧烈运动、提举重物等。

(3) 观察伤口渗血情况,有渗血及时更换。

六、意外处理

心包引流管滑脱的护理应急预案如下。

保持镇静,安慰患者。若引流管从伤口处脱落,立即用手顺皮肤纹理方向捏紧引流口周围皮肤(注意不要直接接触伤口)。消毒后用凡士林纱布封闭伤口,协助医生做进一步处理。切勿直接重新插入,以免引起感染等不良后果。若引流管从接头处脱落,用止血钳将引流管打折夹闭,碘伏消毒接头处并重新连接,观察患者生命体征,记录,做好交接班。

七、更换胸腔闭式引流瓶

(一) 操作流程及行为规范

见表 6-11。

表 6-11 更换胸腔闭式引流瓶

项目	操作流程	行为规范
核对医嘱	操作者转抄执行单与医嘱单经办公班两人核对,确认无误	
评估	1. 评估患者病情、呼吸情况 2. 检查切口敷料有无渗出、引流口周围有无皮下气肿 3. 引流管是否固定妥当,无脱出	"您好!请问您叫什么名字?腕带给我看一下好吗?您的胸腔闭式引流瓶快满了,我要给您更换一个新的,这样才能保证引流充分,促进伤口愈合,争取早日出院,请您配合

续 表

项目	操作流程	行为规范
	4. 嘱咳嗽,观察心包穿刺引流通畅及水柱波动情况 5. 向清醒患者解释操作目的、方法、配合要点、注意事项,取得合作	一下好吗? 好的,那我先检查一下您的引流管周围的皮肤及管路固定的情况,嗯,都好的,我去准备用物,一会来给您更换引流瓶。"
操作前准备	1. 护士准备:衣帽整洁,洗手,戴口罩 2. 物品准备:引流瓶1套、治疗盘,内备:血管钳2把、250 mL生理盐水、安尔碘、棉签、纱布数块、检查手套、弯盘1个、标识牌、胶布、洗手液 3. 环境准备:环境安静、整洁	操作者自身、物品、环境准备符合要求
操作中	1. 携用物至床旁,双向核对患者信息,再确认患者身份 2. 协助患者舒适体位,手臂上举,保护隐私 3. 戴手套,垫治疗巾及弯盘在接头下方,2把止血钳在距接头8 cm处对夹引流管,扭开接头放弯盘上。将手套反折包裹引流管头端,放入垃圾筐 4. 洗手,戴手套,打开无菌纱布,消毒引流管口并连接引流管 5. 松开血管钳,妥善固定,挂在床边,保持引流瓶低于胸腔60～100 cm 6. 患者咳嗽,观察水柱波动情况 7. 固定引流管并贴上导管标识 8. 洗手,记录更换日期、切口情况、通畅情况、引流液颜色、性质、量、患者情况 9. 交代注意事项	"××,您好! 现在我要给您更换引流瓶了,我先给您摆放体位,给您放好后,不可随意再动了,请您配合一下好吗?" "××,您好! 现在给您的胸腔引流管已夹闭,您不要随意乱动,我更换过程中有不舒服及时告诉我,好吗?" "××,您好! 现在管子给您更换好了,引流的情况我已经记录,到时候会跟医生汇报的,再跟您说一下,在引流期间,多做深呼吸,保持引流通畅,防止受压、脱落,卧位时引流瓶不能高于床体,立位时引流瓶不可高过膝关节,不能擅自打开引流瓶。"
整理	1. 整理床单位,协助患者取舒适体位 2. 分类处理用物 3. 洗手,处理医嘱	"××,您好! 引流瓶更换好了,现在帮您整理床单位,您有什么需要,请按呼叫器,我会过来帮助您。再次谢谢您的配合。"

(二) 注意事项

(1) 保持管道的密闭和无菌:注意引流装置是否密封,胸壁伤口引流管周围,用油纱布包盖严密,更换引流瓶时,必须先双重夹闭引流管,以防空气进入胸膜腔,严格执行无菌操作规程,防止感染。

(2) 密切观察引流物的颜色、量、温度,当引流液增多,颜色鲜红时,及时汇报医生。当引流液突然减少,判断是否出现引流不畅情况,谨防出现心脏压塞等情况。

(3) 体位:更换胸腔闭式引流瓶时置患者于半卧位,以利呼吸和引流。

(4) 保持引流管口处干燥,若有渗血及时更换敷料。

(5) 引流瓶破损及时更换。

(6) 拔除引流管后，及时观察患者的呼吸情况、生命体征，防止发生气胸。

八、新发展阶段

随着加速康复的实施，目前胸部手术多为微创，引流管的放置和选择更为严谨，甚至部分患者可以开展无管化。有文献报道，认为在不考虑引流管堵塞的情况下，胸部术后患者不需要常规挤管，仅当怀疑导管堵塞的时候才需要挤压。但应至少每 4 h 评估一次。一是减少了不必要的导管挤压给患者带来的痛苦，提高患者的满意度；二是减轻了医护人员的工作量，使医护人员能有更多时间投入工作中。此外，研究证据指出在进行导管挤压前需要先判断导管的位置，确认导管位置后，采用正确的方法进行操作，避免挤压方法错误引起患者不适。

第七节　主动脉内球囊反搏术

一、名词定义

主动脉内球囊反搏（IABP）是机械性辅助循环装置之一，通过动脉系统将一根带气囊的导管经皮肤由股动脉置入降主动脉内左锁骨下动脉开口远端。当主动脉瓣关闭，心脏开始进入舒张期的瞬间，气囊快速膨胀充盈在主动脉内，使主动脉内的压力增加；在主动脉瓣开放前瞬间，原本充盈在主动脉内的气囊快速收缩，使主动脉内压力下降。

二、目的

提高主动脉舒张压，增加冠脉血流，增加冠状动脉侧肢循环，增加体循环灌注。减少后负荷，缩短等容收缩期，改善脑灌注，减少心肌耗氧量。

三、适应证

(1) 心脏手术前心功能差，血流不稳定的患者术中预防性应用。
(2) 心脏术后脱离体外循环机困难患者。
(3) 心脏术后出现低心排综合征患者。
(4) 心源性或感染性休克患者。
(5) 心脏移植术前需要辅助循环支持患者。
(6) 各种原因引起的心功能衰竭患者。
(7) 心肌缺血导致的室性心律失常患者。

四、禁忌证

(1) 主动脉瓣严重关闭不全。
(2) 主动脉夹层、动脉瘤。
(3) 严重的不可逆脑损伤。
(4) 严重凝血功能障碍、出血性疾病及极重度贫血患者。
(5) 严重感染患者。

五、操作规范

(一) 术前准备

1. 患者准备

(1) 术前向患者和家属介绍IABP的作用及注意事项,检查患者和(或)家属在置入主动脉内球囊反搏术知情同意书上的签名。

(2) 评估患者双下肢皮肤颜色、温度、动脉搏动、基础感觉及患者插管前的血流动力学状态。

(3) 完善胸部X线、超声心动图、心电图、血常规及血型等相关检查,必要时备血。

(4) 开通静脉通路。

(5) 指导患者练习卧位排大小便,提高术后自理能力。

(6) 向患者讲解主动脉内球囊反搏的目的、配合方法、安全性及操作过程,讲解置入术后的注意事项,消除患者紧张、焦虑情绪。

2. 穿刺部位准备

(1) 评估双侧足背动脉、股动脉搏动强弱及双侧是否对称,并标记位置,评估双下肢皮肤色泽、温度及腿围。

(2) 给予患者双腹股沟区备皮,备皮范围为上至脐水平、两侧至腋中线、下至大腿中上1/3处,包括会阴部。

(3) 必要时应对手臂及腋窝等皮肤备皮。

(二) 术后护理常规

1. 术后监测

(1) 监测患者的生命体征,及时发现是否有心律失常。

(2) 监测患者动脉压及波形,每1 h记录动脉压及反搏压。

(3) 监测IABP运行情况,异常报警立即汇报医生。

(4) 监测患者凝血、电解质等变化,及时发现异常指标。

2. 管路护理

(1) 保持导管通畅:将IABP导管沿大腿纵向固定,术侧肢体髋部制动,保持伸直状态,防止反搏管路打折,以免影响血液的引出及回输;在导管外露部分做标记,用以观察有无导管移位;移动患者时应避免管道压迫、弯折、扭曲、移位或牵拉。每次操作结束后,检查气囊管道是否移位,观察反搏波型是否出现异常表现。

(2) 管路冲洗:使用含肝素3~6 IU/mL的肝素生理盐水以约3 mL/h的速度加压持续冲洗。2 h挤压换能器冲洗管路一次,每次30 s,并检查压力袋的压力是否保持在300 mmHg。

(3) 固定方法:术侧肢体进行保护性约束;IABP管路穿刺口用缝线固定后加无菌透明贴膜外贴,管路沿大腿纵向保持平直,予胶布固定,固定位置避开关节弯曲处。更换体位时需注意松解固定IABP导管的胶带以防牵拉脱管,操作结束后应检查导管位置并重新固定。

3. 日常护理

(1) 患者应绝对卧床,取平卧位或半卧位,床头抬高<30°。血流动力学稳定时,可每2 h进行翻身,置管侧肢体应保持功能位并抬高。

(2) 患者长期卧床,应加强患者呼吸道管理,预防肺部及呼吸道并发症。

(3) 每班观察患者术侧下肢皮肤温度、颜色以及大小腿围变化,触摸足背动脉搏动情况,若出现体温下降、苍白,或足背动脉搏动弱化甚至消失,应考虑股动脉栓塞的发生,立即通知医生,及时采取针对性措施。

(4) 预防患者皮肤压力性损伤,定时翻身,便后温水擦拭皮肤,保持皮肤干燥、清洁。

(5) 预防感染:严格无菌操作,观察穿刺口敷料有无渗血渗液,周围皮肤有无红、肿、热、痛等异常情况,及时更换敷料,密切观察体温波动情况,根据医嘱合理使用抗生素。

(6) 抗凝管理:患者若采用肝素抗凝,则使用普通肝素盐水持续泵入,遵医嘱每 4~6 h 监测患者活性凝血时间(activated coagulation time,ACT),ACT 维持在 150~180 s,并根据 ACT 数值调整肝素的剂量;若使用低分子肝素抗凝,可不用监测 ACT。但在使用任何抗凝药期间遵医嘱定期监测患者凝血功能,检查患者有无出血倾向,如穿刺部位出血、血肿,皮下瘀斑、口鼻出血等。

六、反搏有效指标

(1) 主动脉收缩压力波形降低而舒张压力波形明显上升。

(2) 血管活性药物用量逐渐减少。

(3) 血流动力学趋向稳定,心排量上升。

(4) 肾脏灌注良好、尿量增加。

(5) 末梢循环改善,心率、心律恢复正常。

七、常见并发症

(1) 下肢缺血、动脉血栓:每班观察患者术侧下肢皮肤温度、颜色以及大小腿围变化;在导管放置的第 1 h 内每隔 15 min 触摸患者双下肢的足背动脉进行比较,此后 2 h 内每隔 30 min 测量 1 次,再以后每小时测量 1 次。若出现体温下降、苍白,或足背动脉搏动弱化甚至消失,则怀疑下肢动脉血栓发生。应给予保暖,适当抬高肢体等措施。当肢体出现血流灌注低下时应当立即撤出主动脉内球囊反搏导管。

(2) 出血及血肿形成:应用 IABP 时,患者血小板计数会出现不同程度的下降,是最常见的并发症。IABP 导致血小板减少的主要原因为抗凝药物的应用和球囊导管的充、放气导致血小板受机械性损伤。血小板减少导致患者出血风险增加,每日查血常规监测血小板,同时严密观察皮肤黏膜、伤口渗血、引流液的颜色和量。如果发生出血,根据需要进行输血,必要时输血小板。

(3) 感染:IABP 相关的感染可分为全身性感染和穿刺部位感染。

1) 全身性感染的发生多是循环淤血、卧床时间长、免疫力下降、介入性操作等因素的结果,患者可表现为发热、乏力、肺部及泌尿系感染。

2) 穿刺部位的感染多与穿刺点渗血、无菌操作不严格等因素有关。患者可表现为穿刺部位的发红、发热、肿胀或渗出等。

3) 针对感染,应严格无菌操作和营养支持,鼓励患者多进食营养丰富、易消化的多纤维素食物,提高机体抵抗力;同时积极预防肺部、皮肤及泌尿系感染的发生。定时翻身、叩背,及时协助排痰。观察穿刺口敷料有无渗血渗液,周围皮肤有无红、肿、热、压痛等异常情况,及时更换敷料,密切观察患者体温波动情况及白细胞计数,根据医嘱合理预防性使用抗生素。

(4) 球囊破裂:是比较罕见且严重的并发症,球囊破裂主要表现为安全囊内有血液吸入,反搏泵漏气报警,且反搏波形消失。一旦发现球囊破裂漏气,应立即汇报医生处理,同时将患者置于头低脚高位,防止脑部气栓,停止反搏及时拔出球囊导管。

八、撤机

1. 拔管时机　当患者生命体征平稳、血流动力学稳定、周围循环改善、尿量正常、血管活性药剂量很小或者已经停药,且依赖性小;心电图无心律失常或心肌缺血表现,可考虑拔管。

2. 撤机护理

(1) 拔管后按压股动脉穿刺点上方1 cm处30 min,再用纱布覆盖后使用弹力绷带加压包扎24 h,沙袋压迫6 h,其间注意远端肢体血运是否良好。24 h后更换绷带,观察穿刺点出血情况,听诊局部有无血管杂音,触摸局部有无搏动性包块。以及足背动脉搏动是否良好,大小腿围是否正常等。

(2) 为防止IABP停用后心力衰竭的反跳,应适当减少液体输入量。适量增加强心、利尿药物的使用剂量。

九、意外处理应急预案

(1) IABP管脱出:发现导管外露长度增加,考虑IABP管脱出,立即报告医生进行检查,若为导管脱出立即进行IABP管更换。

(2) 非计划性拔管:立即用止血钳夹住脱出的管道,同时按压出血部位,停止反搏。汇报医生止血并补充血容量后重新插管。

(3) 停机故障:由仪器故障或停电引起。一旦发现仪器故障,IABP机不能正常运行时立即通知医生更换备用的IABP机;若由停电引起,立即联系医院配电中心。同时安慰患者,严密观察病情变化。

十、新发展阶段

目前,主动脉内球囊反搏手术在临床应用已经有几十年的历史。IABP-SHOCK Ⅱ研究认为IABP并不能显著性减少急性心梗合并心源性休克患者1年的死亡率。但此研究并不能否定IABP的作用。虽然研究多为中性结果,但临床存在不得不用IABP的情况,应注意患者和时机的选择。

第八节　胸腔穿刺引流术

一、名词定义

胸腔穿刺引流术是将穿刺针经皮肤、皮下组织、胸壁肌肉、肋间组织、壁层胸膜刺入胸膜腔内引流出胸腔内气、血、液、脓等病理成分,达到明确病因、缓解症状和治疗疾病的目的。

二、目的

（1）引流胸腔内渗液、血液及气体。
（2）重建胸腔内负压，维持纵隔的正常位置。
（3）促进肺的膨出。
（4）胸引管相连接的水封瓶，保持胸腔引流系统无菌状态，防止感染。
（5）发现胸膜腔内活动性出血、支气管残端瘘等。

三、适应证

（1）胸腔积液性质不明者，抽取积液检查，协助病因诊断。
（2）胸腔内大量积液或积气者，排除积液或积气，以缓解压迫症状，避免胸膜粘连增厚。
（3）脓胸抽脓灌洗治疗。
（4）开胸术后。

四、禁忌证

（1）不能定位的积液或极少量积液。
（2）穿刺点局部皮肤有感染。
（3）有严重的出血倾向、出血时间延长或未纠正的凝血功能异常。
（4）明显心力衰竭、衰弱不能配合的患者。
（5）不能耐受操作的患者，如剧烈咳嗽、躁动不能配合等。
（6）对麻醉药品过敏的患者。

五、操作规范

（一）穿刺前准备

1. 穿刺点选择
（1）胸腔排气：患侧锁骨中线第2肋间隙。
（2）胸腔排液：患侧肩胛线或腋后线或腋中线第7、8肋间。
（3）包裹性胸腔积液：结合超声、胸片定位。
2. 用物准备　用物准备同第六章第六节心包穿刺引流术。
3. 患者准备　患者准备同第六章第六节心包穿刺引流术。
4. 体位与麻醉
（1）坐位：患者面向椅背，两前臂置于椅背上，前额伏于前臂。
（2）半卧位：患者无法起床或排气时，可取半卧位。前臂上举抱于枕部，完全暴露背部。
（3）麻醉：协助医生抽取利多卡因局部麻醉。

（二）穿刺中配合

穿刺中患者及护士的配合同第六章第六节心包穿刺引流术。

（三）穿刺后护理常规

1. 导管护理　胸腔穿刺引流术导管护理同第六章第六节心包穿刺引流术。

2. 健康教育

(1) 深呼吸与有效咳嗽能保持气道通畅、促进肺复张,能有效促进早期拔除胸腔引流管。因此应鼓励患者进行深呼吸运动,进行有效咳嗽,并予患者雾化吸入、协助叩背咳痰等。

(2) 协助患者半卧位或坐位,以利呼吸和引流,并能减轻疼痛。

(3) 告知患者早期下床活动时,应注意防止导管牵拉、扭曲、打折等,并保持胸引瓶直立,防止倾倒。胸腔闭式引流瓶应低于膝关节并妥善固定。

3. 准确记录

根据不同疾病引流液特点(见表6-12),观察引流液的量、颜色、性状、水柱波动范围,并准确记录。手术后一般情况下引流量应小于80 mL/h,开始时为血性,以后颜色为浅红色,不易凝血。若引流量多,颜色为鲜红色或红色,性质较黏稠,易凝血,则疑为胸腔内有活动性出血。

表6-12 不同疾病或手术胸腔闭式引流物特点

类别	引流物特点
气胸	置管后引流初期会自发冒出气泡,随着胸腔内压力下降,仅在患者咳嗽时会排出气泡。气胸逐渐愈合,停止冒泡,然后出现液面波动现象
胸心外科术后	引流液早期呈血性,之后血色逐渐变淡至成为淡黄色渗液,引流量也会逐渐减少
乳糜胸	引流液呈白色或乳白色
真菌感染、黑色素瘤,胰胸膜瘘	引流液呈黑色
食管胸膜瘘	引流液呈绿色/棕色,高黏度,酸味

4. 拔管指征

48~72 h后,引流量明显减少且颜色变淡,24 h引流液小于50 mL,脓液小于10 mL,X线胸片示肺膨胀良好、无漏气,患者无呼吸困难即可拔管。方法:嘱患者先深吸一口气后屏气立即拔管,并迅速用凡士林纱布覆盖,胸带包扎。

5. 拔管护理

(1) 拔管前可用冰袋冷敷置管部位15~20 min或遵医嘱使用镇痛药物。

(2) 拔管后宜指导患者取健侧卧位。

(3) 应观察患者的生命体征及有无胸闷、胸痛、呼吸困难、皮下气肿。

(4) 应告知患者及照护者拔管后避免剧烈运动、提举重物等。

六、意外处理

胸腔闭式引流管滑脱的应急预案如下。

保持镇静,安慰患者。若引流管从胸腔滑脱,立即用手捏闭伤口处皮肤,消毒后用凡士林纱布封闭伤口,协助医生做进一步处理。如引流管连接处脱落或引流瓶损坏,立即双钳夹闭胸壁导管,按无菌操作更换整个装置。

七、更换胸腔闭式引流瓶

(一) 操作流程

同第六章第六节心包穿刺引流术。

（二）操作评分标准

见表 6-13。

表 6-13 更换胸腔闭式引流瓶操作评分标准

科室： 姓名： 日期： 成绩：

项目	考核要点	标准分	扣分说明
仪表 （5分）	1. 仪表端庄，服装整洁	5	
评估 （5分）	2. 患者病情、意识状态、合作程度	5	
	3. 引流情况		
操作前准备 （8分）	4. 洗手、戴口罩	3	
	5. 检查备齐用物，清点棉球	2	
	6. 检查水封瓶装置是否有效	3	
操作中 （52分）	7. 核对患者身份正确、解释得体	2	
	8. 协助患者取合适体位，手臂上举	5	
	9. 挤压引流管，观察水柱	5	
	10. 夹管（双夹），松固定	5	
	11. 铺治疗巾	5	
	12. 用消毒棉球消毒胸导管与接管衔接处两遍	5	
	13. 第三只消毒棉球消毒固定	5	
	14. 更换引流管、引流瓶，检查装置是否正确密封	5	
	15. 松止血钳，嘱患者咳嗽，观察水柱波动	5	
	16. 妥善固定，观察患者反应	5	
	17. 将引流瓶放于安全处，保持引流瓶低于胸腔 60～100 cm	5	
操作后 （15分）	18. 观察病情，观察水柱波动范围，引流情况	5	
	19. 整理处理用物方法正确，洗手，记录	5	
	20. 告知患者注意事项，指导活动与锻炼方法	5	
熟练程度 （5分）	21. 动作轻巧、稳重、准确、安全	5	
理论提问 （10分）	22. 胸腔闭式引流的目的	5	
	23. 更换胸腔闭式引流瓶的注意事项	5	
总分		100	

（三）注意事项

（1）保持管道的密闭和无菌：注意引流装置是否密封，胸壁伤口引流管周围，用油纱布包盖严密,更换引流瓶时,必须先双重夹闭引流管,以防空气进入胸膜腔,严格执行无菌操作规程,防止感染。

(2) 体位:更换胸腔闭式引流瓶置患者于半卧位,以利呼吸和引流。

八、新发展阶段

有研究表明,在治疗胸腔积液、积气时,采用中心静脉导管置管引流的疗效优于常规胸腔穿刺,运用中心静脉导管置管引流治疗,操作简单,创伤较小,术后疼痛感较低等优点,值得临床推广使用。

第九节 体外膜肺氧合

一、名词定义

体外膜肺氧合(ECMO)是采用体外循环技术进行操作和管理的一种辅助性治疗手段。ECMO的原理是将静脉血从体内引流到体外,经过膜式氧合器(膜肺)氧合后,通过血泵驱动将血液灌入体内,全身氧供和血流动力学处在相对稳定的状态。心脏和肺得到充分的休息,可进行长时间心肺支持。它是一种可以在心肺停止或衰竭的情况下替代心肺系统工作的设备,可以为心功能及肺功能的恢复赢得宝贵时间。

二、目的

(1) 常规治疗方法无效的呼吸衰竭和(或)循环功能衰竭,通过ECMO的辅助作用维持全身氧供和血流动力学稳定,使心脏和肺得到充分休息,等待心肺功能的恢复或心脏移植的到来。

(2) 通过膜肺代替进行气体交换,血液重新进入体内,保障组织灌注,可明显改善肺功能。对于急重症呼吸/循环衰竭的患者,ECMO可延长生命。

(3) 急重症呼吸衰竭的患者在使用ECMO期间,可降低呼吸机支持参数,可使肺部得到保护,能够等待心肺功能的恢复。

(4) 对于某些脑死亡患者ECMO支持可以改善组织灌注和内环境,提高移植供体质量并在移植后使被移植的器官功能得到尽快恢复。

三、ECMO的转流途径

ECMO的实施包括静脉血引流,经过氧合器氧合并排除二氧化碳变成动脉血,最终进入人体静脉或动脉系统。按照ECMO支持的方式和目的,可分为静脉-动脉ECMO(VA-ECMO)模式、静脉-静脉ECMO(VV-ECMO)模式、动脉-静脉ECMO(AV-ECMO)模式三种。本文重点介绍VA-ECMO。

(1) 静脉-动脉ECMO(VA-ECMO)模式:具有循环和呼吸辅助作用,用于心肺支持,适用于严重的循环衰竭和呼吸衰竭患者。静脉血通过中心静脉将患者体内的未氧合血引流至气体交换装置(膜式氧合器),然后将氧合后血液经大动脉回输患者体内,保证机体血供,使心肺得到充分休息,为心肺功能的恢复赢得宝贵的时间。

（2）静脉-静脉 ECMO(VV - ECMO)模式：具有呼吸辅助作用，代替肺进行气体交换，不提供直接的循环支持，适合单纯呼吸辅助，无循环辅助功能。主要用于严重的呼吸衰竭而不需要循环支持的患者。静脉血通过右心房或颈内静脉引流出至气体交换装置（膜式氧合器），然后将氧合血液经静脉泵入中心静脉，与患者自身静脉血混合进入右心室。增加机体氧供，使肺得到充分休息。

（3）动脉-静脉 ECMO(AV - ECMO)模式：适用于心功能尚可而呼吸衰竭的患者。为无泵的二氧化碳清除模式。心血管系统必须能够承担一定量的动静脉分流，不适合进行完全呼吸功能支持。

四、适应证

（一）急性呼吸衰竭

（1）高条件正压机械通气支持下难以解决的呼吸性酸中毒。
（2）急性呼吸窘迫综合征者。

（二）循环衰竭

（1）心脏手术重建后右室衰竭合并可逆性肺动脉高压者。
（2）心脏手术围术期、急性爆发性心肌炎、心肌梗死后心源性休克。
（3）心脏手术后左室功能顿扣者。

（三）为心脏手术做准备或为心脏移植过渡者

（四）替代体外循环

（1）肺移植。
（2）神经外科。
（3）供体脏器支持。
（4）急性肺栓塞的抢救。

五、禁忌证

（1）主动脉夹层、严重的主动脉瓣反流。
（2）无目标性治疗的终末期心脏功能障碍。
（3）肺功能不全终末期的非移植患者。
（4）造成患者难以从 ECMO 获益的器官功能损害，如不可逆的严重神经系统损伤、心肺功能损伤。
（5）任何不能全身抗凝及存在无法控制的出血、严重溶血、血栓形成的患者。
（6）低心排时间过长，存在多器官功能衰竭患者。
（7）不能建立血管通路。
（8）合并心肺以外其他重要脏器畸形或其他重要脏器的严重损伤。

六、操作规范

（一）插管前准备

1. 插管位置选择

（1）静脉-静脉转流（VV - ECMO）插管位置：左股静脉-右股静脉；右颈内静脉-右股

静脉。

(2) 静脉-动脉转流(VA-ECMO)插管位置:静脉可选用股静脉、颈静脉、右心房;动脉可选用股动脉、升主动脉、颈动脉。

(3) 患者的体重、ECMO模式决定了插管位置和种类的选择。

2. 用物准备

(1) 设备:EMCO主机、水温箱、驱动泵、模拟肺、B超机、电源、气源等。

(2) 耗材:管路、导丝、手术包、静脉/动脉导管、预冲液等。

(3) 一次性物品:换药碗、无菌手套、消毒液、注射器、无菌衣、缝针等。

(4) 其他:抢救车、除颤仪、肝素封管液等急救物品与药品。

3. 患者准备

(1) 评估:①患者既往病史、现病史、患者心理状态及配合程度;了解患者家庭的经济承受能力和社会支持情况。②患者生命体征、呼吸和氧合情况、营养状况、各器官功能、血气分析结果、出入量、用药及治疗。③评估患者意识、肢端温度、插管部位皮肤状况、ECMO辅助的方式等。

(2) 术前向患者和家属介绍EMCO的作用及注意事项,检查患者和(或)家属在体外膜肺氧合术知情同意书上的签名。

(3) 相关检查:包括血液检查、心电图检查、心脏彩超、动态血压监测、心脏影像学检查、ACT、血气分析、X射线检查等。

(4) 做好呼吸支持,必要时行气管插管、呼吸机辅助呼吸。

(5) 患者术后绝对卧床,术前给予黏性敷料保护骨隆突处;指导患者练习卧位排大小便,提高术后自理能力。

(6) 左侧肢体建立多个静脉通路,以备急用。

(7) 心理护理:向患者讲解EMCO的目的、安全性及操作过程,讲解术后的注意事项,消除患者紧张、焦虑情绪。

4. 麻醉　手术需要对患者进行适度的镇静和肌松。静脉应用肌肉松弛剂;同时静脉注射吗啡、局部注射利多卡因等以达到镇静镇痛效果。通常情况下,ECMO期间需要维持患者的镇静状态,以保证患者安静地接受治疗,减少对患者的精神刺激,避免发生躁动将管道意外拔出。但对于部分意识清楚,肺功能明显改善,血流动力学稳定的部分患者也可在清醒状态下进行ECMO支持,必要时可用少量镇静镇痛剂。

(二) 手术后护理常规

1. 术后监测

(1) 密切监测患者心率、心律、血压、动脉血气及心电图变化,监测应用药物的泵入情况,及时发现异常情况。

(2) 持续监测患者动脉压及中心静脉压,每小时记录。

(3) 监测ECMO运行情况,血泵转速、流量等,异常报警立即汇报医生。

(4) 监测患者凝血、电解质等变化,发现异常指标及时纠正。

(5) 记录患者每小时出入量,维持水电解质平衡,根据中心静脉压、尿量等补充液体,观察尿液颜色。

(6) 监测患者体温,根据患者体温需求调节水箱的温度。

(7) 监测患者神智变化及肢体活动情况,及早发现和预防脑血栓或脑出血的可能。

2. 管路护理

(1) 观察 ECMO 管路的固定情况及置入的长度或在导管外露部分做标记,用以观察有无导管移位;移动患者时应避免管道压迫、弯折、扭曲、移位或牵拉。每次操作结束后,检查管道是否移位。

(2) 观察管道是否有抖动现象,及时发现对症处理。如因为有效血容量不足造成的管路抖动,需适当补充血容量;如因插管原因导致的管路抖动,需调整管道位置。

(3) 固定方法:实施双固定模式,置管处给予缝线加无菌贴膜固定,管道的延长部分用血管钳固定在床单上,松紧适宜,增加缓冲,防止牵连。四肢适当约束,以伸进一指为宜,每小时评估肢端血运情况,必要时遵医嘱给予镇静药物。

3. 日常护理

(1) ECMO 辅助期间,患者应卧床休息,为预防管道移位或脱管,活动应动作缓慢,保持机器正常运作,指导或帮助患者运动。

(2) ECMO 提供的是部分心肺功能支持,因此仍然需要使用呼吸机,通过提高肺泡氧分压,降低肺血管阻力,维持低压低频呼吸治疗使肺得到休息。呼吸机设定在低参数状态(低频正压),避免肺水肿和肺不张。辅助呼吸的患者,指导其配合呼吸机锻炼呼吸,定期膨肺,尽早恢复自主呼吸,撤除呼吸机;自主呼吸患者指导有效的呼吸、咳嗽、鼓励咳痰。

(3) 心理指导:加强心理护理,做好解释工作,鼓励患者,增强治疗信心,认真配合治疗。遵医嘱适当应用镇静镇痛药物。

(4) 皮肤护理:预防患者皮肤压力性损伤,循环稳定患者,每 2~3 h 翻身拍背一次。便后温水擦拭皮肤,保持皮肤干燥、清洁。

(5) 预防感染:置管、换药严格无菌操作,观察穿刺口敷料有无渗血渗液,周围皮肤有无红、肿、热、痛等异常情况,及时更换敷料,严格手卫生。密切观察体温波动情况,根据医嘱合理使用抗生素。

(6) 抗凝管理:ECMO 应用期间,患者需全身肝素化,预防置管、管路等相关血栓及血管内凝血并发症,应做好抗凝的护理。采用注射泵泵入普通肝素,以维持速度及剂量的恒定,尽量采取单独的通路输注。抗凝期间应定时测量患者 ACT,ECMO 中 ACT 应维持在 180~220 s;高转速-低抗凝,伴有出血,抗凝 ACT 维持在 140~180 s,遵医嘱监测 ACT,通常早期每小时监测 ACT,稳定后可 3~6 h 监测一次,并根据 ACT 数值调整肝素的剂量。注意观察患者有无口腔、鼻腔、各穿刺部位出血,切口渗血及引流液增多的情况发生。每 4~6 h 观察 ECMO 循环系统内有无血栓形成。

七、常见并发症

(一) 出血:是 ECMO 运行最常见的并发症之一

1. 并发症原因

(1) 患者 ECMO 期间,全身肝素化、血小板计数会出现不同程度的下降是出血的主要原因。

(2) 手术操作。

(3) 感染及创伤应激。
(4) 管路连接断裂。

2. 临床表现

(1) 肉眼可见的部位（口鼻腔、气道、外科伤口及引流管、皮肤黏膜、尿管）。
(2) ECMO泵流量低、抖管。
(3) 低循环，血压低、心率快、尿少等。
(4) 颅内出血。

3. 护理　应观察插管部位伤口出血情况，及时更换敷料，记录出血量；观察皮肤、口腔黏膜出血点，观察患者意识；同时动态观察引流管引流量和血流动力学变化，及尿液、粪便、胃液颜色及性状；尽量减少肌内、皮下注射，减少气道及鼻腔吸引，准确记录出血量，根据化验结果输血；置管侧肢体颜色、温度、张力，测量腿围；积极监测血气分析、防止发生电解质紊乱、注意肺功能监护、严密观察心脏压塞症状，出血患者ACT应维持在150～160 s。

(二) 血栓：血栓形成是ECMO期间最常见的机械性并发症

1. 并发症原因

(1) 系统材料表面凝血。
(2) 流量过低、时间过长。
(3) 管路引流不畅。
(4) 严重心功能不全至主动脉瓣功能异常。

2. 临床表现

(1) 血流系统形成阻塞，阻碍血流。
(2) 泵头、膜肺、管路形成栓塞。
(3) 表现心肌梗死、脑梗死、肺栓塞、下肢栓塞。
(4) 动脉栓塞：5P征（疼痛、感觉异常、麻痹、无脉、苍白）。

3. 护理　患者可发生脑部或肢体栓塞，护士应加强神志、瞳孔的观察，注意肢体活动度及末梢颜色、温度。ECMO建立初期，每半小时监测足背动脉搏动及下肢皮肤颜色、温度，双侧肢体同时触摸观察，对比脉搏波动、温度、张力、感觉、颜色、痛觉等。若出现体温下降、苍白，或足背动脉搏动弱化甚至消失，则怀疑下肢动脉血栓发生。定时测量双侧腿围，注意测量位置固定。对于ECMO系统要密切注意膜肺、离心泵头以及各接头处是否有血栓形成，一看：手电筒照射看血泵颜色；二摸：手摸泵头感受血流；三听：听血泵声音是否异常。一旦血栓脱落引起患者栓塞需要密切监测患者是否存在肢体、神经系统栓塞症状，并积极进行护理。

(三) 感染：感染是ECMO辅助期间的严重并发症之一

1. 并发症原因

(1) 插管引起导管感染。
(2) 肺部感染。
(3) 无菌操作。

2. 临床表现

(1) 实验室指标：白细胞、分泌物检测。
(2) 影像学表现肺部病变。

3. 护理

(1) 加强 ICU/CCU 环境清洁、定期消毒,加强消毒隔离措施。

(2) 严格无菌操作,动静脉有创管路实施封闭管理。

(3) 使用呼吸机期间严格执行吸痰无菌操作、及时清除呼吸道分泌物、呼吸机管路定期更换。

(4) 观察穿刺口敷料有无渗血渗液,周围皮肤有无红、肿、热、压痛等异常情况,及时更换敷料,保持局部无菌干燥。

(5) 积极预防肺部、皮肤及泌尿系感染的发生。定时翻身、叩背,及时协助排痰。

(6) 密切观察患者体温波动情况及白细胞计数,根据医嘱合理预防性使用抗生素。

(7) 加强皮肤观察与护理,定期翻身,预防压疮发生。

八、撤机

(一) ECMO 终止指征

在 ECMO 应用 7~10 d 后有下列情况应终止 ECMO:①不可逆的脑损伤。②其他重要器官功能严重衰竭。③顽固性出血。④肺部出现不可逆损伤。

(二) ECMO 脱机指征

(1) 心脏恢复:动脉氧分压升高、脉压升高,心电图正常、血流动力学指标、超声示心脏收缩舒张均恢复正常。

(2) 肺恢复:肺顺应性改善,胸部 X 线片改善。

九、意外处理

(一) ECMO 管道非计划脱管

(1) 掌握插管深度,置管后充分二次固定。

(2) ECMO 期间充分镇静,防止躁动。

(3) 如果导管脱出,立即用止血钳夹住脱出的管道,同时按压出血部位,停机。

(4) 进行外科止血,补充血容量,考虑重新插管。

(二) 氧合器故障

(1) 需停止循环紧急处理,止血钳夹住动、静脉管路,开放管路桥。

(2) 呼吸机设置增加到全支持。

(3) 排除或更换故障部位。

(4) 快速评估是否需要重新开始 ECMO 支持。发生氧合器故障,应立即更换,以防止气体、血液漏出。

(三) 管路中出现血气栓

(1) 应立即钳夹靠近患者一侧的动脉管路,防止栓子进入患者体内。

(2) 若栓子已进入患者体内,则应停止运行 ECMO,采取头低脚高体位,防止气栓进入脑部循环。

(四) 驱动泵失灵、停电

立即使用摇把手动转泵头维持循环,再查找原因进行排除。

十、新发展阶段

随着技术的发展和临床经验增加,ECMO 曾经的绝对禁忌证逐渐变成了相对禁忌证。2020 年国内新型冠状病毒肺炎体外膜肺氧合支持治疗专家共识指出,ECMO 没有绝对禁忌证,需要临床风险和收益个性化评估。为了快速有效建立起 ECMO 通路进行心肺支持,我国正在走一条新的路:建设一支由多学科专家成员建立的 ECMO 团队,创立绿色通道。这些系统在国内的推行将是今后 ECMO 技术的革新方向,具有广阔的应用前景。

【参考文献】

[1] 葛均波,王建安.内科学·心血管内科分册[M].2版.北京:人民卫生出版社,2022:375.

[2] 尤黎明,吴瑛.内科护理学[M].6版.北京:人民卫生出版社,2021:229.

[3] 刘玲玲,林雯娟,陈玲,等.量化评估护理对心律失常经射频消融术患者不良情绪及生活质量的影响分析[J].心血管病防治知识,2021,11(15):58-60.

[4] 中国湖北绿色电生理联盟,武汉医学会心电生理与起搏学分会.心房颤动导管射频消融围手术期管理要点和认识[J].临床内科杂志,2020,37(10):743-746.

[5] 虞舟,王秋莉,方芳.上海首例超声指导下经皮室间隔射频消融术护理体会[C].第四届上海国际护理大会论文汇编,2019:174-175.

[6] 王蓓,彭飞,杨亚娟.内科疾病健康宣教手册[M].上海:上海科学技术出版社,2020:121-126.

[7] 彭飞,高连娣,席淑华.新护士规范化培训[M].上海:上海科学技术出版社,2019:170-175.

[8] 杨萍.无导线起搏器与传统单腔起搏器治疗缓慢性心律失常的疗效比较[J].中西医结合心脑血管病杂志,2022,20(10):1910-1912.

[9] 王效增,王祖禄,荆全民.心血管病急重症床旁操作技术与管理[M].北京:人民卫生出版社,2021:24-35.

[10] 陶艳玲,莫蓓蓉,何茹.63项危重症护理必备技能[M].太原:山西科学技术出版社,2019:91-94.

[11] 张登庆,蔡文玉,叶胜义,等.经肘正中静脉或贵要静脉行临时心脏起搏器安置术的临床观察[J].实用中西医结合临床,2022,22(10):60-62,75.

[12] 何德化,张紫冠,林开敏,等.经肘正中静脉行临时心脏起搏器置入术的可行性和安全性[J].中华高血压杂志,2022,30(04):382-386.

[13] 姜保国,陈红.中国医学生临床技能操作指南[M].北京:人民卫生出版社,2020:207.

[14] 魏莹莹,徐银铃,周金阳,等.成人胸腔闭式引流护理最佳证据总结及临床应用[J].护理研究,2021,35(12):2190-2194.

[15] 王丽丽,赵红,王红.心脏外科临床护理与实践[M].北京:军事医学科学出版社,2012:56-58.

[16] Holger T, Uwe Z, Franz-Josef N, et al. Intraaortic balloon support for myocardial infarction with cardiogenic shock [J]. The New England Journal of Medicine, 2012, 367(14):1287-1296.

[17] 丁海滨,张建,张永波.中心静脉导管胸腔闭式引流与常规胸腔穿刺在自发性气胸治疗中的应用比较[J].现代医学,2019,47(11):1407-1410.

[18] 丁家新.观察中心静脉导管置管引流治疗胸腔积液的效果[J].中国实用医药,2020,15(06):42-43.

[19] 吴欣娟,李庆印,童素梅.心血管专科护理[M].北京:人民卫生出版社,2022:227-230.

[20] 朱冬梅,张爱琴.重症患者导管护理指南[M].南京:东南大学出版社,2019:165-177.

[21] 王卓,张静,杨艳,等.体外膜肺氧合在围术期及危重症患者中的应用进展[J].临床麻醉学杂志,2022,38(02):213-216.

第七章 心脏康复技术

第一节 心脏康复总论

一、心脏康复的概念

心脏康复(cardiac rehabilitation,CR)是一项融合生物医学、运动医学、营养医学、心身医学和行为医学的专业防治体系。旨在通过医学评估、药物治疗、运动处方、均衡营养、心理干预、危险因素控制、健康教育和生活指导等方式,为心血管疾病(CVD)患者在急性期、恢复期、维持期以及整个生命过程中提供生理、心理和社会层面的全程管理服务,以延缓或逆转CVD的进展,减少残疾,促使患者尽早恢复体力,回归社会;同时帮助患者培养并保持健康的行为,养成健康的生活方式,控制CVD的各种危险因素,降低CVD发病率和病死率,提高患者的生存质量。

目前,CR已被中华医学会、美国心脏协会(AHA)、美国心脏病学学会(ACC)、欧洲心脏病学学会(ESC)、英国国家健康与临床优化研究所(National Institute for Health and Care Excellence,NICE)等多个权威学会纳入临床指南,推荐应用于冠心病、心力衰竭、心脏搭桥术后等多种CVD的二级预防和康复。

二、心脏康复的历史演变

见图7-1。

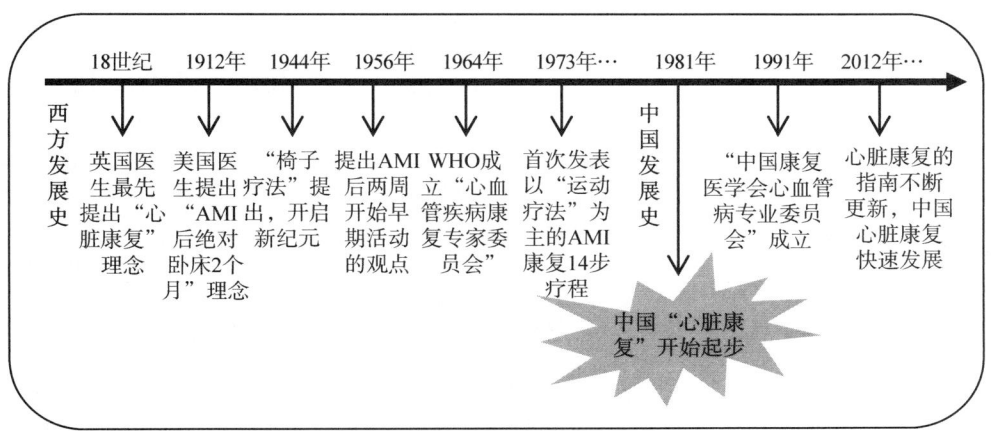

图7-1 心脏康复发展史

注:AMI:急性心肌梗死

三、开展心脏康复的效益

经临床实践证明,开展 CR 在社会、经济及医学领域均可产生诸多效益(见表 7-1)。

表 7-1 开展心脏康复的效益

社会效益	经济效益	医学效益
• 降低残障率 • 减轻社会负担 • 减少医疗纠纷	• 减少住院天数 • 减少反复入院 • 减少医疗及护理费用支出 • 有利于完善医疗资源合理分配	• 改善睡眠 • 提高体适能 • 提高日常生活质量 • 降低心血管事件风险 • 降低心血管疾病复发率 • 改善焦虑、抑郁等心理问题 • 延缓冠心病发展的生物学进程 • 降低全因死亡率

四、心脏康复的适应证与禁忌证

临床实践表明,CR 的适应证与禁忌证均不是一成不变的。凡是生命体征相对稳定的 CVD 患者,一般都可以参加 CR,但需康复医师在排除影响 CR 实施的因素后,如:①存在禁忌证;②社会因素:医疗机构无法提供心脏康复/二级预防的服务以及医疗保险及费用问题;③患者因素:患者拒绝接受 CR 等;对患者在 CR 过程中的获益与风险进行仔细评估,权衡利弊后作出综合判断。因此,下述适应证与禁忌证仅供 CR 临床实践参考(表 7-2)。

表 7-2 心脏康复的适应证与禁忌证

适应证	禁忌证
• 无症状性心肌缺血 • 慢性稳定型心绞痛 • 慢性稳定型心力衰竭 • 急性心肌梗死病情稳定后 • 外周动脉疾病 • 心脏移植术后 • 心脏起搏器植入术后 • 瓣膜置换或修复术后 • 冠状动脉旁路移植术后 • 经皮冠状动脉支架置入术后 • 有冠心病危险因素,如高血压、糖尿病、肥胖、吸烟等 • 其他通过 CR 可以获益的疾病,包括具有心血管危险因素的患者、脑卒中及其他接受心血管手术的患者	• Ⅱ度或Ⅲ度房室传导阻滞 • 急性心肌梗死后病情不稳定 • 不稳定型心绞痛 • 失代偿性心力衰竭 • 室壁瘤或动脉夹层 • 不稳定的体循环或肺循环栓塞 • 急性心包炎或心肌炎 • 重度主动脉瓣狭窄(瓣口面积<1.0 cm^2) • 急性血栓性静脉炎 • 未控制的高血压:静息时收缩压>200 mmHg/舒张压>110 mmHg • 严重房性或室性心律失常(未控制的房颤、阵发性室上性心动过速、频发室早等) • 伴严重肺动脉高压、肝、肾功能不全、急性全身疾病、严重电解质紊乱、严重贫血、洋地黄中毒等

五、心脏康复的分期

结合我国 CR 发展现状,2018 版《中国心脏康复与二级预防指南》将 CR 分为三期,分别为:院内Ⅰ期康复、院外早期Ⅱ期康复和院外长期Ⅲ期康复,具体分期内容如下。

(一) Ⅰ期(院内康复期)

Ⅰ期康复旨在为发生心血管事件后的患者提供康复和预防服务,即病情评估、健康教育、日常活动指导、心理支持和出院运动指导评估。

时间节点:起始点为患者过去 8 h 内没有新发或再发胸痛;肌钙蛋白水平无进一步升高;没有出现新的心功能失代偿表现(静息时呼吸困难伴湿啰音);没有新的、明显的心律失常或心电图动态改变;基础生命体征正常:静息心率 50～100 次/min,血压 90～150/60～100 mmHg,血氧饱和度>95%,即可开始Ⅰ期康复。终点为患者出院。

本期康复目标为:缩短患者住院时间,促进日常生活及运动能力的恢复,增加患者自信心,减少心理痛苦,减少再住院;避免卧床带来的不利影响(如运动耐量减退、低血容量、血栓栓塞性并发症);为Ⅱ期康复提供全面完整的病情信息和准备。

(二) Ⅱ期(院外早期康复或门诊康复期)

Ⅱ期康复为 CVD 康复的核心阶段,既是Ⅰ期康复的延续也是Ⅲ期康复的基础。此期 CR 流程包括从接诊心脏康复患者到建立档案,在建立档案过程中完成心血管综合评估并进行危险分层(见表 7-19),按照危险分层选择运动能力测试方法,根据运动能力测试结果制定运动处方,遵循运动处方完成 3～6 个月的运动训练计划。

时间节点:出院 1 年内均可进行,推荐常规起始点为出院 1～3 周内启动,经皮冠状动脉介入治疗(PCI)、冠状动脉旁路移植(CABG)后 2～5 周进行,3～6 个月内完成 36 次医学监护下的 CR。终点为心血管事件后 1 年左右。

本期康复目标为:通过 CR 综合评估、危险分层、执行运动处方、健康教育及心理支持等,帮助患者进一步提升运动能力、纠正心血管危险因素、改善生活方式、提升情绪和睡眠管理能力。

(三) Ⅲ期(院外长期康复)

Ⅲ期康复是基于社区和家庭的维持期康复,其核心内容涉及 CVD 预防、治疗、康复及社会心理等问题的全程综合管理。此期,对患者的评估十分重要,低危及部分中危患者可进入Ⅲ期康复,高危及部分中危患者则需转上级医院继续康复。

时间节点:心血管事件 1 年后的终身预防与管理服务。

本期康复目标为:Ⅲ期康复作为Ⅱ期康复的延续,旨在帮助患者维持已形成的健康生活方式和运动习惯,继续纠正相关危险因素,加强社会心理支持,提升生活质量,部分患者可恢复日常活动状态,重返工作岗位。

第二节 心肺运动试验

心肺运动试验(cardiopulmonary exercise test,CPET)是指通过应用呼吸气体监测技术、计算机技术和活动平板或踏车技术,实时监测人体在休息、运动及运动结束时的恢复期每一次呼吸的氧摄取量(VO_2)、二氧化碳排出量(VCO_2)和通气量(VE)等气体代谢指标,以及患者心

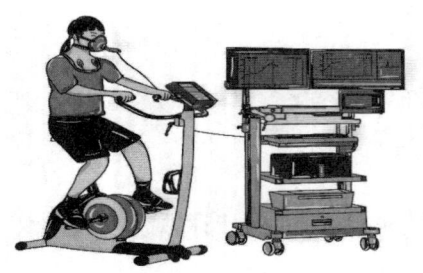

图 7-2 心肺运动试验

率、血压、心电图等的动态变化,同时结合患者运动时出现的症状,综合评价人体呼吸系统、心血管系统、血液系统、神经生理及骨骼肌系统对同一运动应激的整体反应,从而全面客观地评估患者运动反应、心肺功能储备和功能受损程度的一种无创检测技术(图 7-2)。

心肺运动试验作为目前唯一一个能够一次测定整体多系统功能状态的临床检测技术,不仅是心脏康复风险评估的重要手段,更是检测心肺储备功能的"金标准"。

一、CPET 适应证

作为人体整体生理学客观定量功能测定的唯一方法适用于所有正常人和各种疾病患者。常见适用人群见表 7-3。

表 7-3 心肺运动试验适应证

- 鉴定残障能力
- 评估手术风险
- 评估心脏起搏器功能
- 鉴别心源性或肺源性呼吸困难
- 疾病的早期诊断(如冠心病、心功能不全的诊断)
- 预测健康人在特殊环境(如高原、马拉松比赛)下的风险
- 运动风险评估、制定运动处方、评价运动康复效果
- 指导冠心病、糖尿病、慢性阻塞性肺疾病等慢病管理提高生活质量

二、CPET 禁忌证

为落实风险把控,预防运动试验过程中急性心血管事件的发生,对 CPET 提出以下禁忌证(见表 7-4)。

表 7-4 心肺运动试验禁忌证

绝对禁忌证	相对禁忌证
• 急性心力衰竭	• 精神异常
• 急性呼吸衰竭	• 不能配合者
• 未控制的哮喘	• 严重的肺动脉高压
• 急性主动脉夹层	• 下肢肌间静脉血栓
• 急性肺栓塞或肺梗死	• 梗阻性肥厚型心肌病
• 急性下肢深静脉血栓	• 妨碍行走的骨科损伤
• 未控制的急性冠脉综合征	• 静息心率>120 次/min
• 有症状的严重主动脉狭窄	• 近期卒中或短暂脑缺血发作
• 休息时外周血氧饱和度<85%	• 无明显症状的中到重度主动脉瓣狭窄

续　表

绝对禁忌证	相对禁忌证
• 严重主动脉缩窄或降主动脉瘤 • 急性心肌炎、心包炎或心内膜炎 • 严重的缓慢性心律失常（如高度及以上房室传导阻滞，起搏器置入患者除外） • 近期发生非心脏原因可影响运动能力的疾病，或患有可因运动而加剧病情的疾病（如感染、肝肾功能衰竭等） • 有症状或血流动力学不稳定的严重心律失常（如多源多发室性早搏、频发短阵室性心动过速、持续室性心动过速等） • 未获得患者知情同意	• 已知的冠状动脉左主干狭窄或闭塞>50% • 未控制的高血压[收缩压>180 mmHg 和（或）舒张压>100 mmHg] • 尚未纠正的一些临床情况（如严重贫血、电解质紊乱、甲状腺功能亢进等）

三、CPET 方案选择

根据 CPET 条件和目的的不同，可有多种试验方案可供选择，如按照运动量分类的极量、次极量和症状限制性运动方案；按照运动功率改变方式分类的递增功率和恒定功率运动方案；按照运动器械分类的踏车和平板运动方案。

（一）按运动量分类

1. **极量运动试验**　该试验指通过逐渐增加运动量，使受试者氧耗量平行增加，达到某一高水平运动量时氧耗量达最大，继续增加运动量时氧耗量不再增加，此时心率达到自己生理极限的负荷量，最大运动心率（HR max）=220－年龄。该试验适用于运动员及健康的年轻人，以测定个体最大做功能力、最大运动心率和最大摄氧量。

2. **次极量运动试验**　为了避免过量运动所引起的伤害，可采用次极量运动试验，其运动量相当于极量运动的 85%～90%，如以氧耗量为准，则相当于最大氧耗量的 85%，最大运动心率（HR max）=（220－年龄）×85%。此试验可用于测定非心脏病患者的心功能和体力活动能力。

3. **症状限制性运动试验**　该试验是指采用次级量运动试验方案，但试验终点不以预设目标心率为标准，而是根据受试者运动过程中出现不适症状并及时终止的试验。运动时出现的不适症状除心肌缺血表现外，还包括严重心律失常、呼吸困难、血压下降、头晕、步态不稳等表现。此试验可用于诊断冠心病，评定正常人和病情稳定的心脏病患者的心功能与体力活动能力。

（二）按运动功率改变方式分类

1. **递增功率运动试验**　该试验是一种进行性阶梯式试验，功率以每分钟间隔增加，运动中功率递增的方式为阶梯状或斜坡状。现在多推荐 10～60 s 间隔增加工作速率的斜坡式递增（Ramp）运动方式，使运动强度递增更为均匀，运动参数变化连续和减少判断者之间的分析差异。主要用于测量受试者的最大耐受功率负荷。

2. **恒定功率运动试验**　适用于测量稳定代谢条件下心肺功能参数，该方式对于测量已知功率负荷，用于评价各种治疗或药物因素对运动能力或验证阈值，如有氧阈、乳酸阈或心绞痛阈的作用等,也用于测量低于最大运动水平如50%和75%最大功率负荷时对特殊参数的评价。

(三) 按运动器械分类

1. 平板运动试验　该试验是让受试者在运动平板上行走,根据所选择的运动方案,仪器自动调整平板的速度及坡度以调节运动负荷量,逐渐增加心率和心脏负荷,通过分析运动前、中、后的心电图变化来判断试验结果。目前应用最广泛的是 Bruce/改良 Bruce 方案和 Naughton 方案。其中,Bruce 方案为变速变斜率运动(最常用),较易达到预定心率,但对心功能差或病重患者不易耐受;Naughton 方案为恒速变斜率试验,总做功量较小,对病重者较适宜。

2. 踏车运动试验　该试验是让受试者在装有功率计的自行车上做踏车运动,以蹬踏的速度和阻力,调节运动负荷大小,在运动前、中、后多次进行心电图记录,进行分析判断。目前应用最广泛的是 Ramp 方案(斜坡式递增运动),可用于部分不适宜进行平板运动试验的患者,如合并关节炎、外周血栓性疾病等患者。

本部分 CPET 主要通过选择适宜的运动辅助器械,如功率自行车或运动平板(如图7-3),以功率改变形式的递增或恒定功率方案为基础,根据受试者测试的目的施行细化的个体化方案。

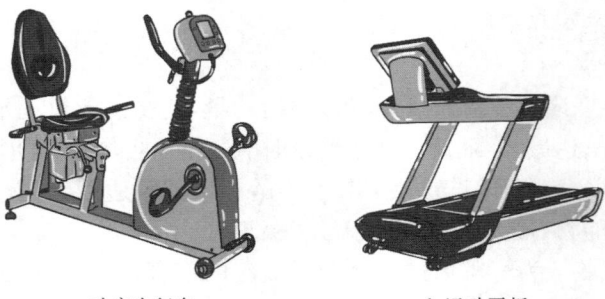

a 功率自行车　　　　b 运动平板

图7-3　心肺运动试验的器械选择

四、CPET 的操作要求

CPET 前需做好仪器、受试者和测试者准备,具体内容见表7-5。

表7-5　心肺运动试验操作要求

项目	准备内容
仪器准备	CPET 装置:咬口器或戴头盔的多用途硅胶面罩 O_2、CO_2 气体分析仪,流量计,试验前进行定标 12 导联心电采集系统,指脉氧传感器呈备用状态 有可处理、分析、输出数据的独特软件,建立系统维护和质量控制系统
受试者准备	受试者放松情绪 穿着舒适的服饰和鞋袜 试验在餐后 2~3h 进行为宜

续 表

项目	准备内容
	试验前 2 h 内避免剧烈活动、吸烟、饮用咖啡、浓茶、酒等刺激性饮料
	试验前掌握 Borg 自我感觉劳累程度分级(见表 7-7)
	当功能性测试时常规服用药物 当诊断心肌缺血时,需要停服可能干扰运动试验结果的药物(如 β 受体阻滞剂干扰心率与血压反应,洋地黄制剂加重 ST 段的压低) 运动试验结束后即恢复用药
测试者准备	评估受试者病史,是否有进行试验的禁忌证
	行体格检查,测量受试者血压及不穿鞋时的身高和体重
	根据受试者实际情况,推荐合适的运动模式及运动试验方案
	测试面罩/咬口器有无漏气
	帮助受试者调整座椅和(或)扶手的高度
	指导受试者运动试验结束时离开功率自行车或运动平板的正确方式
	告知受试者试验过程、注意事项以及与运动相关的不适风险,一旦出现需要及时示意,并停止运动
	签署知情同意书

五、CPET 的操作步骤

(1) 佩戴设备:戴面罩/咬口器,贴电极片,绑血压袖带,连接指脉氧传感器。其中 12 导联心电图的放置可参照 Mason-Likar 导联电极片放置位置(见表 7-6),将肢体导联电极放置在躯干部位,以减少上下肢运动时对心电图形成的干扰,详细电极贴放如图 7-4 所示。

表 7-6 12 导联心电图记录仪电极贴放位置

电极	颜色	放置位置
V_1	红	位于胸骨右缘第 4 前肋间
V_2	黄	位于胸骨左缘第 4 前肋间
V_3	绿	位于 V_2、V_4 连线的中点处
V_4	蓝	位于左锁骨中线第 5 肋间
V_5	橙	位于左腋前线平 V_4 水平
V_6	紫	位于左腋中线平 V_4、V_5 水平
RA	白	位于右锁骨下窝三角肌内侧
LA	黑	位于左锁骨下窝三角肌内侧
RL	绿	位于右腋前线上肋缘与髂嵴连线的中点
LL	红	位于左腋前线上肋缘与髂嵴连线的中点

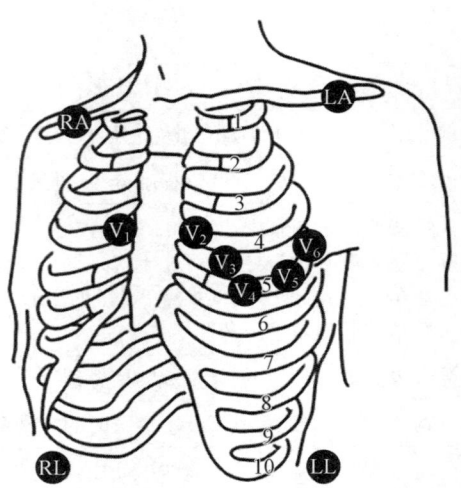

图 7-4 心肺运动试验电极贴放示意图

(2) 测静息状态卧位 12 导联心电图及血压,便于前后心电图和血压的对比观察。

(3) 测静息状态肺功能。

(4) 进入运动负荷测试 4 个阶段:分别为静息阶段、热身阶段、负荷递增阶段和恢复期阶段。在此期间,密切关注患者心率(HR)、血压(BP)、血氧饱和度(SpO_2)、心电图等参数的变化,了解患者自我感觉及疲劳程度(见表 7-7)。

表 7-7 Borg scale 自感劳累分级量表

10 级表		20 级表	
分数	疲劳感觉	分数	疲劳感觉
0	没有	6	休息,不费力
0.5	非常轻	7	非常轻
1	很轻	8	很轻
2	轻	9	
3	中度	10	轻
4	稍微累	11	
5	累	12	稍微累
6		13	
7	很累	14	累
8		15	
9	非常累	16	很累
10	最累	17	
		18	非常累
		19	
		20	

注:Borg scale 自感劳累分级量表由瑞典心理学家 Gunnar Borg 开发,10 级表的数值范围是从 0~10,20 级表的数值范围是从 6~20。

1) 静息阶段(3 min)：使患者保持静息状态持续 3 min，测定患者静息时 HR、BP、SpO_2、心电图及静态气体代谢等指标。

2) 热身阶段(3 min)：此阶段踏车运动的患者以 55~65 r/min 的转速进行踏车运动；平板运动的患者保持以 1 mph 的速度做适应性步行，持续 3 min，并测定患者 HR、BP、心电图和 SpO_2 等指标。

3) 负荷递增阶段(6~10 min)：根据制定的个性化运动试验方案，仪器自动分级依次递增调节负荷量，总的负荷递增运动试验时间维持在 10 min 以内，注意宁短勿长；测试过程中密切观察患者的相关参数，如 HR、BP、SpO_2、气体代谢指标、心电图的改变以及自我感觉及疲劳程度等；发现异常事件，如心电监测异常时及时添加标记，出现终止试验指征时(表 7-8)，立即终止试验并给予相应的观察与处置。

表 7-8 终止心肺运动试验的指征

绝对指征	相对指征
• 达到目标心率 • 新出现或加重的心绞痛 • 急性心肌梗死或怀疑心肌梗死 • 患者面色苍白、皮肤湿冷及出现明显气促、呼吸困难 • 中枢神经系统症状，如共济失调、头晕或接近晕厥 • 严重心律失常，如Ⅱ度至Ⅲ度房室传导阻滞、持续室性心动过速、频发室性期前收缩、快速心房颤动等 • 运动中收缩压较基础值下降＞20 mmHg，运动功率增加血压不升，并伴有缺血症状；或高血压反应[收缩压＞250 mmHg 和(或)舒张压＞115 mmHg] • 受试者要求停止运动	• 心电图示 ST 段水平压低或下斜型压低＞2 mm，或 ST 段抬高＞2 mm • 胸痛进行性加重 • 出现严重疲乏、气促、喘鸣音 • 下肢痉挛或间歇性跛行 • 出现不太严重的心律失常，如室上性心动过速 • 运动诱发束支传导阻滞未能与室性心动过速鉴别者

4) 恢复期阶段(6~8 min)：受试者继续无负荷缓慢运动 2~3 min，再改为静息状态，避免剧烈运动突然停止导致受试者出现头痛、血压骤降、心律失常等症状；受试者保持佩戴面罩/咬口器呼吸至少 2 min，尽量让受试者各项指标恢复至接受试验前的静息状态水平；在此过程中，实时监测受试者 HR、BP、SpO_2 和心电图的变化，并做好记录。

(5) 运动终止：停止运动 8 min，恢复至运动前的心电图或心绞痛症状缓解后，可结束运动试验，取下面罩/咬口器、电极导联、血压袖带和指脉氧传感器，关机。如终止运动后症状和(或)异常迹象持续超过 15 min，建议落实进一步观察或治疗。

(6) 运动后再评估：运动结束后由测试者对受试者进行与诊断有关的非诱导式提问，如何种症状迫使其终止了运动，自我感觉劳累程度如何，以进一步分析受试者运动受限原因。

(7) 输出 CPET 数据报告。

六、终止 CPET 的指征

为了安全起见，在试验过程中如果出现下列征象中的一个或多个时可考虑提前终止运动(见表 7-8)。

七、CPET数据报告中关键指标及意义

(1) 运动心率：最大运动心率（HR max）是指实测运动过程中可达到的最大心率，以及采用公式预计的成人峰值心率；储备心率（heart rate reserve，HRR）是指预计最大心率与峰值VO_2时实测心率的差值。正常值参考如下：

$$预计最大运动心率（HR\ max）=220-年龄（岁）\ 或\ 210-0.65×年龄（岁）$$
$$心率储备（HRR）=预计最大心率-实测最大心率$$

由于其他因素影响，如通气受限、外周血管、骨骼肌病变，或使用β受体阻断剂时，会使试验时的实际心率不能达到预计心率。

(2) 运动血压：运动血压反映了心血管对运动的反应情况，一般随运动量增加而增高，最大运动时收缩压一般会上升50~70 mmHg，舒张压一般变化不大，有时可能会下降4~8 mmHg，均为正常现象。若血压随运动量增加反而下降，往往预示有严重心功能障碍。

2012年美国AHA关于特定患者CPET数据评估的临床建议中提到，运动时最高血压正常值男性应≤210 mmHg，女性≤190 mmHg。2018版《中国心脏康复与二级预防指南》中指出收缩压＞250 mmHg，舒张压＞115 mmHg为终止CPET的相对指征。

(3) 氧脉搏：氧脉搏是用摄氧量除以心率所得的值，在一定程度上反映的是心血管效能。主要受每搏量和动静脉血O_2含量差影响。若实测氧脉搏较正常预计值高，说明患者心肺功能健康，反之则心肺功能较差，在试验过程中，若因为其他原因如关节疼痛、肌力不足等原因停止运动，也会造成氧脉搏低于预测值。心功能正常的个体或口服β受体阻滞剂的患者，氧脉搏实测值可能明显高于正常预计值。

(4) 峰值摄氧量：峰值摄氧量（peak VO_2）：即最大氧耗量（VO_2 max），是指人体在极量运动时的最大耗氧能力，它代表着人体供氧能力的极限水平，即当功率增加，VO_2不增加时所形成的平台。正常人运动时的peak VO_2随年龄、性别、体重、活动水平及运动类型的不同而变化，凡是影响血液系统中氧携带能力（如血红蛋白、氧分压）、心功能循环状态（如心率、每搏量）、组织摄氧能力（如线粒体密度及功能、组织血液灌注）的因素均可导致peak VO_2下降，低于预测值的84%被认为是peak VO_2降低。

临床用CPET中的peak VO_2和无氧阈时的氧耗量（VO_2 AT）将充血性心力衰竭（CHF）患者分为四级（见表7-9），不同于心功能的NYHA分级，此分级对CHF严重程度及预后有较大意义。

表7-9 peak VO_2和VO_2 AT心功能分级标准

单位：mL/(min·kg)

分级	peak VO_2	VO_2 AT
A	＞20	＞14
B	16~20	11~14
C	10~16	8~11
D	＜10	＜8

(5) 无氧阈:是指机体随着运动负荷的增加,有氧代谢不能满足全身组织的能量需求,必须通过无氧代谢提供更多的能量,使血中乳酸升高、pH 下降,此时达到的临界点称为无氧阈(anaerobic threshold, AT)。正常值>peak VO_2 的 40%,一般为 peak VO_2 的 50%～65%。是临床上用于判断日常活动能力和心脏病患者体适能的客观指标。由于 AT 代表的是亚极量运动负荷,且不受患者主观因素影响,因此,临床将 AT 与 peak VO_2 相结合,可更科学、合理地判断心力衰竭(CHF)患者的运动耐力。

(6) 代谢当量:代谢当量(METs)是指运动时代谢率与安静时代谢率的比值。1METs 被定义为每千克体重每分钟消耗 3.5 mL 的氧气,大概相当于一个 40 岁 70 kg 的男性在安静状态下坐着,没有任何活动时,每分钟消耗的氧气量。它是反映心功能和运动强度的指标,常用于心功能的分级和处方中运动强度的选择。

(7) 峰值呼吸交换率:峰值呼吸交换率(peak RER)指二氧化碳排出量(VCO_2)与氧耗量(VO_2)的比值,当运动负荷逐渐增加,VCO_2 超过 VO_2 时,peak RER 增加。peak RER>1.10 提示已达到最大运动量。目前,peak RER 是判断运动用力程度的最佳无创指标。

(8) 二氧化碳通气当量斜率:二氧化碳通气当量斜率(VE/VCO_2 slope)指每分钟通气量(VE)与二氧化碳排出量(VCO_2)的比值,可反映肺通气效率,对判断 CHF、肥厚性心肌病、肺动脉高压等疾病的严重程度和预后有重要作用,VE/VCO_2 slope 正常值是 20～30,当 VE/VCO_2 slope>34 时,可作为 CHF 患者的高危预测因子。

(9) 运动震荡通气:运动震荡通气(exercise oscillatory ventilation, EOV)是一种病理现象,属非正常通气。可用于判断 CHF 患者的疾病严重程度及预后不良情况。

(10) VO_2 与功率(WR)的关系:常用 $\Delta VO_2/\Delta WR$ 表示,单位为 mL/(min·W),正常值为 8.4～11 mL/(min·W),$\Delta VO_2/\Delta WR$ 减低,多提示氧输送功能障碍,可能与心肌缺血相关,可见于心脏病、周围动脉疾病、肺疾病等。

(11) 第一秒用力呼气量:第一秒用力呼气量(FEV_1)可由仪器自动测量得到数据,易受年龄、性别、体型等因素的影响。通常 CPET 后较运动前 FEV_1 降低<15%,对难以解释的活动后呼吸困难是否为肺源性具有诊断价值。

(12) 最大运动时每分通气量与静息状态最大通气量比值:最大运动时每分通气量与静息状态最大通气量比值(peak VE/MVV),可通过仪器直接测量得到数据。peak VE/MVV 正常值≤0.8,对于难以解释的活动后呼吸困难是否为肺源性具有诊断价值。

(13) 潮气末二氧化碳分压:潮气末二氧化碳分压($P_{ET}CO_2$)是反映肺通气/血流匹配情况的指标,静息状态 $P_{ET}CO_2$ 正常值为 36～42 mmHg,运动达 AT 时,$P_{ET}CO_2$ 增加 3～8 mmHg,超过 AT 后,$P_{ET}CO_2$ 开始下降。有助于判定慢性阻塞性肺疾病(chronic obstructive pulmonary disease, COPD)、CHF、肺动脉高压、肥厚型心肌病、间质性肺病的严重程度。

八、实施 CPET 的注意事项

(一) 试验环境

(1) 试验空间一般不小于 20 m²,控制室温在 20～22 ℃,相对湿度在 50% 左右。

(2) 配备复苏设备,包括:抢救车、除颤仪、气管内插管和喉镜等。

(二) 受试者

(1) 避免穿着化纤尼龙上衣,以免干扰心电数据。

(2) 试验开始前受试者需安静休息15 min,运动前12 h不进行过分的体力活动。

(3) 试验开始2 h前停止进食,禁烟禁酒,避免饮用刺激性饮料(咖啡、浓茶等),但不宜长时间空腹。

(三) 测试者

(1) 确定患者病情属试验适应证范畴,排除试验禁忌证。

(2) 做好受试者试验前的健康宣教,说明试验过程中的配合要点,以保证试验结果能准确地反映实际情况。

(3) 测试者需了解行CPET过程中可能发生的并发症(见表7-10),一旦受试者出现下述紧急事件,需立即采取相应的急救措施,以保证患者安全。

表7-10 心肺运动试验并发症

分类	具体情况
心脏性	心动过缓
	心动过速
	急性冠脉综合征
	心力衰竭
	低血压、晕厥、休克
	死亡(很少见)
非心脏性	肌肉骨骼创损伤
	软组织损伤
其他	极度疲乏(有时持续数天)、眩晕、身体疼痛

第三节 6分钟步行试验

6分钟步行试验(6-minute walk test,6MWT)是一种简单的运动功能检查,主要用于测定在特定的时间内一定水平过程中受试者可步行的距离。具体方法为:让患者采用徒步的运动方式,在标准长度30 m的水平封闭走廊,按照试验要求,通过尽可能持续的行走,在6分钟内完成尽可能多的地面距离,运动能力用步行的距离定量(图7-5)。

该试验的优越性在于方法简单,无需特殊设备,易被受试者所接受,适用于年老、虚弱、功能严重受限的慢性心力衰竭和肺动脉高压患者,以及不能通过踏车或平板行心肺运动试验者。局限性在于该试验对测试方法的变化非常敏感,结果易受受试者年龄、身高、体重、性别、步行测试的主观意愿以及抽样人群、鼓励类型、走廊长度、是否氧疗等多种因素的影响。因此,在执行过程中需严格按照规范操作,减少误差产生。

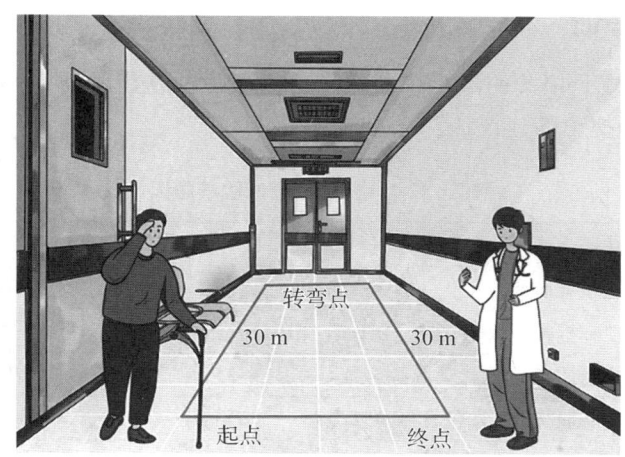

图 7-5 6 分钟步行试验示意图

一、6MWT 适应证

依据目前已有的循证医学证据,6MWT 主要适用于测量中重度心脏或肺疾病患者对医疗干预的反应,也可以用于患者功能状态的评定及预测发病率和死亡率。近年来,随着心肺康复工作的推广普及,6MWT 适应证范围也在不断扩大,6MWT 适用但并不局限于以下所列的疾病(见表 7-11)。

表 7-11 6 分钟步行试验适应证

评估目的	适 应 证
功能评价（单次评价）	心血管系统疾病:冠心病、肺动脉高压、心力衰竭、心房颤动、经导管主动脉瓣置入术后、经导管二尖瓣修复术后、肺静脉阻塞性疾病/肺毛细血管瘤病、外周动脉疾病、起搏器置入术后等
	呼吸系统疾病:慢性阻塞性肺疾病、囊肿性纤维化、间质性肺病、硅肺（矽肺）等
	其他:帕金森病、卒中、肌萎缩侧索硬化、脊髓灰质炎、外科术后肺部并发症的预测、腹部手术后的康复、纤维肌痛症、2 型糖尿病、老年及残疾等
疗效评价（多次评价）	心力衰竭、肺动脉高压、冠心病、起搏器置入术后、经导管二尖瓣及主动脉瓣介入术后、慢性阻塞性肺疾病、间歇性跛行等疾病的疗效评价,以及心脏康复、肺康复及其他康复疗效评价等
疾病预后评价	心血管系统疾病:心力衰竭、肺动脉高压、冠心病、经导管主动脉瓣置入术后、左心室辅助装置置入后、重度主动脉瓣狭窄、外周动脉疾病等
	呼吸系统疾病:慢性阻塞性肺疾病、非囊性纤维化支气管扩张、特发性肺纤维化、放射性肺毒性等
	其他:慢性肝病、肝移植等
医疗干预资格评估	心脏移植术、ICU 获得性虚弱、肺移植术、肺减容术等

二、6MWT 禁忌证

研究表明,与 6MWT 相关的不良事件并不常见,大多数禁忌证并不是来自随机临床试验,而是针对安全问题提出的建议(表 7-12)。

表 7-12 6 分钟步行试验禁忌证

绝对禁忌证	急性心力衰竭		急性呼吸衰竭
	急性主动脉夹层		未控制的哮喘
	急性肺栓塞及肺梗死		急性肝、肾衰竭
	未控制的急性冠状动脉综合征		急性感染性疾病
	急性心肌炎、心包炎或心内膜炎		精神异常不能配合
	有症状或血流动力学不稳定的心律失常		急性下肢深静脉血栓
	有症状的重度主动脉瓣狭窄、严重主动脉缩窄或降主动脉瘤		
相对禁忌证	静息心率>120 次/min		心房内血栓
	休息时外周 SpO_2<85%		行走功能障碍者
	中到重度主动脉瓣狭窄无明确症状		严重的肺动脉高压
	已知的冠状动脉左主干 50% 以上狭窄或闭塞		肥厚型梗阻性心肌病
	缓慢性心律失常或高度及以上房室传导阻滞		近期卒中或短暂性脑缺血发作
	未控制的高血压:收缩压>180 mmHg 或舒张压>100 mmHg		
	尚未纠正的临床情况如:严重贫血、电解质紊乱、甲状腺功能亢进等		

三、影响 6MWT 距离的因素

6MWT 可受多种因素影响,除受试者的性别、身高、体重、年龄、疾病等因素外,还包括学习效应、测试者的经验和测试期间的鼓励程度等(见表 7-13)。

表 7-13 6 分钟步行试验距离的影响因素

缩短 6MWT 距离的因素	延长 6MWT 距离的因素
低身高(矮)	高身高(下肢长)
女性	男性
超重	既往有试验经历
高龄者	求胜欲望强
认知受限	强大的动力(测试过程中鼓励)
缺乏动力、抑郁	试验过程中吸氧
转弯次数增多	试验前刚服用治疗药物(硝酸酯类、曲美他嗪等)
肺部、心血管、骨骼肌肉疾病者	

四、6MWT 的操作要求

行 6MWT 前需做好物品准备、环境准备、受试者准备和测试者准备,具体内容(见表 7-14)。

表 7-14 6 分钟步行试验的操作要求

项目	准备内容
物品准备	倒数计时器(或秒表)、机械圈计数器、监测设备(监测指标有 HR、BP、SpO_2)、氧气、抢救车和除颤仪、供患者休息的轮椅、Borg Scale 自感劳累分级量表(见表 7-7)、6MWT 记录单(见表 7-15)
环境准备	设置 1 个没有交通障碍的连续跑道,标准直线长度为 30 m
	有距离标记(每隔 3 m 做 1 个标记),有两端掉转方向的标志(可用圆锥体标记)
受试者准备	病情稳定,近期无治疗药物的调整
	穿着舒适的服饰,适于行走的鞋
	试验开始前 2 h 内应避免剧烈运动
	试验当天饮食规律,以餐后 2~3 h 测试为宜
	测试过程中可使用一贯的行走辅助工具(如手杖、助行器等)
测试者准备	6MWT 测试者可以是医师、护士或治疗师
	评估受试者病史,是否有进行试验的禁忌证
	测试者需掌握高级心肺复苏技术,完成 6MWT 课程培训,熟悉心脏康复或肺康复相关内容
	6MWT 期间不强制要求医生在场,但对于高危受试者建议医生在场,与测试者共同完成测试
	告知受试者试验过程、注意事项以及与运动相关的不适风险,一旦出现需要及时示意,并停止运动

五、6MWT 的操作步骤

1. 测试前准备 指导受试者在靠近起始位置的椅子上休息 5~10 min,在此期间,测量并记录受试者的 HR、BP 和 SpO_2,了解受试者近期的病情及服药情况,为受试者佩戴可穿戴设备,调整至合适的位置,确认设备工作正常、读数稳定。

2. 指导患者准备 向受试者介绍测试过程与注意事项。

(1)测试的目标是评估 6 min 内可以走的最长距离,测试结果根据计圈计数器记录完成的圈数计算距离。

(2)整个测试过程中,需尽可能快地沿着走廊来回走动,但不要快跑或慢跑,转弯时不要犹豫及停留。

(3)如果感到呼吸困难或疲劳,可以减速或停下来,也可以靠墙或要求坐下来休息,一旦症状好转,则需尽可能地恢复行走。

(4) 测试过程中如果有任何不适,比如胸痛、胸闷、呼吸困难、心悸、头晕等,需随时告知测试者。

3. **测试过程实施** 试验前让受试者站立,应用 Borg Scale 自感劳累分级量表评估其呼吸困难和疲劳程度;将计数器设置为 0,计时器设置为 6 min;待受试者准备好后开始试验。

(1) 受试者置于起点,测试者在测试过程中始终立于起点附近,不与受试者同行。

(2) 当受试者开始出发时,即可按下计时器,在步行过程中,可使用平和的语调、简短的语言鼓励患者:

1) 步行 1 min 后,告知患者:"您做得不错,您还要走 5 min。"

2) 剩余 4 min 时,告知患者:"不错,坚持下去,您还要走 4 min。"

3) 剩余 3 min 时,告知患者:"您做得很好,已经走完一半了。"

4) 剩余 2 min 时,告知患者:"不错,再坚持一会儿,只剩下 2 min 了。"

5) 只剩余 1 min 时,告知患者:"您做得不错,只剩下 1 min 了。"

6) 不要用其他言语鼓励患者,避免做出暗示患者加快步行速度的肢体语言。

7) 当计时只剩 15 s 时,对患者说:"过一会儿我会让您停下来,当我喊停时,您就停在原地,我会走到您那儿。"

(3) 运动终止

1) 当定时器报警时,告知患者:"停下!"然后走到患者处,如果患者显得很劳累,为患者及时准备轮椅并推至病房休息。在他们停止的位置做好标记如放置一个物体或做上记号。

2) 如果患者在试验过程中停下来并要求休息,可告知患者:"您可以靠在这面墙上休息一会,当您感觉好转后需尽快接着往前走。"此时,不可中止计时器计时。如果患者未能走够 6 min 就止步不前,并且拒绝继续测试(或操作者认为患者不宜再继续进行测试)时,可终止步行,将轮椅推至患者面前让其就座,并记录其终止时间。

4. **运动后再评估** 试验结束时测量并记录受试者的 HR、BP 和 SpO_2 指标;采用 Borg Scale 自感劳累分级量表评估其呼吸困难和疲劳程度;对于终止试验者,了解其终止步行的原因,并及时处理不适主诉。

5. **计算总路程** 根据受试者 6 min 内行走的圈数及 6MWT 结束时标记的位置,计算步行的总距离。数值四舍五入,以"m"为单位计算。

6. **记录** 在"6MWT 记录表"上记录试验结果(见表 7-15)。

表 7-15 6 分钟步行试验记录表

姓名		性别		年龄		ID 号	
身高(cm)		体重(kg)		主要诊断			
今日已服药物							
观察指标	心率 (次/min)	血压 (mmHg)	血氧饱和度(%)	Borg Scale 自感劳累评分(分)	是否吸氧	吸氧流量(L/min)	
测试前							

续 表

6 min 终止时					
走廊长度(m)					
6 min 步行距离(m)					
6 min 步行距离与预测值的百分比(%)					
试验中是否出现不适？	□否	□是：□胸痛；□难以忍受的呼吸困难；□心悸； □严重头晕甚至黑矇；□面色苍白；□乏力； □下肢不适；□脚步蹒跚； □其他(详细描述)：_____；			
是否中途休息？	□否	□是：休息次数：_____次；累计休息时间：_____min； 休息时心率：_____次/min；血压：_____mmHg；血氧饱和度_____%； 休息原因：_____；			
是否提前终止试验？	□否	□是：实际测试时间：_____min； 提前终止时心率：_____次/min； 血压：_____mmHg；血氧饱和度：_____%； 提前终止的原因：_____。			
试验日期				报告者	

六、终止 6MWT 的指征

在测试过程中测试者需密切观察受试者的步态、反应及生命体征等情况。当出现下述情况时：

（1）受试者外周 SpO_2<85%；血压下降≥10 mmHg。

（2）心电监护提示频发室性早搏、短阵室性心动过速等严重心律失常。

（3）出现胸痛、难以忍受的呼吸困难、肌挛缩、步态不稳、面色苍白等症状。

测试者必须停止测试，同时对上述情况做出及时的判断和适当的应对，如尽快安排受试者取坐位或卧位，测量生命体征，酌情给予氧气吸入，或采取进一步的医学处置。

七、6MWT 的试验结果及意义

(一)试验结果

6 分钟步行试验距离(6-minute walk distance，6MWD)是 6MWT 的主要结果，但因 6MWD 可受年龄、身高、体重和性别等多种因素影响，故目前多数研究均采用 6MWD 绝对值或绝对值与预测值的百分比的报告形式来表示 6MWT 的结果。目前，已报道的健康成年人 6MWD 的范围在 400～700 m。

(二)预算公式

关于 6MWD 的预测公式，目前我国多采用 Enright 和 Sherrill 报道的基于体质指数

(BMI)和年龄的计算公式：

男性：$6MWD(m) = 1140(m) - 5.61 \times BMI(kg/m^2) - 6.94 \times 年龄（岁）$；

女性：$6MWD(m) = 1017(m) - 6.24 \times BMI(kg/m^2) - 5.83 \times 年龄（岁）$。

（三）试验意义

6MWT 在评价心血管或呼吸系统疾病患者的功能状态、运动能力及疾病预后方面具有一定指导意义，但没有针对疾病的特异性诊断价值，具体如下：

1. 在评价疾病功能状态方面

（1）美国关于 6MWT 与 CHF 患者死亡率和发病率的 SOLVD 研究将 6MWD 划为 4 个等级，如表 7-16 所示：级别越低，患者心、肺功能越差，达到 3 级或 4 级者，心脏功能接近正常。

表 7-16 美国 SOLVD 关于 6MWD 分级

心肺功能等级	6MWD(m)
一级	<300 m
二级	300～374.9 m
三级	375～449.5 m
四级	>450 m

注：SOLVD：左心室功能不全研究。

（2）在我国 2018 版《中国心力衰竭诊断和治疗指南》中，建议将 6MWD 用于评估患者心力衰竭的严重程度，具体内容见表 7-17。

表 7-17 中国心力衰竭患者 6MWD 分级

心力衰竭程度	6MWD(m)
重度	<150
中度	150～450
轻度	>450

2. 在评价患者运动能力方面 在 COPD 患者常用的综合评估指标 BODE 指数中，采用 6MWT 作为患者运动能力的评估方法，以≥350 m、250～349 m、150～249 m 和≤149 m 作为其运动功能损害严重程度的分层标准之一。

3. 在评价疾病预后方面

（1）在 2018 版《中国肺高血压诊断和治疗指南》中指出，首次住院的 6MWD 与预后明显相关，6MWT 后 1 min 心率恢复绝对值已成为预测成人肺动脉高压（pulmonary artery hypertension, PAH）预后的重要指标。以>440 m、165～440 m 和<165 m 作为 PAH 患者危险分层的重要指标之一。研究表明，6MWD<250 m 的 PAH 患者在两年内的死亡风险为 50%，6MWD≤332 m 的 PAH 患者生存率较>332 m 的患者显著降低。

（2）6MWD 也是特发性肺间质纤维化（idiopathic pulmonary fibrosis, IPF）的重要预后指

标。研究显示,6MWD 绝对值≤72% 的预测值是 IPF 患者死亡的重要独立预测因子。6MWD<250 m 或 24 周内 6MWD 下降>50 m 均提示患者死亡风险增加,且 24 周内 6MWD 下降 26～50 m 和>50 m 患者的死亡风险与下降≤25 m 的患者相比,分别增加 3 倍和 4 倍。

八、实施 6MWT 的注意事项

(一) 试验环境

(1) 试验场地选择最好在室内,选择一条最小直线长度以 25 m 为限、标准长度 30 m 且少有人经过的平直走廊。

(2) 试验前需备好相关的抢救药品和物品:如抢救车、除颤仪等。

(二) 受试者

(1) 测试前无需进行"热身"运动。

(2) 测试前不应停止原治疗方案,继续应用自身常规服用药物。

(三) 测试者

(1) 确定患者病情属试验适应证范畴,排除试验禁忌证。

(2) 测试时间尽量选择同一时间进行,最好设在一天的清晨或午后。

(3) 同一患者如需一天进行 2 次测试,2 次之间至少间隔 2 h,同一天不可进行 3 次试验。

(4) 试验时,测试者需注意力集中,不与其他人交谈,以免数错受试者折返次数。

(5) 当出现终止试验的指征时,测试者需立即终止试验,同时及时处理患者不适症状。

(6) 测试者必须掌握高级心肺复苏技术,能够对紧急事件迅速做出反应。

第四节 心脏康复运动处方

心脏康复是一项综合治疗,其内容涵盖广泛,主要可分为药物、运动、心理、营养和戒烟 5 大类康复处方。其中运动处方作为心脏康复的核心内容,它是由康复医师或治疗师,根据患者的年龄、性别、医学检查、运动试验等结果,按其健康、体力及心血管功能状况,结合主客观条件,以处方的形式规定患者的运动方式、运动时间、运动频率及运动强度,并提出运动中的注意事项。如同临床医师根据患者不同的病情开出不同的药物处方一样,其特点都是因人而异,对"症"下药(表 7-18)。

表 7-18 运动处方与药物处方对比

药物处方	运动处方
• 开具者:医师	• 开具者:康复医师或治疗师
• 药物名称	• 运动方式
• 服药剂量	• 运动量:运动强度、持续时间
• 服药频次	• 运动频率
• 服用疗程	• 运动周期
• 服药注意事项	• 运动注意事项

一、心脏康复运动风险评估

尽管经临床实践证明,心脏康复运动带来的风险很低,但运动期间仍可能有心律失常、心肌梗死、心脏骤停和死亡等不良事件的发生。因此,在制定心脏康复运动处方的过程中,对患者进行风险评估(详细内容见 CPET 及 6MWT 的适应证与禁忌证)与危险分层(见表 7-19),是进行心脏康复的前提与基础,也是保证后续心脏康复安全性的必要条件。

通过对患者进行危险分层,评估康复运动过程中发生 CVD 事件的风险,把患者分为低危、中危和高危三个不同层级,进而帮助患者制定个体化的运动方案和运动监护级别。强调低危患者在社区和家庭康复运动也可以取得安全有效的治疗,中危和高危患者需要由心脏康复中心行心电监护下完成一定次数的运动治疗后转至社区或家庭继续心脏康复治疗,最大程度保证患者运动的安全性和有效性。

表 7-19 运动过程中发生心血管事件的危险分层

项目	危险分层		
	低危	中危	高危
运动实验指标			
• 心绞痛无症状	无	可有	有
• 无症状,但有心肌缺血心电图改变	无	可有,心电图 ST 段下移<2 mm	有,心电图 ST 段下移≥2 mm
• 其他明显不适症状如气促、头晕等	无	可有	有
• 复杂室性心律失常	无	无	有
• 血流动力学反应(随着运动负荷量的增加,心率增快、收缩压增高)	正常	正常	异常,如:随着运动负荷量的增加心率变化不良或收缩压下降
• 功能储备	≥7 METs	5.0~7.0 METs	≤5 METs
非运动实验指标			
• 左心室射血分数	≥50%	40%~50%	<40%
• 猝死史或猝死	无	无	有
• 静息时复杂室性心律失常	无	无	有
• 心肌梗死或再血管化并发症	无	无	有
• 心肌梗死或再血管化后心肌缺血	无	无	有
• 充血性心力衰竭	无	无	有
• 临床抑郁	无	无	有

注:低危:需满足每一项标准;中危和高危:只需满足任意一项标准;METs:代谢当量。

二、运动处方制定的基本原则

(一) 安全性

按运动处方运动,需保证在安全范围内进行,合理的运动治疗改善 CVD 的同时,避免发生因不恰当的运动形式或强度造成的心血管事件(心绞痛发作、猝死等)、代谢紊乱及骨关节韧带损伤等。

(二) 有效性

运动处方的制定与实施应使 CVD 患者的功能状态有所改善。在制定运动处方时,需科学、合理的安排各项内容,建议以有氧训练为主,辅以适当的力量训练;在运动处方的实施过程中,要按质、按量认真地完成康复运动。

(三) 个性化

运动处方必须因人而异,根据每一个 CVD 患者的病程、疾病严重程度及合并症等具体情况,综合考虑患者的年龄、个人条件、社会家庭情况、运动环境等多种因素,制定符合个人身体条件及要求的个性化运动处方。

(四) 全面性

运动处方应遵循全面身心健康的原则,在运动处方的制定和实施中,需维持人体生理和心理的平衡,接受各学科专业人员(如心血管医师、康复医师、运动治疗师、神经科、心理科等)的指导,包括临床风险指导、运动风险指导、饮食营养情况指导、心理指导等。

三、运动处方制定的基本要素

运动处方的基本要素主要由:运动方式、运动时间、运动频率和运动强度 4 个方面组成。

(一) 运动方式

运动方式根据改变身体运动能力的不同,可分为有氧运动、抗阻运动、柔韧性运动、平衡性运动和协调性运动等。就目前关于心脏康复运动的研究成果来看,推荐 CVD 患者的最佳运动方案为有氧运动与间歇力量性训练相结合。运动方式的选择,需综合考虑运动条件(如场地、器材、余暇时间、气候等)和运动的兴趣爱好等。

(1) 有氧运动:主要包括行走、慢跑、快跑、游泳、自行车、跳绳和爬楼梯,以及我国传统体育项目太极拳、八段锦和五禽戏等。

(2) 抗阻运动:徒手抗阻训练,包括俯卧撑、仰卧蹬腿和仰卧起坐等;运动器械训练,包括哑铃、握力器、腹力器和弹力带等;自制器械训练,包括不同质量的沙袋和 500 mL 矿泉水瓶等。

(3) 柔韧性、平衡性和协调性运动:是缓慢伸展活动身体某部位,如肩部、腰部和腿部等的肌肉、肌腱、韧带、皮肤和其他组织,以保持肌肉与关节活动的柔韧性、平衡性和协调性。

(二) 运动时间

指一天中进行运动的总时间,推荐的运动时间可以是连续完成的,也可以是分数次累计完成的。由于运动时间与运动强度相配合,影响运动量的大小,所以当运动强度较大时,运动时间可相应缩短;运动强度较小时,运动时间可适当延长。推荐每天用于提高心肺耐力的有氧运动时间应在 30 min 以上(不包括准备、整理活动);在抗阻运动和柔韧性运动处方中,需规定完成每个动作的组数、每组的重复次数、每组练习所需要的时间、共需要完成几组、两组的时间间隔等。

(三) 运动频率

指每周执行运动计划的天数。关于运动频率，WHO推荐有氧运动频率≥3 d/周，对于大多数成年人，将每周的运动时间分散在3～5 d是达到体力活动推荐量的有利策略；在抗阻运动中，同一肌肉群的力量、耐力运动频率为隔天1次为佳，2～3 d/周；柔韧性运动频率最好每天都进行；平衡性和协调性运动可融入抗阻运动或柔韧性运动中进行。

(四) 运动强度

指机体在运动过程中的用力程度，是运动处方的重要组成要素。运动强度应根据患者的运动方式与运动目标量身定制，具体内容如下：

1. 有氧运动强度的设定 可根据心率储备法、最大摄氧量法，结合自我感知劳累程度分级法(rating of perceived exertion，RPE)来帮助判断。

(1) 心率储备法：此法不易受β受体阻滞剂等药物的影响，临床常用。有条件者可通过运动负荷试验直接测得最大心率；条件不允许时，也可使用公式推测，方法如下：

$$最大心率(HRmax)＝220－年龄(岁) 或 210－0.65×年龄(岁)$$
$$储备心率(HRR)＝最大心率－静息心率$$
$$目标心率＝(储备心率×目标强度\%)＋静息心率$$

如：患者为60岁，其最大心率为220－60＝160次/min，如果其静息心率为80次/min，一般可选择的运动强度为60%，即目标心率＝(160－80)×60%＋80＝128次/min。也就是说，该患者运动强度应以心率达到128次/min左右为宜。

(2) 最大摄氧量法：根据CPET或运动负荷试验测出最大耗氧量百分数(VO_2max)，对有氧运动来说，合理的运动强度应为VO_2max的40%～85%，身体状况欠佳者可从VO_2max的40%～50%开始。

(3) 自我感知劳累程度分级法：适用于未使用β受体阻滞剂治疗和低危险分层的患者。多采用Borg Scale评分表(见表7-7)，在实施运动康复的过程中，建议遵守以下RPE数值：

$$RPE＜12(轻度)，40\%～60\%的最大心率$$
$$RPE＝12～13(中度)，60\%～75\%的最大心率$$
$$RPE＝14～16(重度)，75\%～90\%的最大心率$$

2. 抗阻运动强度的设定 可根据肢体在保持正确方法且没有疲劳感的情况下，1RM来确定，但因1RM在实际工作中很难测定，故常采用"理论最大负荷"的方法来帮助判断(见表7-20)。

表7-20 "理论最大负荷方法"计算1RM和抗阻训练强度

强度	实测可重复次数	理论1RM系数	举例
100%	1	无	若实际测试患者上肢举起10 kg重量，最大可重复10次，其理论最大负荷： 1RM＝10 kg×1.33＝1.33 kg 若训练上肢力量，抗阻运动处方设置每组重复15次，其对应的强度为70%，可计算出抗阻重量为： 13.3×70%＝9.31 kg
95%	1～2	1.05	
90%	2～3	1.11	
85%	4～5	1.18	
80%	6～8	1.25	

续　表

强度	实测 可重复次数	理论 1RM 系数	举　例
75%	9~11	1.33	
70%	12~15	1.43	
65%	16~17	1.54	
60%	18~20	1.66	
55%	21~23	1.82	
50%	24~26	2.00	
45%	27~35	2.22	
40%	36~45	2.50	

3. 柔韧性、平衡性和协调性运动强度的设定　推荐以缓慢、可控制的方式进行,逐渐加大活动范围,强度控制在使患者有牵拉感觉的同时不感觉疼痛为宜。

四、运动处方具体方案实施

(一) 有氧运动处方

有氧运动也称为耐力运动,是指身体大肌群参与的、较长时间的持续运动,这类运动所需的能量是通过有氧氧化产生的。有氧运动可改善心肺耐力,降低心血管疾病风险;改善人体代谢功能,降低血糖、血脂和体脂水平。

下列以不同运动方式为例,分别给出不同强度的有氧运动处方作为参考示例(见表 7-21)。

表 7-21　有氧运动处方参考示例

项目名称	处　方　内　容
低强度有氧运动处方	1. 运动方式:健身走或慢跑 2. 运动时间:30~60 min 3. 运动频率:3~4 次/周 4. 运动强度:低强度 ◆ 目标心率:40%~60%最大心率 ◆ 自我感知劳累程度 RPE<13(轻度) ◆ 最大摄氧量或运动测试最大功率的 35%~45%
中强度有氧运动处方	1. 运动方式:健身走或慢跑 2. 运动时间:30~60 min 3. 运动频率:4~5 次/周 4. 运动强度:中强度 ◆ 目标心率:60%~75%最大心率 ◆ 自我感知劳累程度 RPE=12~13(中等) ◆ 最大摄氧量或运动测试最大功率的 46%~63%

续　表

项目名称	处方内容
高强度间歇运动处方	1. 运动方式:功率车或中速跑 2. 运动时间:2～5 min,3～6 组,每组间隔 1～2 min,间歇期可休息也可降低强度(20%～30%最大心率) 3. 运动频率:4～5 次/周 4. 运动强度:高强度 　◆ 目标心率:75%～90%最大心率 　◆ 自我感知劳累程度 RPE=14～16(重度) 　◆ 最大摄氧量或运动测试最大功率的 64%～90%
间歇性超高强度运动处方	1. 运动方式:功率车或运动平板 2. 运动时间:遵循 5 个循环 30 s/90 s 节律(30 s 负荷,90 s 停顿)转速 80～100 rpm,功率为最大或接近最大功率(从运动评估中测得) 恢复期:10 min,转速 60 rpm,功率 0～25 W 3. 运动频率:3～5 次/周 4. 运动强度:高强度 　◆ 目标心率:90%～95%最大心率 　◆ 自我感知劳累程度 RPE=14～16(重度) 　◆ 最大摄氧量或运动测试最大功率的:90%～95%

(二) 抗阻运动处方

抗阻运动是指人体调动身体的骨骼肌收缩来对抗外部阻力的运动方式,包括增加骨骼肌的力量、耐力、爆发力和体积的身体活动或运动。有利于防止日常活动减少后产生的肌力下降与肌萎缩,降低心血管疾病风险,提高生活质量。

下列以不同的运动方式为例,分别列举出不同肌力部位的抗阻运动处方作为参考示例(表7-22)。

表 7-22　抗阻运动处方参考示例

项目名称	处方内容	演示参考
肱二头肌屈伸抗阻运动处方	1. 运动方式:取自然站立位或坐位,双手自然下垂,手握合适重量的哑铃(<50% 1RM),缓慢匀速屈肘至 90°,再缓慢放下,重复此动作 2. 运动时间:2 min 3. 运动频率:3 次/周 4. 运动强度:(10～15)次×1 组	

续 表

项目名称	处方内容	演示参考
俯卧腿弯举 抗阻运动处方	1. 运动方式:取俯卧位,选择合适负荷的弹力带(<40% 1RM),一端固定在床头,一端固定在踝关节附近,缓慢迅速屈膝至90°,再缓慢放下,重复此动作 2. 运动时间:2 min 3. 运动频率:2次/周 4. 运动强度:(10～15)次×1组	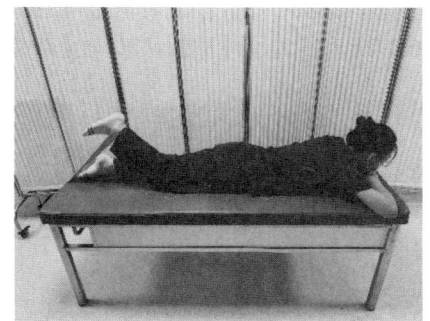
上腹肌 抗阻运动处方	1. 运动方式:取仰卧位,选择合适负荷的哑铃(<40% 1RM),双手上举握住哑铃保持,缓慢匀速卷腹至上半身与床面呈30°,再缓慢放下,重复此动作 2. 运动时间:2 min 3. 运动频率:2次/周 4. 运动强度:(10～15)次×1组	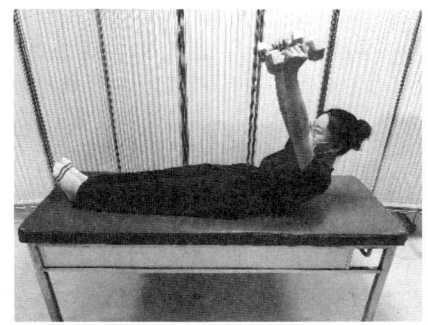
腓肠肌 抗阻运动处方	1. 运动方式:取长坐位,选择合适负荷的弹力带(<40% 1RM),一端手部固定,一端固定在脚掌,缓慢匀速做跖屈动作(即用脚掌踩弹力带),再缓慢放松,重复此动作 2. 运动时间:2 min 3. 运动频率:2次/周 4. 运动强度:(10～15)次×1组	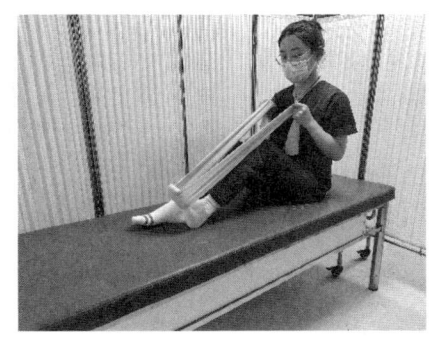
桥式运动 肌耐力运动处方	1. 运动方式:取仰卧位,双腿屈曲90°,然后伸髋、抬臀并保持(抬臀高度可根据自身实际情况而定),再缓慢放松,重复此动作(如需增加负荷,可在腹部放置合适重量的沙袋) 2. 运动时间:3 min 3. 运动频率:2次/周 4. 运动强度:(30～50)次×1组	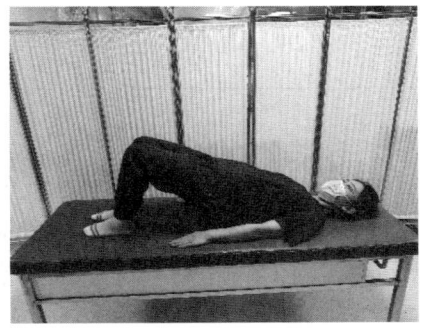

续　表

项目名称	处方内容	演示参考
踩踏功率车肌耐力运动处方	1. 运动方式：取坐位，上身躯干挺直，双手紧握扶手，匀速踩踏功率自行车（如需增加负荷，可适当增加功率车的阻力） 2. 运动时间：10 min 3. 运动频率：2 次/周 4. 运动强度：心率控制在 90~100 次/min	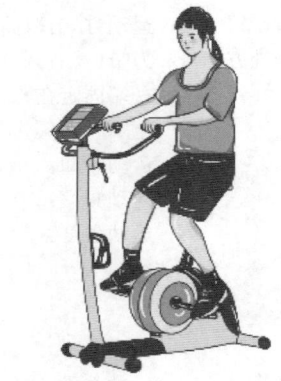
半蹲肌耐力运动处方	1. 运动方式：取站立位，上身躯干挺直，背靠墙，匀速下蹲至膝关节合适角度，再缓慢放松恢复直立位，重复此动作 2. 运动时间：3 min 3. 运动频率：2 次/周 4. 运动强度：(30~50)次×1 组	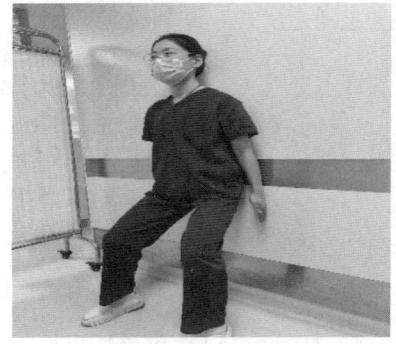
站立推墙肌耐力运动处方	1. 运动方式：取站立位，面对墙壁上身躯干挺直，双手前举至肩关节高度放置于墙壁，匀速屈曲手臂，再恢复直立位，重复此动作 2. 运动时间：3 min 3. 运动频率：2 次/周 4. 运动强度：(30~50)次×1 组	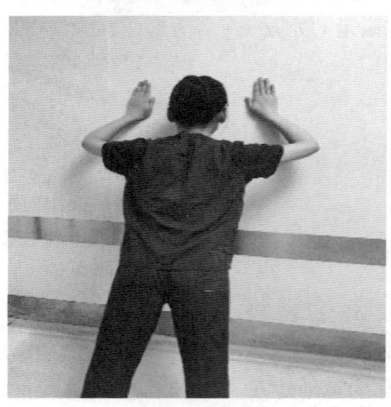

（三）柔韧性运动处方

柔韧性运动是指提高人体关节在其整个运动范围内活动幅度的运动，有利于提高身体的灵活性与协调性，可避免或减轻运动时意外事件和损伤的发生。

下列以不同的运动方式为例，分别列举出不同身体部位的柔韧性运动处方作为参考示例（表 7-23）。

表7-23 柔韧性运动处方参考示例

项目名称	处方内容	演示参考
肩部柔韧性运动处方	1. 运动方式:取站立位,寻找一个稳定的支撑物,俯身面对支撑物,手扶一定高度,上身前倾,做下振压肩动作 2. 运动时间:总时间 15 min 3. 运动频率:3~4 次/周 4. 运动强度:(5~8)次×(2~3)组	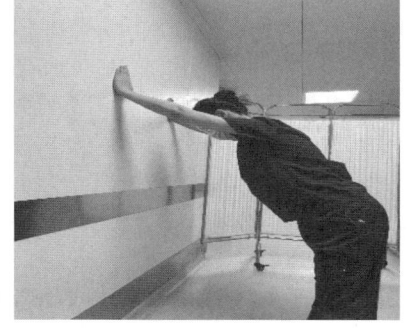
腰部柔韧性运动处方	1. 运动方式:取坐位,双上肢伸直,挺胸,向前折体弯腰,双手尽量伸向前方,使胸部贴近腿部,保持 15~30 s 2. 运动时间:总时间 15 min 3. 运动频率:3~4 次/周 4. 运动强度:(5~8)次×(2~3)组	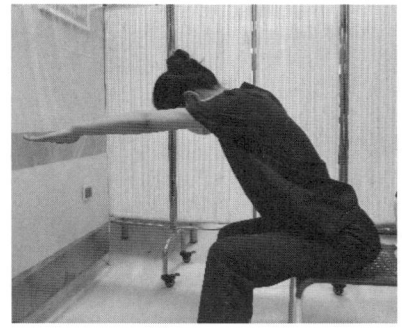
腿部柔韧性运动处方	1. 运动方式:取站立位,寻找一个高支撑物,面对支撑物,单腿提起,脚跟放在支撑物上,两腿伸直、立腰、收髋,上身前屈,向下振压,左右腿交替进行 2. 运动时间:总时间 15 min 3. 运动频率:3~4 次/周 4. 运动强度:(5~8)次×(2~3)组	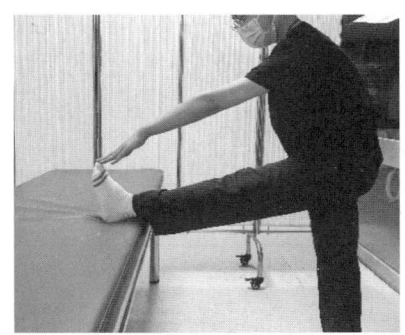

(四) 平衡性运动处方

平衡性运动是指通过运动,激发身体姿势反射,加强前庭感官的稳定性,从而改善身体平衡能力,降低运动及日常生活中跌倒的可能性。

下列以不同的运动方式为例,分别列举出不同身体部位的平衡性运动处方作为参考示例(表 7-24)。

表 7-24 平衡性运动处方参考示例

项目名称	处方内容	演示参考
坐位平衡能力运动处方	1. 运动方式:交替屈髋(取坐位,伸手触摸训练者放置在正前、侧前、正上、侧上、正下、侧下方等不同方向的物品) 2. 运动时间:总时间 15 min 3. 运动频率:3~4 次/周 4. 运动强度:(10~20)次×(2~3)组	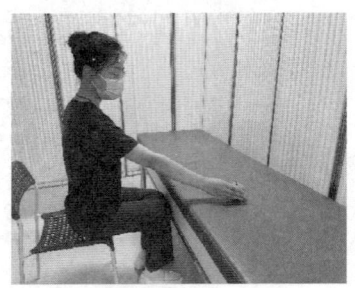
站立位平衡能力运动处方	1. 运动方式:抛接球(取自然站立位,伸手接训练者从不同角度抛的球,同时逐渐增加抛球的距离与力度) 2. 运动时间:总时间 15 min 3. 运动频率:3~4 次/周 4. 运动强度:(10~20)次×(2~3)组	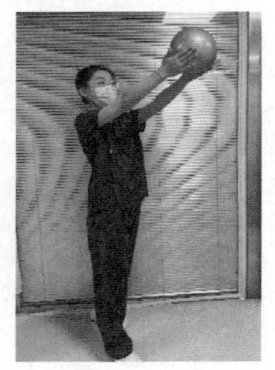

(五) 协调性运动处方

协调性运动是指人体自我调节,完成平滑、准确且有控制的随意运动,从而改善运动功能,降低日常生活及运动中受伤的可能性,提高机体反应判断能力。

下列以不同的运动方式为例,分别列举出不同身体部位的协调性运动处方作为参考示例(表 7-25)。

表 7-25 协调性运动处方参考示例

项目名称	处方内容	演示参考
肩部协调性运动处方	1. 运动方式:肩部环绕(取站立位,双臂上举,一臂直臂向前、向下、向后、向上画圆摆动,同时另一直臂向后、向下、向前、向上画圆摆动,以肩关节为轴线,依次进行) 2. 运动时间:总时间 15 min 3. 运动频率:3~4 次/周 4. 运动强度:(10~20)次×(2~3)组	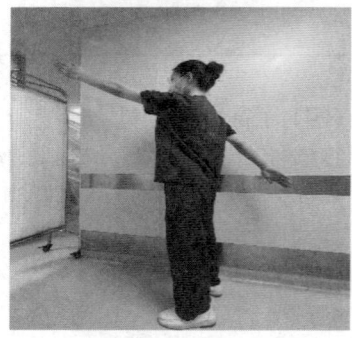

续　表

项目名称	处方内容	演示参考
腿部协调性运动处方	1. 运动方式：交替屈髋（取仰卧位，膝关节伸直，左右侧交替屈髋至90°，并逐渐加快速度） 2. 运动时间：总时间 15 min 3. 运动频率：3～4 次/周 4. 运动强度：(10～20)次×(2～3)组	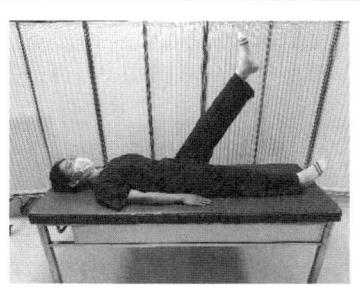

五、运动处方实施过程中的注意事项

（一）执行运动康复程序

任何一项心脏康复运动处方的制定均应按照规范的运动康复程序进行，一般可分为准备、运动和放松三部曲。

（1）准备活动，即热身运动，多采用低水平有氧运动，持续 5～10 min。目的是放松和伸展肌肉，提高关节活动度和心血管适应性，预防运动诱发的心血管不良事件及运动性损伤的发生。

（2）训练阶段，包括有氧运动、抗阻运动、柔韧性运动、平衡性运动和协调性运动等，总时长 30～90 min。其中有氧运动是基础，抗阻运动与柔韧性、平衡性、协调性运动是补充。

（3）放松阶段，可以是慢节奏有氧运动的延续也可以是柔韧/协调性运动，根据患者病情轻重可持续 5～10 min，病情越重放松运动的持续时间需越长。

（二）关注身体功能状态

（1）急性疾病（严重感冒、发烧、严重腹泻）期间应暂停运动，待缓解后再继续。

（2）运动中出现胸痛、胸闷、头晕、心悸、异常的呼吸困难和（或）疲劳、关节肌肉明显疼痛等不适感觉时，应立即降低运动强度或停止运动，并采取对应措施，必要时就医。

（三）避免运动损伤

（1）提供安全、舒适的运动环境，穿着运动装、运动鞋。

（2）指导患者规范地使用运动器材，避免运动造成的运动系统损伤。

（3）选择相对安全的运动器材及运动方式，如弹力带抗阻运动、徒手健身操等，可降低运动损伤的风险。

（4）初学者建议在专业人员指导下进行运动，有氧运动与柔韧性运动中需注意动作的规范性；抗阻运动中注意控制动作速率与关节活动范围；协调性与平衡性运动，应与抗阻或柔韧性运动同时进行。

（四）循序渐进、逐渐增量

（1）CVD 患者的运动方案需循序渐进、逐渐增量，并持之以恒维持终身。

（2）要定期或根据患者运动时的反馈，适时地对患者进行再评估，并修正运动处方，避免过度训练造成不良后果或半途而废,同时避免训练强度不够达不到治疗效果。

【参考文献】

[1] 王磊. 心脏运动康复—从运动生理到临床实践[M]. 2版. 南京:东南大学出版社,2022:92-95.

[2] 胡大一,王乐民,丁荣晶. 心脏康复临床操作实用指南[M]. 北京:北京大学医学出版社,2017:33-44.

[3] 伊东春树,日本心脏康复委员会. 心脏康复口袋指南[M]. 程姝娟,张兰,译. 北京:科学技术文献出版社,2018:29,46.

[4] 中国康复医学会心血管病专业委员会. 中国心脏康复与二级预防指南(2018版)[M]. 北京:北京大学医学出版社,2018.

[5] 丁荣晶,雷莎. 中国心脏康复发展历程、现状及思考[J]. 实用心脑肺血管病杂志,2021,29(9):1-5.

[6] 中华护理学会老年护理专业委员会,中国康复医学会心血管疾病预防与康复专业委员会,中国老年保健协会脏器康复专业委员会,等. 心脏康复护理专家共识[J]. 中华护理杂志,2022,57(16):1937-1941.

[7] 中华医学会心血管病学分会,中国康复医学会心肺预防与康复专业委员会,中华心血管病杂志编辑委员会. 心肺运动试验临床规范应用中国专家共识[J]. 中华心血管病杂志,2022,50(10):973-986.

[8] Mason R E, Likar I. A new system of multiple-lead exercise electrocardiography[J]. American Heart Journal,1966,71(2):196-205.

[9] 中华医学会心血管病学分会,中国康复医学会心肺预防与康复专业委员会,中华心血管病杂志编辑委员会. 六分钟步行试验临床规范应用中国专家共识[J]. 中华心血管病杂志,2022,50(5):432-442.

[10] 中华医学会心血管病学分会心力衰竭学组,中国医师协会心力衰竭专业委员会,中华心血管病杂志编辑委员会. 中国心力衰竭诊断和治疗指南2018[J]. 中华心血管病杂志,2018,46(10):760-789.

[11] Celli B R, Cote C G, Marin J M, et al. The body-mass index, airflow obstruction, dyspnea, and exercise capacity index in chronic obstructive pulmonary disease[J]. N Engl J Med,2004,350(10):1005-1012.

[12] 中华医学会心血管病学分会肺血管病学组,中华心血管病杂志编辑委员会. 中国肺高血压诊断和治疗指南2018[J]. 中华心血管病杂志,2018,46(12):933-964.

[13] Mura M, Porretta M A, Bargagli E, et al. Predicting survival in newly diagnosed idiopathic pulmonary fibrosis: a 3-year prospective study[J]. Eur Respir J,2012,40(1):101-109.

[14] 沈沁雪,彭红. 特发性肺纤维化病情的临床评估[J]. 中南大学学报(医学版),2021,46(03):309-315.

[15] 中华医学会,中华医学会杂志社,中华医学会全科医学分会,等. 冠心病心脏康复基层指南(2020年)[J]. 中华全科医师杂志,2021,20(2):150-165.

[16] 李国平,王正珍,郝跃峰,等. 运动处方中国专家共识(2023)[J]. 中国运动医学杂志,2023,42(1):3-13.